## ●執筆者一覧（執筆順）


戸倉　新樹　産業医科大学皮膚科学教授
本田　哲也　京都大学大学院医学研究科皮膚科学
椛島　健治　京都大学大学院医学研究科皮膚科学准教授
中村　元信　産業医科大学皮膚科学准教授
松江　弘之　千葉大学大学院医学研究院皮膚科学教授
大塚　篤司　京都大学大学院医学研究科皮膚科学
佐藤　貴浩　東京医科歯科大学大学院皮膚科学准教授
小林　美和　産業医科大学皮膚科学講師
佐山　浩二　愛媛大学大学院医学系研究科感覚皮膚医学准教授
秋山　真志　北海道大学大学院医学研究科皮膚科学
中村晃一郎　埼玉医科大学皮膚科教授
江川　形平　京都大学大学院医学研究科皮膚科学
深町　晶子　産業医科大学皮膚科学
尾藤　利憲　産業医科大学皮膚科学講師
森田　栄伸　島根大学医学部皮膚科学教授
橋爪　秀夫　浜松医科大学皮膚科学准教授
藤本　　学　金沢大学附属病院皮膚科准教授
池田　高治　和歌山県立医科大学皮膚科学
古川　福実　和歌山県立医科大学皮膚科学教授
吉木竜太郎　産業医科大学皮膚科学
青山　裕美　岡山大学大学院医歯薬学総合研究科皮膚科学講師

# 序

—エッセンスを凝縮した皮膚免疫のスタートアップ—

皮膚疾患全体に占める炎症性疾患の割合は非常に大きい．その大半は免疫学的機序で発生し，その理解のもとに治療を施している．従って皮膚免疫学の理解は皮膚疾患の診療に不可欠のものとなっている．

しかし一方では，免疫は難しいと言われ，敬遠されがちである．理解を困難にしている大きな要因は，総論的理解の欠如である．免疫は歴史ドラマに似ているため，部分を読んでも理解が中途半端にならざるを得ない．全体の流れや構築を知ることによって，部分が容易に把握できるのである．リンパ球のサブセット，樹状細胞の新しい概念，ケラチノサイトの多様な機能，肥満細胞・好塩基球・好酸球・好中球というアレルギー性炎症の登場人物，サイトカイン・ケモカインという分子メディエーター，自然免疫の発展など，一度は腰を落として，じっくりあれこれ考えながら読み込まないと個々の疾患の理解は困難になる．しかし理解のための効率性は当然重要であり，エッセンスを中心に記述した手引きを指針にする必要がある．本書の「総論」はそうした目的のために作成した．総論を書く上でも，基礎免疫学ではなく，皮膚科を背景にした観点が重要であり，それに拘った．

こうした総論的内容に加え，各論において最近の進歩が顕著にみられた疾患・分野を紹介した．免疫学的機序によって起こる皮膚疾患は非常に多いため，読者が知りたい，あるいは知識を整理したいと考えているであろうものを扱った．アトピー性皮膚炎，接触皮膚炎，痒み，金属・汗アレルギー，蕁麻疹，光アレルギー，薬疹，膠原病，脱毛症，光免疫，自己免疫性水疱症と多くの内容を含んでいる．本書は通読することを念頭に置いているが，各論は各項目を直ちに読んでも直ちに役立つであろう．

本書は，免疫学の初心者のための書物であるが，その内容は実に深い．必要なところは，最新の知見を盛り込み，発表された論文の内容にまで触れ論点を明らかにし，しかも現在も続く問題点も提示している．初心者は本書により，皮膚免疫学のツボをリアルタイムに知ることになり，また中級者以上の読者も up-to-date な知見を整理できるであろう．執筆をお願いした分担執筆者は，皮膚科学領域において編者が親しく研究をしてきた方々であり，あるいは教えを請うてきた方々である．非常なご努力で各項を書いていただいたことに心より御礼を申し上げたい．本書が多くの皮膚科医のアップグレードのお役に立てれば幸いである．

2010 年 7 月

戸倉新樹

# 目　次

## I　総論

## II 各論

# I 総論

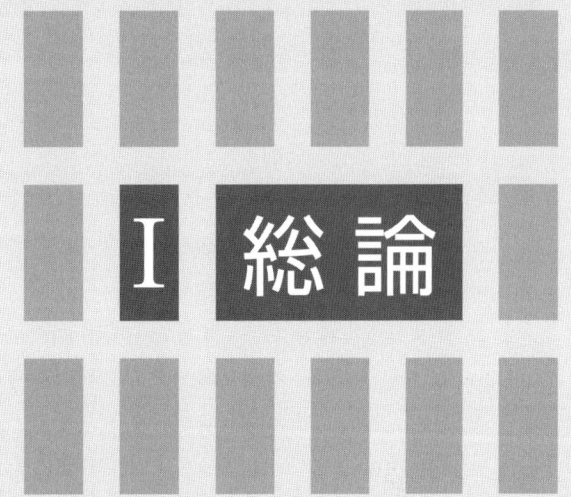

# 1 リンパ球

## 1 はじめに：リンパ球サブセットを読み取るために最低限の有効な知識

リンパ球は白血球の1種類であり，形態学的にはほぼ均一である．しかし近年の免疫学の進歩により，リンパ球は複雑で多くのサブセットにより構成されることが明らかとなった．個々のサブセットはマーカーすなわち表面形質により分けられるだけでなく異なった機能をもっているため，疾患の病態理解や診断に利用できる．またフローサイトメトリという技術上の進歩があり，このサブセット解析が院内やラボでの実施はもちろんのこと，標準的なことならば外注可能となったことも普及に大きく貢献した．しかし一方では結果の解釈に知識と創造性が要求されることも事実であり，最低限の有効な情報を短期間で得る知識も必要である．

皮膚疾患には，リンパ球がその病態に関与するものが多い．Th1 病，Th2 病といわれる疾患があるように，T 細胞は多くの炎症性皮膚疾患の介在者となっている．加えて，皮膚 T 細胞性リンパ腫をはじめ，T 細胞に由来する腫瘍性病変もある．また，皮膚疾患を直接引き起こす役割をしていないまでも，T 細胞はある疾患の病勢を修飾することもある．その他，B 細胞や樹状細胞（dendritic cells：DC）の前駆細胞もある種の皮膚疾患・病態では変化をみせる．

ここでは，T/B 分画，リンパ球サブセットの読み方を解説するのが目的であるが，他項での理解を深め，かつ全体像を構築するために，個々の皮膚疾患においてどのような変化をみせるかについても紹介したい．

## 2 リンパ球サブセットとマーカーの全体像

末梢血のリンパ球の各分画を図1に示す．リンパ球は，T 細胞，B 細胞，ナチュラルキラー細胞（NK 細胞）に分けられる．それぞれの頻用される表面形質（マーカー）は，T 細胞：CD3，B 細胞：CD20，NK 細胞：CD56 である．まずこれを基本に記憶されたい．CD2 というマーカーは従来 T 細胞マーカーとして利用された．しかし CD2 は NK 細胞も表出しているために，T 細胞＋NK 細胞を表わす．したがって，CD2＝CD3＋CD56 となる．たとえ CD56 を検査していなくても，CD2 と CD3 のパーセントに開きがあれば NK 細胞が増えていることが十分推測される．

## 3 T 細胞

皮膚疾患との関わりにおいて，T 細胞は最も重要であり理解を要する．図1を参照しながら以下を読まれたい．

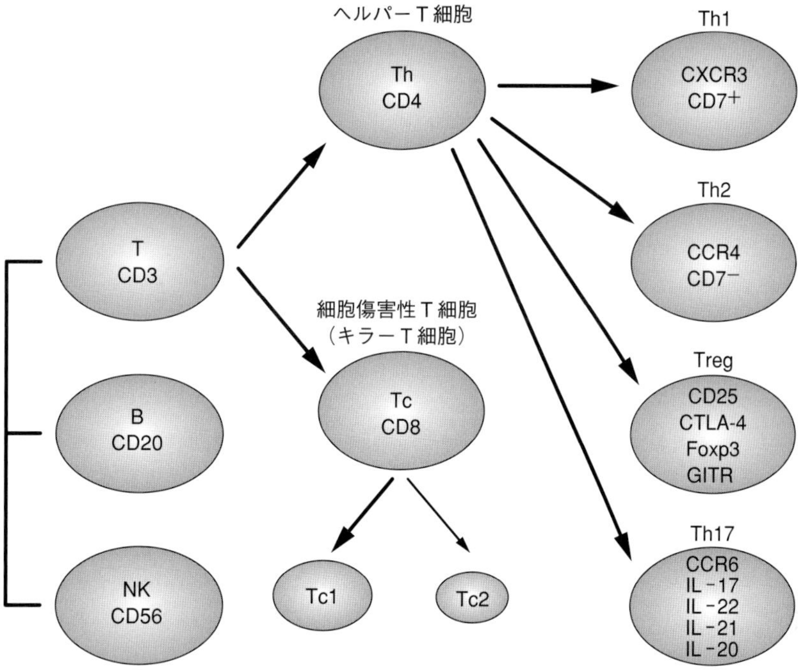


図1 リンパ球サブセット

## a. Th細胞とTc細胞

まずT細胞は，$CD4^+$のヘルパーT細胞（Th）と$CD8^+$の細胞傷害性T細胞（Tc）に分けられる．Tc細胞はcytotoxic T lymphocyteの頭文字をとってCTL，あるいはキラーT細胞ともよばれるが，通常Tc細胞と表記される．従来，Th細胞は“helper/inducer”と表現されたが，現在は“helper”とだけよぶ．一方，Tc細胞は，以前，“cytotoxic/suppressor”とよばれたが，“cytotoxic”とだけよぶ．なぜなら従来現象としてみていたsuppressorの機能はcytotoxic機能の結果であったと考えられており，本物のsuppressor機能はTh2または後に述べるTregに移ったからである．Th細胞はT細胞としてのマーカーに加えCD4を表出するため，$CD2^+CD3^+CD4^+CD8^-$となる．一方Tc細胞は，$CD2^+CD3^+CD4^-CD8^+$となる．因みにCD4とCD8が両方とも陽性になることは正常末梢血リンパ球ではない．もし両方とも陽性であれば“double positive”と表現され，正常組織では胸腺細胞に認められる．

## b. Th細胞サブセット

Th細胞は1980年代に入ってから，そのサイトカイン産生パターンによりTh1細胞とTh2細胞に分かれていた．Th1細胞はインターフェロン-$\gamma$（IFN-$\gamma$）とインターロイキン-2（IL-2）を産生し，Th2細胞はIL-4，IL-5，IL-10，IL-13を産生する．皮膚疾患においてTh1あるいはTh2が媒介する疾患を表1にあげる[1]．この2群に加え最近は制御性T細胞（regulatory T cell：Treg）も$CD4^+$T細胞のサブセットとして認められ，次いでIL-17を産

**表1** Thサブセットと関連のある皮膚疾患

| 1. Th1/Tc1病 | 2. Th2病 |
|---|---|
| 乾癬 | アトピー性皮膚炎 |
| 接触皮膚炎 | 好酸球性膿疱性毛包炎 |
| 扁平苔癬 | 痒疹 |
| | 木村氏病 |
| | Wells症候群 |
| | 水疱性類天疱瘡 |
| | 皮膚T細胞性リンパ腫 |

生するTh17が新しく認知された．Th17はIL-17とともにIL-22を産生するが，IL-17の産生なしにIL-22を産生するTh22が最も新しいTh細胞サブセットとして認知されようとしている．

Th1とTh2の分別はもともとサイトカイン産生パターンであった．しかし表面分子でもある程度分けることができる．古典的には$CD7^+$がTh1細胞，$CD7^-$がTh2細胞という見分け方がある[2)]．最近ではケモカイン受容体の発現に基づき，Th1細胞はCXCR3をもちTh2細胞はCCR4をもつことを分別に利用している[3)]．すなわちTh1細胞は$CD2^+CD3^+CD4^+CD7^+CXCR3^+CCR4^-$であり，Th2細胞は$CD2^+CD3^+CD4^+CD7^-CXCR3^-CCR4^+$となる．

### c. Treg細胞（制御性T細胞，regulatory T cell）

$CD4^+$の分画にはTh1とTh2以外にTregも存在する．従来CD4陽性サプレッサーT細胞とよばれていたものは，このTreg細胞とTh2細胞を含んでいたと考えられる．Treg細胞は$CD25^+$であることが特徴的である．CD25はIL-2受容体の$\alpha$鎖であり，活性化T細胞のマーカーでもある．したがって$CD4^+CD25^+$という縛りだけで割合をみようとすると，その中にはTreg細胞も活性化Th細胞も含む．ケモカイン受容体は$CCR4^+$であり，この点でTreg細胞はマーカー上Th2細胞と非常によく似ている．

Treg細胞の同定は，研究室レベルの解析でかつ細胞内の染色にはなるが，マスター遺伝子産物であるFoxp3の発現をみればより確かとなる[4)]．細胞内のGITR発現や細胞表面のCTLA-4発現もその同定に利用できる．

### d. Th17細胞

IL-17を産生するためにTh17という名称がついた．IL-17以外にもIL-22やIL-20，IL-21，を産生する．“proinflammatory T cell”という渾名があり，また“from initiator to player”とも表現される．感染症や自己免疫疾患で重要な役割を演ずるとして性格づけがされたが，皮膚疾患では乾癬で病態に関わり，アトピー性皮膚炎などアレルギー疾患でも注目されている．IL-22はケラチノサイトの増殖活性があるために，乾癬での表皮肥厚をもたらす．しかし最近，IL-17の産生なくしてIL-22を産生するTh22の存在も提唱されている．しかし$CD8^+$

T 細胞でも IL-22 を産生するため，T22 とよぶべきとの見解もある．

### e. Tc 細胞サブセット

$CD8^+$T 細胞すなわち Tc 細胞は Th 細胞と対応するように Tc1 と Tc2 からなる．しかしウイルス感染細胞や腫瘍細胞を攻撃するという Tc 細胞の性格上，Tc1 が大半であると考えられ，Tc2 は特殊な場合に機能を表わすと考えられる．これらは Th1/Th2 と同じように CXCR3 と CCR4 の発現により同定することが可能であるが，Th 細胞のようには一般的ではない．

### f. 活性化マーカー

T 細胞が活性化しているかをみるマーカーには種々あるが，HLA-DR，CD25，CD69 を調べるのが一般的である．このうち CD69 は早期の活性化マーカーであり，一般的には発現していないことが多いため，HLA-DR と CD25 が頻用される．HLA-DR は B 細胞と単球も普通の状態で発現するため注意を要する．$CD25^+$T 細胞は活性化した Th 細胞や Tc 細胞のみならず，Treg 細胞も含むことも常に頭に入れておく必要がある．

### g. ナイーブ T 細胞，メモリー T 細胞

T 細胞（Th 細胞と Tc 細胞）は抗原刺激を受けていないナイーブ T 細胞と抗原にすでに曝されたメモリー T 細胞とに分かれる．ナイーブ T 細胞は CD45RA，メモリー T 細胞は CD45RO を発現する．これらの発現は排他的ではなく連続的に変化する．そのためフローサイトメトリ上では両者の割合を算定するのに絶対数はない．コントロールと比較検討する必要がある．

## 4 B 細胞

B 細胞のマーカーは CD20 以外に，CD19，CD79a，CD22 などがある．CD20 は汎用されるが形質細胞は陰性である．因みに CD19 は形質細胞でも陽性である．組織染色では CD20 と CD79a がパラフィン切片でも染色性良好である．B 細胞は非活性化状態でも HLA-DR 陽性である．

## 5 NK 細胞

CD56 以外のマーカーももち，とくに CD16 は重要である．NK 細胞のマーカーをまとめると，$CD2^+CD3^-CD4^-CD8^-CD11b^+CD16^+CD38^+CD56^+$ ということになる．T 細胞受容体（TCR）は当然ながら $\alpha\beta$ も $\gamma\delta$ も発現しない．まれに CD56 が低発現する場合もあるが，CD94 をみれば NK 細胞の存在は明確となる．

## 6 単球

$CD14^+HLA\text{-}DR^+$である．注意すべきことは CD4 を低発現するために，Th 細胞と間違えられることである．Th 細胞の CD4 は高発現である．

## 7 樹状細胞（DC）前駆細胞

DC はリンパ球ではないが，単球とともに末梢血に存在する．末梢血の DC は，plasmacytoid DC と myeloid DC とがある．Plasmacytoid DC は $CD123^+CD4^+CD56^+CD45RA^+CLA^+HLA\text{-}DR^+$であり，myeloid DC は $CD11c^+HLA\text{-}DR^+$である．近年，感染症やアトピー性皮膚炎との関連で DC に変動がみられることが報告されている．

## 8 簡単に理解するための有用事項

以上をまとめたリンパ球サブセットに関する有用事項を表 2 にあげる．フローサイトメトリを用いたリンパ球のサブセットの解析は，疾患によっては無類の力を発揮する．研究室を備える施設では，皮膚浸潤細胞を取り出しそれを解析することも可能である．まずは基本的事項を修得し，外注することでも検討可能である．必要な項目については，そのつど疾患に即して新しいことを付け加えていけばよい．知識と応用力により新しい知見が得られるであろう．

**表 2　CD 理解のためのポイント**

1. T 細胞は CD3，B 細胞は CD20，NK 細胞は CD56 が基本である．
2. $CD2^+$細胞＝T 細胞（$CD3^+$）＋ NK 細胞（$CD56^+$）
3. $CD3^+$T 細胞＝$CD4^+$Th 細胞＋ $CD8^+$Tc 細胞
4. Th1 細胞は $CD7^+CXCR3^+CCR4^-$，Th2 細胞は $CD7^-CXCR3^-CCR4^+$である（もちろん両者とも $CD2^+CD3^+CD4^+$）
5. Treg 細胞は $CD4^+CD25^+$であるが，この分画には活性化 Th 細胞も含む．
6. $HLA\text{-}DR^+$細胞は，B 細胞，単球，それに活性化 T 細胞である．
7. ナイーブ T 細胞は $CD45RA^+$，メモリー T 細胞は $CD45RO^+$である．
8. B 細胞は，$CD20^+CD19^+CD79a^+CD22^+$である．CD20 は頻用されるが形質細胞は陰性である．
9. NK 細胞では CD56 が最も重要であり，$CD2^+CD3^-CD4^-CD8^-CD11b^+CD16^+CD38^+CD56^+$となる．
10. 単球は CD4 弱陽性である．

## 9 代表的皮膚疾患での病態形成に関わるリンパ球サブセットの例

### a. アトピー性皮膚炎

アトピー性皮膚炎は皮膚では Th2 のみならず Th1 も関与する疾患ではあるが，末梢血では Th2 優位である．したがって Th2 細胞である $CD4^+CCR4^+$細胞が正常人より増加している（図 2）．

### b. 薬疹

播種状紅斑丘疹型でも多形滲出性紅斑型/Stevens-Johnson 症候群でも Th 細胞は Th2 が優位になる．ただし前者では Tc2 優位だが，後者は Tc1 優位である[5]．Drug-induced hypersensitivity syndrome（DIHS）では，Th2 優位状態から Th1/Tc1 優位に変化していく．最近，丘

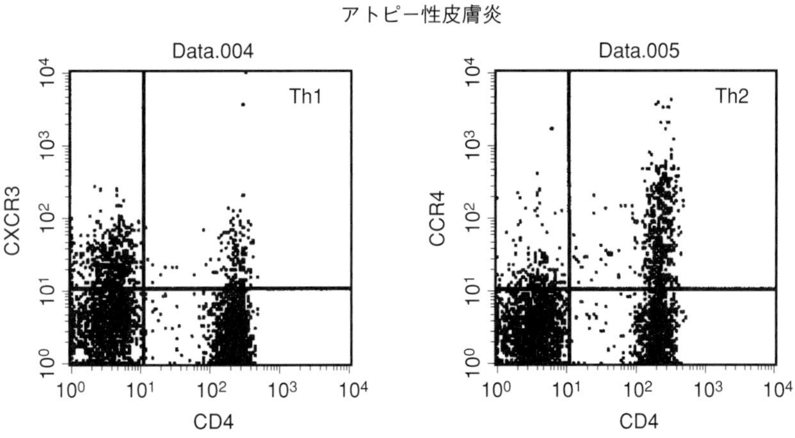


**図 2** 典型的なアトピー性皮膚炎の末梢血フローサイトメトリ

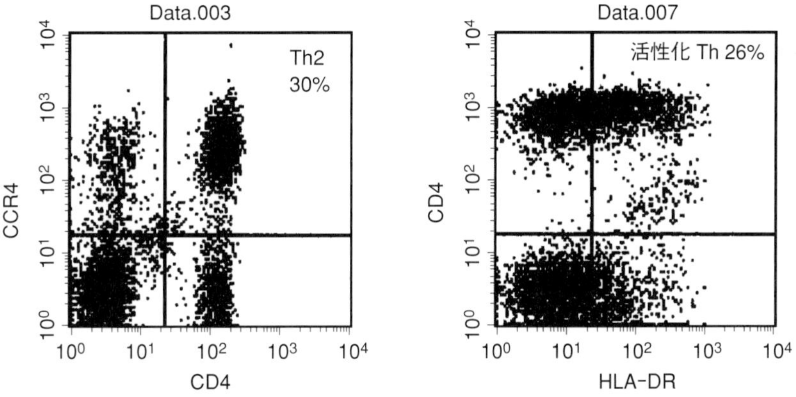


**図 3** Th2 優位の末梢血リンパ球状態を示したアスピリン誘発性丘疹-紅皮症のフローサイトメトリ

疹-紅皮症が薬疹として起こることを報告しているが，その型でも Th2 細胞である CD4$^+$ CCR4$^+$細胞が増加し，かつその CD4$^+$T 細胞は HLA-DR$^+$であり，活性化されている[6] (図 3).

## c. 皮膚リンパ腫

皮膚リンパ腫は，正常対照細胞（normal counterpart）との関係でその起原を考えると図 4 のようになる．菌状息肉症，Sézary 症候群，皮膚原発未分化大細胞型リンパ腫は Th2 細胞由来，成人 T 細胞性リンパ腫（ATL）は Treg 細胞由来（ただし制御機能はほとんどの場合示さない），皮膚 B 細胞性リンパ腫（CBCL）は数種類あるが，もちろん B 細胞由来，鼻性および鼻型 NK/T 細胞リンパ腫は NK 細胞由来，hematodermic DC（blastic NK）細胞リンパ腫は plasmacytoid DC 由来である．

図 5 は Sézary 症候群の末梢血であるが，正常人では CD4$^+$細胞は 90% 以上 CD7$^+$なのに対

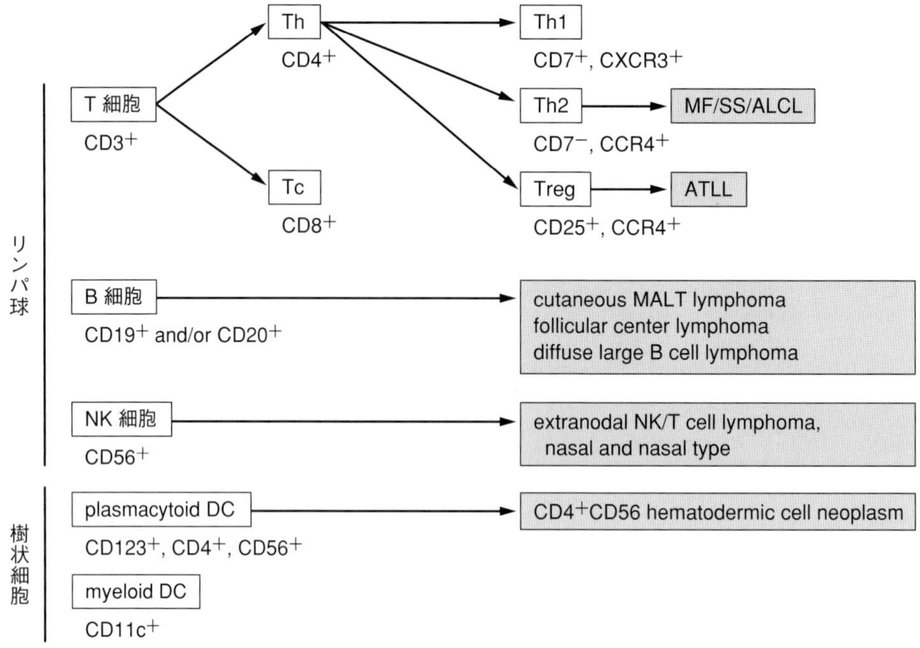


**図 4** 個々の皮膚リンパ腫と normal counterpart

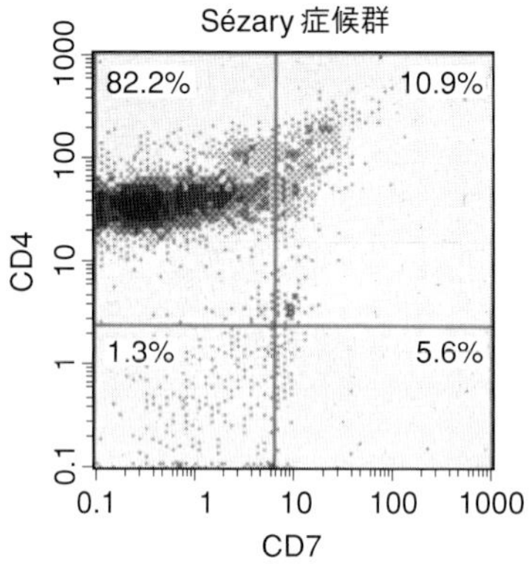


**図 5** 典型的な Sézary 症候群末梢血のフローサイトメトリ

し，この患者では逆に 80% 以上の $CD4^+$細胞が $CD7^-$である[7]．これは腫瘍化した Th2 細胞の存在を予想させる．

図 6 は ATL の末梢血である[8]．$CD4^+CD25^+$細胞の割合が，正常人に比べてこの ATL 症例では極端に高く 97% にまで達している．

図 7 は NK 細胞増多症（蚊刺過敏症，“蚊アレルギー”）の症例である[9]．$CD2^+$であって $CD3^-$の細胞が多く認められる．この細胞は $CD56^+$であって CD94 も発現し，NK 細胞である．

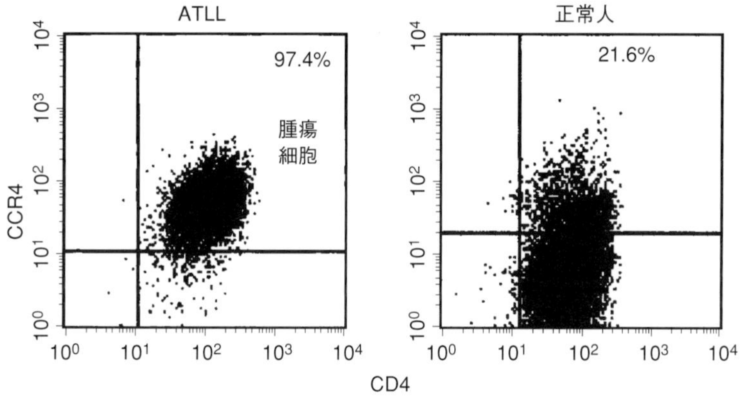


図 6　典型的な ATL 末梢血と正常人のフローサイトメトリ

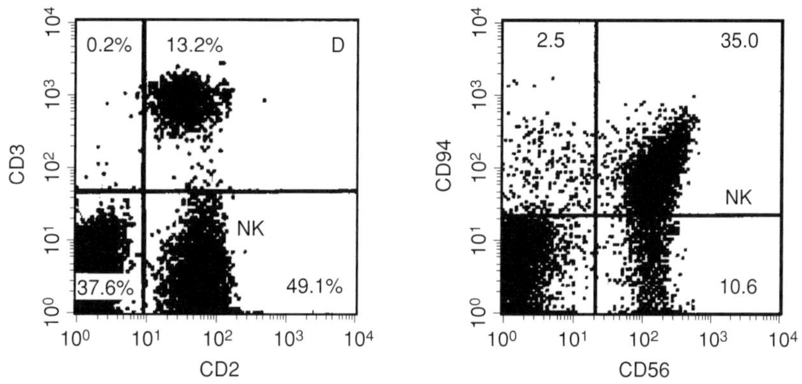


図 7　蚊アレルギー患者末梢血での NK 細胞増多症を示すフローサイトメトリ

■文献

1）戸倉新樹．T 細胞バランスの揺らぎと皮膚疾患．皮膚病診療．2006；28：278-83.

2）Autran B, Legac E, Blanc C, et al. A Th0/Th2-like function of $CD4^{+}CD7^{-}$T helper cells from normal donors and HIV-infected patients. J Immunol. 1995；154：1408-17.

3）Rossi D, Zlotnik A. The biology of chemokines and their receptors. Annu Rev Immunol. 2000；18：217-42.

4）Sakaguchi S, Sakaguchi N, Asano M, et al. Immunologic self-tolerance maintained by activated T cells expressing IL-2 receptor alpha-chains（CD25）. Breakdown of a single mechanism of self-tolerance causes various autoimmune diseases. J Immunol. 1995；155：1151-64.

5）Nishio D, Nakashima D, Mori T, et al. Induction of eosinophil-infiltrating drug photoallergy in mice. J Dermatol Sci. 2009；55：34-9.

6）Sugita K, Koga C, Yoshiki R, et al. Papuloerythroderma caused by aspirin. Arch Dermatol. 2006；142：792-3.

7) Seo N, Tokura Y, Matsumoto K, et al. Tumour-specific cytotoxic T lymphocyte activity in Th2-type Sézary syndrome: its enhancement by interferon-gamma (IFN-gamma) and IL-12 and fluctuations in association with disease activity. Clin Exp Immunol. 1998; 112: 403-9.
8) Shimauchi T, Imai S, Hino R, et al. Production of thymus and activation-regulated chemokine and macrophage-derived chemokine by $CCR4^+$adult T-cell leukemia cells. Clin Cancer Res. 2005; 11: 2427-35.
9) Tokura Y, Ishihara S, Tagawa S, et al. Hypersensitivity to mosquito bites as the primary clinical manifestation of a juvenile type of Epstein-Barr virus-associated natural killer cell leukemia/lymphoma. J Am Acad Dermatol. 2001; 45: 569-78.

〈戸倉新樹〉

# 2 樹状細胞（Langerhans細胞，真皮樹状細胞）

## 1 はじめに

樹状細胞は，抗原提示細胞として，免疫応答の惹起・増強に重要な役割をはたしていると従来から考えられてきた．しかし近年，樹状細胞はその分化系列，成熟段階などにより複数のサブセットに分類され，免疫応答の抑制・制御に関与するサブセットも同定されつつある．皮膚においても，定常状態，炎症状態により複数の樹状細胞サブセットが存在し，接触皮膚炎の病態形成・制御に重要な役割をはたしていることが明らかになってきた．接触皮膚炎は皮膚免疫反応のプロトタイプともいえる反応であり，本総論では，近年明らかにされた樹状細胞の接触皮膚炎や乾癬の病態形成における新たな役割を中心に概説する．

1973年にSteinman博士ら[1]により，抗原を提示しT細胞を活性化する樹状細胞（dendritic cell：DC）が見出されて以降，樹状細胞の研究は急速に進展し，現在では数種類の樹状細胞サブセットが同定され，各々の役割の解明が進められてきた．

皮膚には，表皮Langerhans細胞（LC）と真皮樹状細胞（dermal DC）の2種類の樹状細胞が存在すると長年考えられ，ランゲリンはLangerhans細胞の特異的マーカーとみなされてきたが，2007年に，マウス真皮樹状細胞の一部にランゲリン陽性細胞のサブセットが存在するという報告がなされた[2-4]（図1）．さらに2009年には，真皮樹状細胞サブセットは計4種類に

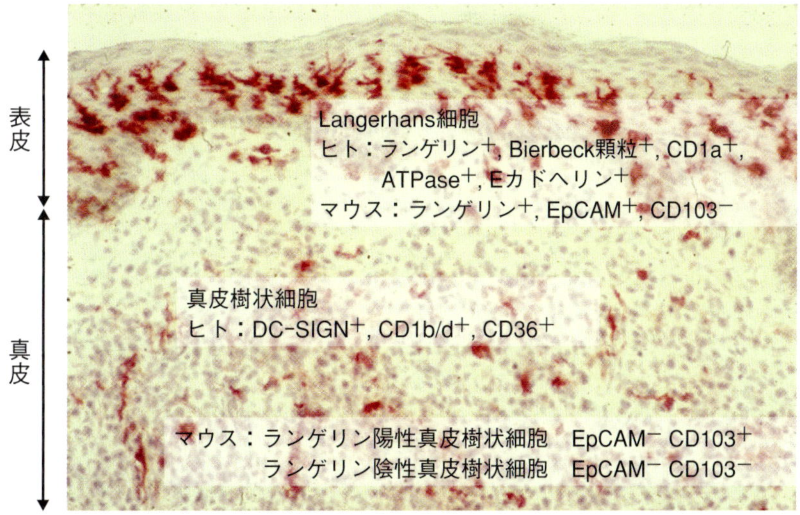


図1 ヒトおよびマウスにおける皮膚樹状細胞サブセットと表面マーカー

分類されるという報告がなされ[5]，現在定常状態の皮膚には5種類の樹状細胞がマウスにおいて存在することになった．現在ヒト樹状細胞における再検討が進められている．一方，乾癬などの炎症病態では，TNF-$\alpha$を産生する特殊な樹状細胞[6]やplasmacytoid DCなどの関与[7]も報告されている．

本稿では，樹状細胞一般，特に皮膚の樹状細胞に関して，その分類，機能，病態への関与などについての最新の知見を概説する．

## 2 樹状細胞の特徴とその分類

造血幹細胞由来である樹状細胞は，形態的に樹状突起を有し，全身のあらゆる組織に分布し，各組織において様々な樹状細胞サブセットが存在し，Shortmanら[8]の報告に基づいた分類が主流である[8, 9]（表1）．この分類では，樹状細胞をまず定常状態に存在するか炎症状態で存在するか，また無刺激時においても形態的に樹状突起をもち抗原の捕獲・提示能をもつかどうかにより，樹状細胞を古典的樹状細胞（conventional DC），precursors of DC，および炎症性樹状細胞（inflammatory DC）の，大きく3つのカテゴリーに分類している．

Conventional DCは，定常時に存在し，樹状突起をもち抗原を捕獲・提示する．さらに二次リンパ組織（リンパ節，脾臓，胸腺）に常在するか，または普段は末梢に存在しているが抗原を捕獲後，遊走（migration）して二次リンパ組織に移り存在するかにより大別され，それぞれlymphoid-tissue-resident DCおよびmigratory DCに分類される．resident DCには，脾臓に存在するsplenic DCや胸腺に存在するthymic DCが相当するが，それらは移動することな

**表1** 樹状細胞分類の一例（文献8より改変）

Precursors of DC

定常状態では樹状突起や抗原捕獲能など樹状細胞の性格を有していないが，サイトカインや微生物からの刺激によりそれらの機能を獲得する．

例）Plasmacytoid DC

Conventional DC

定常状態で樹状形態や抗原捕獲能を獲得している．

- Migratory DC
  
  皮膚など末梢組織に存在し，リンパ管を通って遊走することで末梢の抗原をリンパ節へ運び，T細胞に提示する．
  
  例）Langerhans cell dermal DC
- Lymphoid-tissue-resident DC
  
  存在はリンパ組織に限られ，リンパ管を遊走しない．リンパ組織の抗原を捕獲し，提示する．
  
  例）Thymic DC, splenic DC

Inflammatory DC

定常状態ではほとんど存在しないが，ある種の炎症状態になると出現する．

例）Tumor-necrosis factor and inducible-oxide synthase-producing DC（TIP-DC）

く，リンパ組織に存在する抗原をT細胞へ提示している．migratory DCには皮膚でいえば表皮に存在するLangerhans細胞や真皮に存在する真皮樹状細胞が相当する．これらDCは，末梢組織において抗原を捕獲後，リンパ管を経由して所属リンパ節へ遊走し，抗原をナイーブT細胞へ提示する．一方，定常状態で存在するものの，無刺激時には樹状突起をもたず抗原提示能も発揮せず，刺激を受けることで初めてそれらの表現系を獲得する一群の樹状細胞サブセットがあり，それをprecursors of DCと分類する．Precursors of DCの代表は形質細胞様樹状細胞（plasmacytoid DC：pDC）である．pDCはB220陽性の，無刺激時には樹状突起をもたない丸い形をした細胞であるが，ウイルス感染に反応して著明なI型インターフェロンを産生し，また樹状突起をもつ形態をとることから，自然免疫反応（innate immunity）に関与していると考えられている．3つ目のカテゴリーのinflammatory DCは，定常状態では存在しないが，感染や炎症刺激により出現する樹状細胞サブセットである．例えば，*Listeria monocytogenes*感染時の脾臓においては，腫瘍壊死因子（tumor necrosis factor-$\alpha$：TNF-$\alpha$）と一酸化窒素誘導酵素（inducible nitric oxide synthase：iNOS）を産生するTIP-DC（TNF/iNOS-producing DC）が動員され，バクテリア感染時の自然免疫に重要な役割をはたしている[10]．TIP-DCは尋常性乾癬の炎症部皮膚において多量の存在が知られ，病態に深く関与していることが報告されている（後述）．

樹状細胞サブセット解析はヒトよりもマウスにおいて詳細な報告が多くされており，表2にその分類の一例を示す[9]．この分類では上述したShortmanらの分類を基礎にしているが，lymphoid-tissue-resident DCがCD4，CD8，CD11bの発現の違いにより，さらに3つのサブセットに分類されている．Migratory DCについても，ランゲリン，CD103やCD11bの発現の違いにより3つのサブセットに分類されている．なお，最近ではmigratory DCをさらに細かく分類している報告も存在する[5,11]．一方，ヒトの樹状細胞に関しては，precursors of DCとしてpDC，conventional DCとしてblood（myeloid）DC，皮膚migratory DCとしてLangerhans細胞および真皮樹状細胞（dermal DC）に分けられるが[12]，マウスほどそのサブセット分類の詳細は明らかとなっていない．現在，マウス樹状細胞サブセットとヒト樹状細胞サブセットとの相関が様々な手法で解析されつつある[13]．

**表2** 樹状細胞分類（文献9より改変）

| | Inflammation | Steady state | | | | | | |
|---|---|---|---|---|---|---|---|---|
| | | Lymph nodes | | | | | | |
| | | Spleen | | | | Migratory | | |
| | Mono-DC | Plasmacytoid | $CD8^+$ | $CD4^+$ | DN | $CD11b^+$ | $CD103^+$ | Langerhans |
| CD205 | ? | − | + | − | − | + | ++ | ++ |
| CD11b | + | − | − | + | + | + | − | + |
| Ep-CAM | − | − | − | − | − | − | +/− | + |
| Langerin | − | − | − | − | − | − | ++ | ++ |
| B220 | − | + | − | − | − | − | − | − |

## 3 皮膚の樹状細胞

皮膚の表皮に存在するLangerhans細胞は，表皮の有棘層に存在し，表皮の約2%を占め，1 $mm^2$ あたり約1000個存在し，ネットワークを形成している（図2）．Langerhans細胞は，電顕的に細胞質内にラケット状のBierbeck顆粒をもつことが特徴的である．顆粒形成に関与するとされるII型C型レクチンの一つであるランゲリン（CD207）やCD326（EpCAM），ATPase，CD1a（ヒト）を発現する[9, 14, 15]（図1）．その他，MHC class IIやCD80，CD86，CD40などの補助刺激因子，Fc$\gamma$RII, E-cadherinも発現している．Langerhans細胞は，表皮内で自身，またはその前駆細胞が細胞増殖を行うため，定常状態では骨髄細胞の血液を介しての補充は必要としない．

一方，紫外線照射などで皮膚に炎症が生じるとLangerhans細胞の数は一過性に減少するが，マウスでは，紫外線照射後，血液中の単球由来細胞が表皮に浸潤し，分裂してLangerhans細胞に分化・増殖することが報告されている[16]．しかし，これは胎生期に表皮に移行するLangerhans細胞前駆細胞とは異なると考えられている．Transforming growth factor-$\beta$欠損マウスや転写因子の一種であるId2の欠損マウスではLangerhans細胞が欠損しており[17]，これらサイトカインが発生過程におけるLangerhans細胞の最終分化に関与していることが示唆されている．なお，後述するランゲリン陽性真皮樹状細胞は，transforming growth factor-$\beta$欠損マウスにおいても認められることから，それぞれが独立したサブセットであることがうかがわれる．

また，マウスを使った解析では，LCは放射線抵抗性であることが報告されている[18]．通常の骨髄移植では，骨髄由来細胞はほぼすべてドナー由来に置き換わるが，Langerhans細胞は定常状態ではほとんど分裂せず放射線抵抗性であるため，マウスでは骨髄移植後もレシピエント由来のLangerhans細胞が表皮に存在する[18]．

従来，真皮樹状細胞はLangerhans細胞と異なり，ランゲリンが陰性の細胞集団と考えられていた．しかし，近年の研究により，少なくともマウスにおいてはランゲリン陽性真皮樹状細

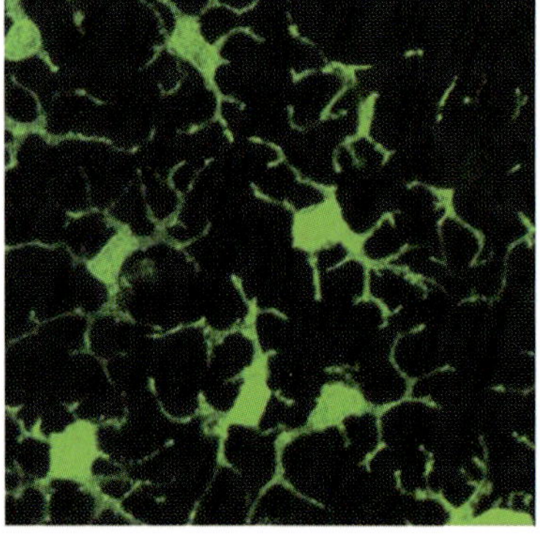

図2 表皮におけるLangerhans細胞のネットワーク

胞と，ランゲリン陰性真皮樹状細胞の存在が明らかとなっている[2-4]．ランゲリン陽性真皮樹状細胞は，$EpCAM^{-}CD103^{+}$が特徴であり，また，ランゲリン陰性真皮樹状細胞は$EpCAM^{-}CD103^{-}$であることが特徴とされた．しかしながら，さらにランゲリン陽性真皮樹状細胞の中でもCD103の発現の有無によりさらに2種類のサブセットに分けられ，またランゲリン陰性真皮樹状細胞もCD11bの発現の有無によりさらに2種類のサブセットに分かれるいう報告も近年なされた[5]．そして，これらのサブセットのうちランゲリン陽性$CD103^{+}$真皮樹状細胞が，ケラチノサイト由来抗原のcross presentationに重要であると報告している．なお，蛍光色素であるTRITCの皮膚塗布後，所属リンパ節ではランゲリン陰性真皮樹状細胞は24〜48時間後をピークに傍皮質のB細胞領域近傍に存在し，ランゲリン陽性樹状細胞（Langerhans細胞およびランゲリン陽性真皮樹状細胞）は96時間後をピークに傍皮質のより内側のT細胞領域に存在することが報告されていたが[19]，さらに詳細な解析によると，ランゲリン陽性DCの中でもランゲリン陽性真皮樹状細胞は48時間後をピークにリンパ節へ存在し，Langerhans細胞は96時間後をピークに存在することが報告された[3]．このように各樹状細胞サブセットの所属リンパ節への遊走時間や局在が異なることが，各サブセットの免疫応答惹起能の違いを生み出していると考えられる．ただし，ヒトにおいては，ランゲリン陽性真皮樹状細胞に相当する真皮樹状細胞はまだ同定されていない．

## 4 接触皮膚炎と樹状細胞

接触皮膚炎はいわゆるかぶれのことであり，ハプテンを用いた接触皮膚炎モデルを接触過敏反応とよぶ．接触過敏反応は，感作相と惹起相よりなり，感作相では，皮膚が外来抗原であるハプテンに曝露されると表皮細胞が炎症性メディエーターであるTNF-$\alpha$，IL-1$\beta$，$PGE_2$などを産生し，Langerhans細胞や真皮樹状細胞などの皮膚樹状細胞の活性を促す[20, 21]．そして皮膚樹状細胞は低分子量のハプテンが，生体内蛋白と結合し完全抗原になり，これが抗原提示細胞に取り込まれ，プロセッシングを行い，さらに成熟しながら所属リンパ節へと遊走する．所属リンパ節への遊走の際には，活性化した樹状細胞はE-cadherinの産生を低下させ，ケモカインレセプターであるCCR7，CXCR4の発現を上昇させ[22, 23]，そのリガンドであるCCL21やCXCL12が存在するリンパ管を経て，さらにCCL19やCCL21が存在するリンパ節内のT細胞領域に遊走する．

末梢で抗原を捕獲しリンパ節へ遊走した樹状細胞は，補助刺激因子の発現を上昇させ成熟過程をへて，MHC class II分子表面に抗原ペプチドを提示する．それをCD4 T細胞表面にあるTCRが認識するが，その際，CD80，CD86などの補助刺激因子がT細胞上のCD28と反応し，シグナルが増強される．またMHC class I分子による抗原の提示は，ウイルス感染など細胞内の抗原がプロセッシングされて提示されるが，外来蛋白抗原もMHC class I上に提示されることがわかっており，cross presentationとよばれる．樹状細胞は，抗原提示の際にIL-12などのサイトカインを多量に産生し，T細胞の分化にも深く関わる．このメモリーT細胞は，皮膚へのホーミング分子であるP-selectin glycoprotein ligand-1やCXCR3を発現し皮膚へ遊走する際に重要な役割をはたす．これらメモリーT細胞は血液中に入り全身を巡回し，抗原特

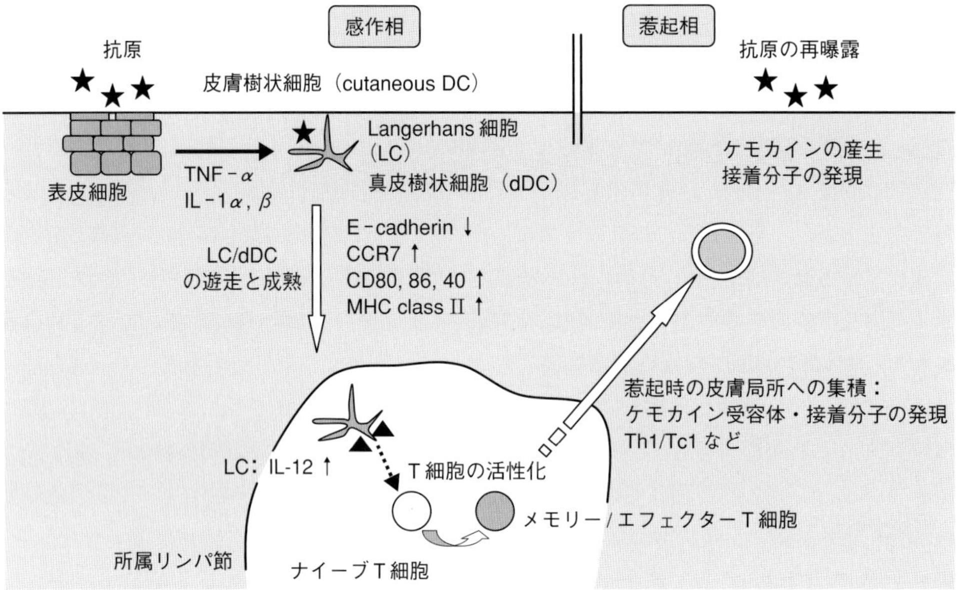


**図 3** 接触皮膚炎のシェーマ

異的な免疫反応を引き起こす準備が整う．この感作相にはおよそ 3〜5 日間要するといわれている．

惹起相では，皮膚が感作相と同一の抗原にさらされると表皮細胞は，TNF-αや IL-1αなどの炎症性メディエーターを産生することにより局所の血管を刺激し E- セレクチンなどの接着因子を活性化したり，表皮細胞自身が IP-10/CXCL10 などのケモカインを産生することにより，メモリー T 細胞を皮膚の局所へ引き寄せる．CD4 陽性 Th1 細胞や CD8 陽性 Tc1 メモリー T 細胞は，抗原提示細胞により再度抗原提示を受けることにより IFN-γなどの Th1 サイトカインを産生する．この IFN-γは表皮ケラチノサイトなどに作用し，さらに多彩なケモカインを産生して炎症細胞を引き寄せたり，表皮ケラチノサイトに作用してアポトーシスを誘導し，湿疹反応を誘発すると考えられている（図 3）[20]．

また，惹起相では，皮膚に存在する CD4 陽性 Foxp3 陽性の制御性 T 細胞が免疫応答を負に制御していることも明らかとなり，皮膚での炎症は Th1 や Tc1 などのエフェクター T 細胞と制御性 T 細胞のバランスによって制御されていることが推測されている．接触過敏反応における抗原提示細胞として，ランゲリン陽性である Langerhans 細胞が中心的役割をはたすと従来考えられてきたが，次項で示すようにランゲリン陽性細胞の欠損マウス（Langerin-eGFP-DTR マウス）を用いた検討から，この概念が必ずしも当てはまらないことが報告された．

## 5 ランゲリン陽性細胞欠損マウス

2005 年に，フランス[19]，オランダ[24]，アメリカ[25]のグループにより，それぞれ独立してランゲリン陽性細胞欠損マウスが作成された．フランス，オランダのグループは，ランゲリンのプロモーター下にヒトのジフテリアトキシン（DT）受容体（DTR）を発現させたLangerin-eGFP-DTRマウスを作成した．DTはサブユニットAとサブユニットBの二量体であり，DTのサブユニットBがDTRに結合すると，DTのサブユニットA（DTA）が細胞内に入り込む．DTAは細胞の蛋白合成を阻害し，速やかな細胞死を引き起こす．この性質を利用すると，Langerin-eGFP-DTRマウスにDTを投与することにより，DTRを発現しているランゲリン陽性細胞は24時間以内に細胞死を起こす．一度除去されたLangerhans細胞は，その後1カ月たってもほとんど回復しない．このモデルの特徴は，時期特異的なLangerhans細胞の欠損が可能な点である．一方アメリカのグループが作成したマウスは，ヒトのDTA自体をランゲリン陽性細胞（＝Langerhans細胞）に発現させている．よって，このマウス（Langerin-DTAマウス）はLangerhans細胞を生後より恒常的に欠損している．

## 6 ランゲリン陽性細胞欠損マウスにおける接触皮膚炎反応

以上の遺伝子改変マウスを用いて各グループは接触皮膚炎反応を検討した．フランスのグループは，感作3日前および前日にDTを投与して感作相でLangerhans細胞を除去し，ハプテンとしてDNFBを用いた接触皮膚炎反応を検討した[19]．すると，Langerhans細胞が欠損したマウスでもコントロール群と同等の皮膚炎反応が生じ，Langerhans細胞は感作に必須の細胞でないと報告された．一方でオランダのグループはDTを感作3日前に投与してLangerhans細胞を除去した状態をつくり，TNCBを用いた接触皮膚炎反応を検討した[24]．するとLangerhans細胞欠損群の接触皮膚炎反応はコントロール群と比べ有意に低下し，Langerhans細胞は感作誘導に促進的作用をはたしていることが考えられた．ところが，アメリカのグループの作成したマウスで接触皮膚炎反応（ハプテン：DNFB）を検討したところ，Langerhans細胞欠損マウスはコントロールマウスに比べ接触皮膚炎反応は有意に増悪しており[25]，Langerhans細胞は感作成立においてむしろ抑制的に作用している可能性が示唆された．以上のことから，感作相でのLangerhans細胞における役割が改めて議論されるようになった．

## 7 ランゲリン陽性真皮樹状細胞の同定と接触皮膚炎における役割

Langerin-DTRマウスをつかってLangerhans細胞を欠損させると，表皮にLangerhans細胞が回復する前に，真皮やリンパ節にランゲリン陽性の樹状細胞の出現が認められ，Langerhans細胞とは異なるランゲリン陽性樹状細胞の存在が示唆されていた．そして，2007年に，真皮樹状細胞にはランゲリン陽性の真皮樹状細胞と，ランゲリン陰性の真皮樹状細胞の，2種類の樹状細胞が存在することが報告された[2-4]．すなわち，これまでLangerin-eGFP-DTRマウスにおいてDT処理で除去されていた細胞はLangerhans細胞だけではなく，Langerhans細胞およびランゲリン陽性真皮樹状細胞であることがわかった（なお，Langerin-DTAマウスではランゲリン陽性真皮樹状細胞は除去されていない）．検討を重ねた結果，ランゲリン陽性真皮樹状細胞はDT処理で一過性に除去されるが，数日後にはある程度の数が回復していることが判明した．よって，DT処理直後ではLangerhans細胞，ランゲリン陽性真皮樹状細胞の両方が欠損しているが，DT処理後1，2週間のちにはランゲリン陽性真皮樹状細胞はほぼ回復しており，この時点ではLangerhans細胞のみが欠損した状態になっている．この性質を利用し，感作時にLangerhans細胞とランゲリン陽性真皮樹状細胞の両方が欠損している状態と，Langerhans細胞のみが欠損している状態で接触皮膚炎反応が評価された．その結果，前者では接触皮膚炎反応は有意に抑制されたが，後者では接触皮膚炎反応は正常に生じた[3, 26]．すなわち，Langerhans細胞が存在しなくとも感作は成立し，感作誘導はランゲリン陽性真皮樹状細胞が担っていることが示された．

## 8 接触皮膚炎感作相における樹状細胞機能の混迷

上述のように近年では接触皮膚炎感作においてLangerhans細胞は必須ではなく，ランゲリン陽性真皮樹状細胞が注目を浴びている．しかし，オランダのグループの実験では，Langerhans細胞の除去により接触皮膚炎反応は一貫して減弱した表現型を示しており[24, 27]，彼らが用いた低濃度ハプテンであるtrinitrochlorobenzeneおよびoxazoloneを用いた場合，Langerhans細胞が感作誘導に必須であることが示唆される．一方，アメリカのグループの実験では，Langerhans細胞の欠損により一貫して炎症は増悪したフェノタイプをみせており[25, 28]，DNFB，oxazolone，FITCというハプテンを用いた場合，Langerhans細胞が感作誘導に制御的に作用していることが示唆される．ただし，このマウスでは出生時より恒常的にLCが欠損しているため，何らかの代償機能などが働き，その結果そもそもの免疫反応が亢進している可能性が考えられるが，同グループの最近の報告では，cre-loxpシステムをつかってLangerhans細胞特異的にIL-10およびMHC class IIを欠損させるとLangerin-DTAマウスの免疫反応亢進が再現できたことから[28]，Langerhans細胞は所属リンパ節でCD4 T細胞とMHC class IIを介して接触し，また抑制性サイトカインの一種であるIL-10を産生することで，感作の抑制作用をはたしていると報告している．なお，LC由来のIL-10が抑制作用をしている現象は，植皮部の免疫抑制機構においても報告されている[29]．

一方，我々は，ランゲリン陽性真皮樹状細胞が感作に必須であるかどうか，野生型マウスにLangerin-eGFP-DTRマウスの骨髄を移植する骨髄移植実験を利用して，ランゲリン陽性真皮樹状細胞のみを特異的に欠損可能なマウスを作成した．そして，Langerhans細胞とランゲリン陽性真皮樹状細胞両方が欠損している状態，Langerhans細胞のみが欠損している状態，ランゲリン陽性真皮樹状細胞のみが欠損している条件に分け，低濃度（0.3%）DNFB感作成立の有無を検討した．すると，両方のDCが欠損しているとメモリーT細胞の誘導は障害され，感作は障害されたが，Langerhans細胞のみの欠損，あるいはランゲリン陽性真皮樹状細胞のみの欠損では感作は障害されなかった．すなわち，Langerhans細胞とランゲリン陽性真皮樹状細胞は感作に相補的な役割をはたしていると考えられた[30]．興味深いことに，通常濃度（0.5%）のDNFB感作では，Langerhans細胞とランゲリン陽性真皮樹状細胞が両方欠損していても感作は障害されず，ランゲリン陰性真皮樹状細胞によって感作が成立していると考えられた．同一ハプテンによっても濃度により感作を媒介する樹状細胞が異なっている可能性が示唆される．樹状細胞欠損マウスを用いた接触皮膚炎反応の報告を表3にまとめる．このように，感作相における樹状細胞の役割の整理にはいましばらく時間がかかりそうである．

**表3** 接触皮膚炎感作時におけるランゲリン陽性細胞の関与の検討（文献45より改変）

| DT（day）[a] | Mouse line | LC [b] | Langerin$^+$dDC [b] | Hapten | CHS response |
|---|---|---|---|---|---|
| | Langerin-DTA | − | ＋＋＋ | DNFB<br>Oxazolone<br>FITC | enhanced [25, 28] |
| −4 and/or −1day | Langerin-eGFP-DTR | − | − | DNFB low dose | reduced [3, 26] |
| −3 and −1 | Langerin-eGFP-DTR | − | ± | DNFB | normal [19] |
| −3 | Langerin-eGFP-DTR | − | ± | TNCB<br>Oxazolone low dose | reduced [24, 27] |
| −14, −10 or −7 | Langerin-eGFP-DTR | − | ± | DNFB | normal [3] |
| −28 | Langerin-eGFP-DTR | − | ＋ | Oxazolone low dose | reduced [24] |
| −1 | BMC [c] | ＋ | − | DNFB low dose | normal [30] |
| −1 | Langerin-eGFP-DTR | ＋ | − | DNFB low dose | reduced [30] |

dDC：真皮樹状細胞

a) 感作初日をday 0としたときの，ジフテリアトキシン（DT）投与のタイミング．Langerin-DTAマウスは恒常的にランゲリン陽性細胞（Langerhans細胞）が欠損しているためDT投与は必要としていない．

b) 感作時皮膚でのLangerhans細胞およびランゲリン陽性真皮樹状細胞の数

c) Langerin-eGFP-DTRマウスの骨髄を野生型マウスに移植

## 9 新たな真皮樹状細胞サブセットと接触皮膚炎

一方，Kumamotoら[31]は，MGL2$^+$陽性の真皮樹状細胞がCHS感作誘導に十分であると報告している．MGL2は，macrophage galactose-type C type lectinである．マウス真皮樹状細胞のほとんど（88%）はMGL2$^+$が陽性であり，FITCをハプテンとしたCHSモデルを用いると，FITC$^+$MGL2$^+$DCは感作を誘導するがFITC$^+$MGL2$^-$真皮樹状細胞は感作誘導ができず，MGL2$^+$真皮樹状細胞が感作誘導に関与していると報告している．MGL2$^+$真皮樹状細胞が，他で報告されている種々の真皮樹状細胞サブセットとどのような関係にあるのか，またMGL2$^+$の感作誘導時の機能などについてはまだ不明であり，今後の解明が期待される．

## 10 接触皮膚炎惹起相の樹状細胞の関与

感作相での樹状細胞の役割が多く検討されているのに対し，惹起相での樹状細胞の役割についてはあまり解析がなされていない．実際，Langerin-eGFP-DTRマウスを用いて惹起相でLangerhans細胞とランゲリン陽性真皮樹状細胞を除去しても炎症反応は特にコントロール群と比べて変化がなく，皮膚樹状細胞が惹起相でどのような役割をしているかは明らかでない．しかし，Azumaら[32]の検討では，補助刺激分子の一つであるCD86のsiRNAを接触皮膚炎惹起相に局所塗布すると炎症反応が減弱する．さらに，CD86siRNAの投与により，炎症初期の皮膚樹状細胞のCD86およびMIP-1$\alpha$，MIP-1$\beta$，RANTES発現が抑制されること，皮膚へホーミングする単球・樹状細胞数が減少していること，また抗原獲得樹状細胞の所属リンパ節への遊走が阻害されていた．以上より，皮膚樹状細胞あるいは他の抗原提示細胞のCD86活性化が惹起相での抗原提示細胞活性化に重要であり，また樹状細胞は感作相のみならず惹起相においても病態促進的な役割をはたしていることが示唆される．

## 11 免疫抑制誘導への関与：紫外線誘発免疫抑制モデル

紫外線による免疫抑制メカニズムには様々な説が提唱されているが，近年は制御性T細胞（Treg）の誘導がそのメカニズムの一つと考えられている．Loser ら[33]によると，紫外線照射によりケラチノサイトから receptor activator of NF-kappa B and its ligand（RANKL）発現が誘導され，RANKL は Langerhans 細胞に作用する．RANKL 刺激を受けた Langerhans 細胞はリンパ節で Treg を誘導し，免疫抑制に関与すると報告している．なお，Treg を誘導する DC については腸管にて CD103$^{+}$DC がレチノイン酸の産生を介して誘導することが知られていたが[34-36]，近年皮膚においては CD103$^{-}$の DC がレチノイン酸の産生を行い，所属リンパ節での Treg 誘導に関与していると報告されている[37]．一方，Wang ら[38]は，Langerin-eGFP-DTR マウスを用いて，Langerhans 細胞を除去したときでは紫外線免疫抑制は解除されなかったものの，ランゲリン陽性真皮樹状細胞を除去した時に免疫抑制が解除されたことから，紫外線免疫抑制作用にはランゲリン陽性真皮樹状細胞が重要であると報告している．紫外線免疫抑制作用についてはモデル，照射量によって様々な報告があり，今後の解析が待たれる（II．各論「13．紫外線と免疫」参照）．

## 12 抗体産生への関与

Langerhans 細胞とランゲリン陽性真皮樹状細胞の機能差異が最もクリアにされている病態の例として，gene-gun による経皮免疫時での抗体産生誘導能があげられる．Nagao ら[14]は Langerin-DTR マウスを用いて，Langerhans 細胞とランゲリン陽性真皮樹状細胞の抗体産生誘導能について検討した．Langerhans 細胞とランゲリン陽性真皮樹状細胞の両方の除去をすると IgG 2a/c と IgG2b 産生が障害され，Langerhans 細胞単独の除去では，IgG 1 の産生が障害され，また IgG 2a の産生が増強したことから，ランゲリン陽性真皮樹状細胞と Langerhans 細胞は抗体産生誘導について independent な働きをしていることを明らかとしている．また，Langerhans 細胞の除去により IgG 2a 産生が増強したことからは，Langerhans 細胞がある種の Th1 型免疫反応に対し制御的に作用している可能性を示唆している．

## 13 乾癬の病態に関与する特殊な皮膚樹状細胞：TIP-DC（TNF/iNOS-producing DC）

TIP-DC は，2003 年に Serbina ら[10]によって報告された，TNF-$\alpha$ と iNOS を産生する新規樹状細胞サブセットである．グラム陽性桿菌の一種である *Listeria monocytogenes* のマウス脾臓への感染モデルでは，自然免疫によるバクテリアの除去と，引き続いて起こる獲得免疫（CD8 T 細胞）による除去反応が生じる．自然免疫による感染初期の除去反応には TNF-$\alpha$ と iNOS が重要であることがわかっていたが，この産生細胞は不明であった．Serbina ら[10]はこれらサイトカイン産生細胞として，TIP-DC を同定した．TIP-DC は血中単球由来であり，CCR2 依存性に炎症局所へ誘導される．TIP-DC は腸管でも認められ，IgA 産生に関与していることがわかっている.

2005年にKrugerら[6]のグループは，乾癬患者炎症部皮膚には樹状細胞が多数集積しており，またこれら樹状細胞がTNF-αとiNOSを産生していることを報告した．また抗CD11a抗体であるefalizumabの投与により，まず皮膚樹状細胞が減少し，その後皮膚症状が改善すること，また皮膚症状の改善には浸潤T細胞数より皮膚樹状細胞数が相関していたことから，乾癬病態にはマウスTIP-DCに相当する樹状細胞が大きく関与している可能性を報告している．乾癬治療としてTNF-α阻害薬が著明な効果を発揮することからも，樹状細胞由来TNFが病態に深く関与していることが考えられる．

## 14 pDC（plasmacytoid dendritic cell）

一方，Gilliet ら[7]のグループは，乾癬皮膚でのpDCの作用に注目している．pDCは定常状態では血中や二次リンパ組織に存在する形質細胞類似の細胞である．ウイルス感染に伴い多量のIFN-αを産生し，抗ウイルス反応に重要な役割をはたしている．IFN-α投与中の乾癬患者の皮疹が増悪すること，interferon regulatory factor 2欠損マウス（IFN-α/βシグナリングの恒常的活性化が起こる）は乾癬類似の皮膚病変を発症すること，乾癬患者皮膚ではIFN-αシグナリングの活性化が生じていることなどから，Gilliet ら[7]は乾癬病変部のpDCについて検討した．その結果，乾癬病変部には多数のpDCの集積が認められた．乾癬患者皮膚の移植によるマウス乾癬モデルを用いると，中和抗体によるpDCの除去により乾癬病態が改善し，またIFN-αの投与により乾癬病態が再現できたことから，pDCからのIFN-αが炎症局所のT細胞の活性化を引き起こして乾癬病態に関与すると報告している．同グループはさらに，乾癬患者でのpDC活性化のメカニズムとして，抗菌ペプチドの一種であるLL37が乾癬患者皮膚に多量に存在し，これが自己DNAと結合してpDCのToll-like receptor 9シグナルを刺激し，pDCの活性化，IFN-α産生を引き起こしていると報告している[39]．

## 15 アトピー性皮膚炎と樹状細胞：TSLP（thymic stromal lymphopoietin）の関与

TSLPは，ケラチノサイトをはじめとする上皮細胞から主に産生されるサイトカインの一種である．アトピー性皮膚炎患者表皮細胞からTSLPは多量に産生されており[40]，TSLP刺激を受けた樹状細胞はOX40が誘導され，Th2サイトカイン産生細胞の誘導を引き起こす[41]．またTSLPトランスジェニックマウスはアトピー性皮膚炎類似の皮膚炎を発症する[42]．ヒトLangerhans細胞を使った実験ではTSLP刺激を受けたLangerhans細胞がIL-4，IL-13などのTh2サイトカイン産生細胞の誘導を生じたことから[43]，表皮細胞由来のTSLPがLangerhans細胞に作用し，Th2型反応の誘導に関与していることが示唆されている．一方で，TSLP受容体欠損マウスを用いた，ovalbuminを用いたマウスアトピー性皮膚炎モデルにおける検討では，TSLPの欠損マウスにおいて皮膚炎の発症が抑制されていたものの，皮膚樹状細胞の遊走，OX40を含んだ補助刺激因子の発現，Th2細胞誘導能については野生型マウスと同等であり，TSLPはT細胞に直接作用してTh2サイトカインの発現誘導，活性化に関与していると報告されている[44]．アトピー性皮膚炎発症におけるTSLPと皮膚樹状細胞の関係については今後のさらなる解析が期待される．

## 16 おわりに

皮膚樹状細胞はその表面マーカー，由来などにより複数のサブセットに分類される．しかし，これらのサブセットが定常状態，および接触過敏反応などの病態形成時にそれぞれどのような役割分担をはたしているかについてはいまだ多くの点が明らかとなっていない．また，接触過敏反応における樹状細胞の研究の多くは感作相に焦点が当てられ，惹起相における樹状細胞の役割がほとんど不明であるのも重要な問題である．さらに，ヒトにおいてマウスと同様にサブセット分類ができるかについてはほとんど明らかとなっていない．今後，樹状細胞サブセット間の機能解析，ヒトでのカウンターパートの存在の有無の検討が課題と思われる．

■文献


1) Steinman RM, Cohn ZA. Identification of a novel cell type in peripheral lymphoid organs of mice. I. Morphology, quantitation, tissue distribution. J Exp Med. 1973; 137: 1142-62.
2) Ginhoux F, Collin MP, Bogunovic M, et al. Blood-derived dermal langerin$^+$dendritic cells survey the skin in the steady state. J Exp Med. 2007; 204: 3133-46.
3) Bursch LS, Wang L, Igyarto B, et al. Identification of a novel population of Langerin$^+$dendritic cells. J Exp Med. 2007; 204: 3147-56.
4) Poulin LF, Henri S, de Bovis B, et al. The dermis contains langerin$^+$dendritic cells that develop and function independently of epidermal Langerhans cells. J Exp Med. 2007; 204: 3119-31.
5) Henri S, Poulin LF, Tamoutounour S, et al. CD207$^+$CD103$^+$dermal dendritic cells cross-present keratinocyte-derived antigens irrespective of the presence of Langerhans cells. J Exp Med. 207: 189-206, S1-6.
6) Lowes MA, Chamian F, Abello MV, et al. Increase in TNF-alpha and inducible nitric oxide synthase-expressing dendritic cells in psoriasis and reduction with efalizumab (anti-CD11a). Proc Natl Acad Sci USA. 2005; 102: 19057-62.
7) Nestle FO, Conrad C, Tun-Kyi A, et al. Plasmacytoid predendritic cells initiate psoriasis through interferon-alpha production. J Exp Med. 2005; 202: 135-43.
8) Shortman K, Naik SH. Steady-state and inflammatory dendritic-cell development. Nat Rev Immunol. 2007; 7: 19-30.
9) Heath WR, Carbone FR. Dendritic cell subsets in primary and secondary T cell responses at body surfaces. Nat Immunol. 2009; 10: 1237-44.
10) Serbina NV, Salazar-Mather TP, Biron CA, et al. TNF/iNOS-producing dendritic cells mediate innate immune defense against bacterial infection. Immunity. 2003; 19: 59-70.
11) Helft J, Ginhoux F, Bogunovic M, et al. Origin and functional heterogeneity of non-lymphoid tissue dendritic cells in mice. Immunol Rev. 2010; 234: 55-75.
12) Ueno H, Klechevsky E, Morita R, et al. Dendritic cell subsets in health and disease. Immunol Rev. 2007; 219: 118-42.
13) Crozat K, Guiton R, Guilliams M, et al. Comparative genomics as a tool to reveal functional equivalences between human and mouse dendritic cell subsets. Immunol Rev. 2010; 234: 177-98.
14) Nagao K, Ginhoux F, Leitner WW, et al. Murine epidermal Langerhans cells and langerin-expressing dermal dendritic cells are unrelated and exhibit distinct functions. Proc Natl Acad Sci USA. 2009; 106: 3312-7.

15) Merad M, Ginhoux F, Collin M. Origin, homeostasis and function of Langerhans cells and other langerin-expressing dendritic cells. Nat Rev Immunol. 2008; 8: 935-47.
16) Ginhoux F, Tacke F, Angeli V, et al. Langerhans cells arise from monocytes in vivo. Nat Immunol. 2006; 7: 265-73.
17) Hacker C, Kirsch RD, Ju XS, et al. Transcriptional profiling identifies Id2 function in dendritic cell development. Nat Immunol. 2003; 4: 380-6.
18) Merad M, Hoffmann P, Ranheim E, et al. Depletion of host Langerhans cells before transplantation of donor alloreactive T cells prevents skin graft-versus-host disease. Nat Med. 2004; 10: 510-7.
19) Kissenpfennig A, Henri S, Dubois B, et al. Dynamics and function of Langerhans cells in vivo: dermal dendritic cells colonize lymph node areas distinct from slower migrating Langerhans cells. Immunity. 2005; 22: 643-54.
20) Grabbe S, Schwarz T. Immunoregulatory mechanisms involved in elicitation of allergic contact hypersensitivity. Immunol Today. 1998; 19: 37-44.
21) Kabashima K, Sakata D, Nagamachi M, Prostaglandin E2-EP4 signaling initiates skin immune responses by promoting migration and maturation of Langerhans cells. Nat Med. 2003; 9: 744-9.
22) Randolph GJ, Ochando J, Partida-Sanchez S. Migration of dendritic cell subsets and their precursors. Annu Rev Immunol. 2008; 26: 293-316.
23) Kabashima K, Shiraishi N, Sugita K, et al. CXCL12-CXCR4 engagement is required for migration of cutaneous dendritic cells. Am J Pathol. 2007; 171: 1249-57.
24) Bennett CL, van Rijn E, Jung S, et al. Inducible ablation of mouse Langerhans cells diminishes but fails to abrogate contact hypersensitivity. J Cell Biol. 2005; 169: 569-76.
25) Kaplan DH, Jenison MC, Saeland S, et al. Epidermal Langerhans cell-deficient mice develop enhanced contact hypersensitivity. Immunity. 2005; 23: 611-20.
26) Wang L, Bursch LS, Kissenpfennig A, et al. Langerin expressing cells promote skin immune responses under defined conditions. J Immunol. 2008; 180: 4722-7.
27) Bennett CL, Noordegraaf M, Martina CA, et al. Langerhans cells are required for efficient presentation of topically applied hapten to T cells. J Immunol. 2007; 179: 6830-5.
28) Igyarto BZ, Jenison MC, Dudda JC, et al. Langerhans cells suppress contact hypersensitivity responses via cognate CD4 interaction and Langerhans cell-derived IL-10. J Immunol. 2009; 183: 5085-93.
29) Yoshiki R, Kabashima K, Sugita K, et al. IL-10-producing Langerhans cells and regulatory T cells are responsible for depressed contact hypersensitivity in grafted skin. J Invest Dermatol. 2009; 129: 705-13.
30) Honda T, Nakajima S, Egawa G, et al. Compensatory role of Langerhans cells and langerin-positive dermal dendritic cells in the sensitization phase of murine contact hypersensitivity. J Allergy Clin Immunol. 2010; 125: 1154-6e2.
31) Kumamoto Y, Denda-Nagai K, Aida S, et al. MGL2 Dermal dendritic cells are sufficient to initiate contact hypersensitivity in vivo. PLoS One. 2009; 4: e5619.
32) Ritprajak P, Hashiguchi M, Azuma M. Topical application of cream-emulsified CD86 siRNA ameliorates allergic skin disease by targeting cutaneous dendritic cells. Mol Ther. 2008; 16: 1323-30.
33) Loser K, Mehling A, Loeser S, et al. Epidermal RANKL controls regulatory T-cell numbers via activation of dendritic cells. Nat Med. 2006; 12: 1372-9.
34) Sun CM, Hall JA, Blank RB, et al. Small intestine lamina propria dendritic cells promote de novo generation of Foxp3 T reg cells via retinoic acid. J Exp Med. 2007; 204: 1775-85.

35) Jaensson E, Uronen-Hansson H, Pabst O, et al. Small intestinal $CD103^+$dendritic cells display unique functional properties that are conserved between mice and humans. J Exp Med. 2008; 205: 2139-49.
36) Coombes JL, Siddiqui KR, Arancibia-Carcamo CV, et al. A functionally specialized population of mucosal $CD103^+$DCs induces $Foxp3^+$regulatory T cells via a TGF-beta and retinoic acid-dependent mechanism. J Exp Med. 2007; 204: 1757-64.
37) Guilliams M, Crozat K, Henri S, et al. Skin-draining lymph nodes contain dermis-derived $CD103^-$ dendritic cells that constitutively produce retinoic acid and induce $Foxp3^+$regulatory T cells. Blood. 2010; 115: 1958-68.
38) Wang L, Jameson SC, Hogquist KA. Epidermal Langerhans cells are not required for UV-induced immunosuppression. J Immunol. 2009; 183: 5548-53.
39) Lande R, Gregorio J, Facchinetti V, et al. Plasmacytoid dendritic cells sense self-DNA coupled with antimicrobial peptide. Nature. 2007; 449: 564-9.
40) Soumelis V, Reche PA, Kanzler H, et al. Human epithelial cells trigger dendritic cell mediated allergic inflammation by producing TSLP. Nat Immunol. 2002; 3: 673-80.
41) Ito T, Wang YH, Duramad O, et al. TSLP-activated dendritic cells induce an inflammatory T helper type 2 cell response through OX40 ligand. J Exp Med. 2005; 202: 1213-23.
42) Yoo J, Omori M, Gyarmati D, et al. Spontaneous atopic dermatitis in mice expressing an inducible thymic stromal lymphopoietin transgene specifically in the skin. J Exp Med. 2005; 202: 541-9.
43) Ebner S, Nguyen VA, Forstner M, et al. Thymic stromal lymphopoietin converts human epidermal Langerhans cells into antigen-presenting cells that induce proallergic T cells. J Allergy Clin Immunol. 2007; 119: 982-90.
44) He R, Oyoshi MK, Garibyan L, et al. TSLP acts on infiltrating effector T cells to drive allergic skin inflammation. Proc Natl Acad Sci USA. 2008; 105: 11875-80.
45) Kaplan DH, Kissenpfennig A, Clausen BE. Insights into Langerhans cell function from Langerhans cell ablation models. Eur J Immunol. 2008; 38: 2369-76.

〈本田哲也　椛島健治〉

 

# 3 ケラチノサイト

## 1 はじめに

皮膚の表皮を構成する細胞，ケラチノサイト，メラノサイト，Langerhans 細胞，Merkel 細胞のうち，ケラチノサイトは 95% と大部分を占める．ケラチノサイトは体表の最外層で外界からの防御機能を担うが，最近，さまざまなサイトカインやケモカインを分泌し，さらには Toll-like receptor（TLR）などの自然免疫に関わる分子を発現していることが明らかとなり，皮膚免疫にも積極的に関与していると考えられてきている．本稿ではケラチノサイトの基本的な機能や分化を，それぞれに異常があった場合の皮膚疾患を概観しながらまず記し，続いて最近明らかになってきた皮膚免疫におけるケラチノサイトの役割について記したい．

## 2 表皮の構造・構成と角化

表皮の厚さは顔面などでは薄く，手掌，足底などでは厚いが平均約 0.2 mm である．表皮を構成するケラチノサイト，メラノサイト，Langerhans 細胞，Merkel 細胞のうち，ケラチノサイトが 95% と大部分を占める．

表皮は図 1 に示すように表皮の幹細胞が存在すると考えられている基底層（1 層），有棘細胞（5～10 層），顆粒細胞（2～3 層），角層細胞に分かれる（図 1）．表皮は基底層で分裂した

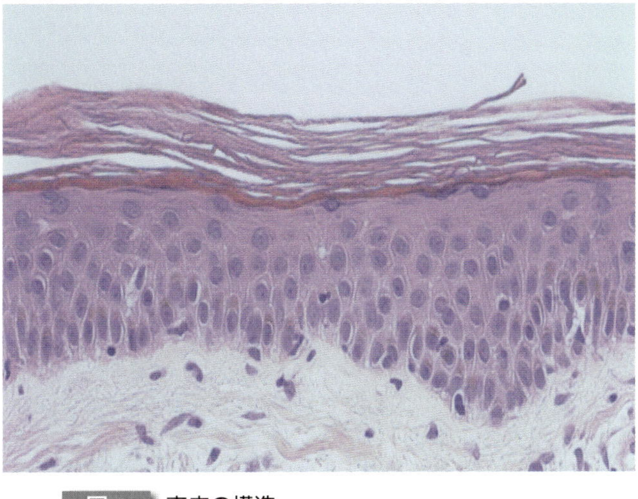


図 1　表皮の構造

表皮は基底層，有棘層，顆粒層，角層の 4 層に大別される．

のち，有棘細胞，顆粒細胞と分化したのち，角層細胞になるが，この移行を角化とよぶ．基底細胞が分裂してから表皮表面で脱落するまでの時間をターンオーバー時間とよび，約28日である．

## 3 ケラチン

ケラチンはケラチノサイトの構成蛋白質の大部分を占め，ケラチノサイトの形態保持に必要不可欠である．ケラチンには酸性のもの（タイプI）と中性〜塩基性のもの（タイプII）とが存在し，タイプIとタイプIIがペアとして結合し中間径線維を形成する．表1に示すように上皮細胞の種類や分化度によって分化特異的なケラチンが発現する．例えば，基底層のケラチノサイトではK5とK14が，層や顆粒層ではK1とK10がペアを形成して発現している．

図2に示すようにケラチン蛋白は中央のrodドメインとN末のheadドメインとC末のtailドメインに分けられる．rodドメインは4つのαヘリックス構造をとる領域（1A，1B，2A，2B）と，それらをつなぐリンカー(L1，L1-2，L2）から構成される．1A，2B領域に突然変異が生じると，ケラチン線維の正常な形成が行えずに，単純型表皮水疱症や水疱型魚鱗癬などの病態を呈することがある．

**表1** ケラチンの発現部位

| ケラチン | 主な発現部位 |
|---|---|
| K1, K10 | 有棘層から顆粒層のケラチノサイト |
| K3, K12 | 角膜上皮細胞 |
| K4, K13 | 粘膜 |
| K5, K14 | 表皮基底細胞 |
| K6, K16 | 爪 |
| K9 | 掌蹠の有棘層から顆粒層のケラチノサイト |

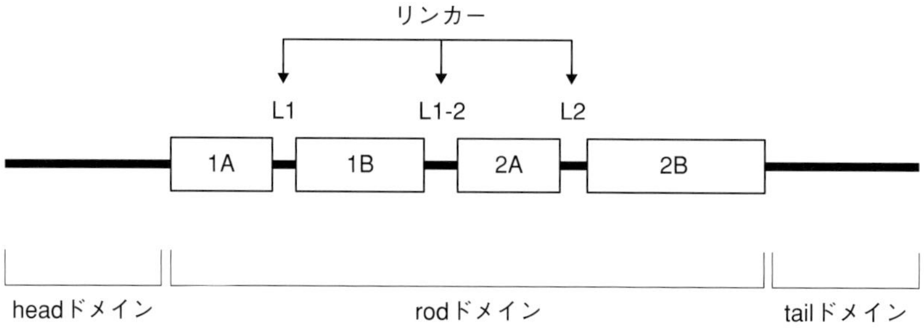


**図2** ケラチンの基本構造

ケラチンはheadドメイン，rodドメイン，tailドメインの3つの部分から構成される．

## 4 ケラトヒアリン顆粒

ケラトヒアリン顆粒は表皮の上層で現れ，形態的に顆粒層として認められる．顆粒層においては，10〜12 個のフィラグリン単位をもつ 500kDa 程ある巨大な不溶性蛋白であるプロフィラグリンがケラトヒアリン顆粒の主な構成成分である．終末角化に際し，プロフィラグリンは分解されフィラグリンが生じ，ケラチンの rod ドメインと相互作用してケラチンパターンを生み出す（図 3）．

フィラグリンは角層においてアミノ酸に分解され，天然保湿因子となる．このプロフィラグリンをコードする *FLG* 遺伝子に異常があると，正常な角化やバリア機構が破綻し，尋常性魚鱗癬やアトピー性皮膚炎などの皮膚疾患になる（Ⅱ．各論「1．アトピー性皮膚炎のバリア異常」参照）．

尋常性魚鱗癬患者では *FLG* 遺伝子の変異により，顆粒層の消失と正常な角化の障害が起こる[4]．

さらに，アトピー性皮膚炎患者の一部にも *FLG* 遺伝子に変異があり，正常な角化ができずに皮膚バリア機構が破綻している場合があることが明らかとなっている[4]．

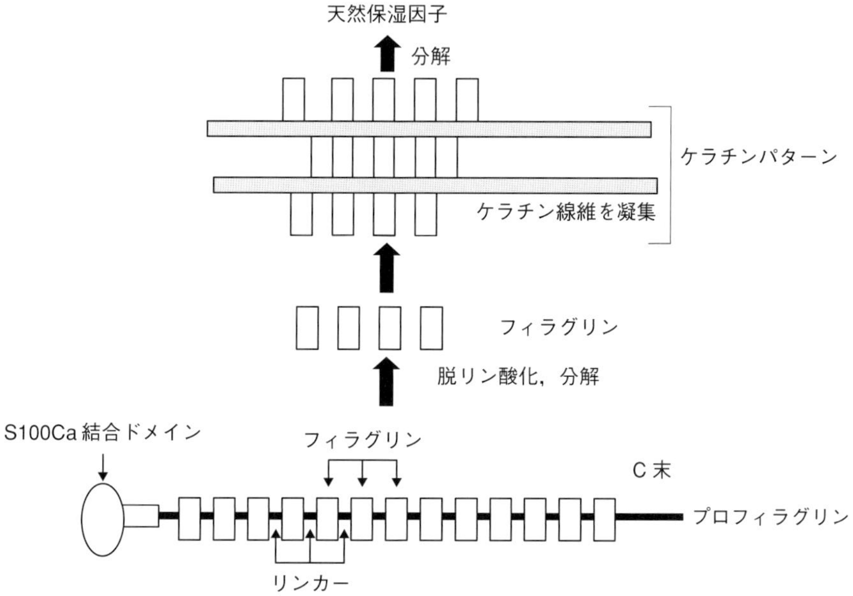


**図 3** ケラトヒアリン顆粒とプロフィラグリン

ケラトヒアリン顆粒の主な成分はプロフィラグリンであり，プロフィラグリンが脱リン酸化，分解を受けるとフィラグリンが産生される．

## 5 ケラチノサイト間の細胞接着因子

ケラチノサイト間の接着は図4に示すようにタイトジャンクション（tight junction），デスモゾーム（desmosome），ギャップジャンクション（gap junction）などによって行われている．

タイトジャンクションはクローディン（claudin）やオクルーディン（occludin）によりできる細胞接着機構で，物質の透過を制御しており皮膚のバリア機構の一翼を担っている．最近Langerhans細胞がこのタイトジャンクションを透過し，新たにケラチノサイトとの間にタイトジャンクションを形成し，抗原を取り込んでいることが明らかとなった[5)]．

デスモゾームは表皮の下層ではデスモグレイン（desmoglein）3とデスモコリン（desmocollin）3からなり，上層になるとデスモグレイン1とデスモコリン1から構成される．デスモグレイン3やデスモグレイン1に対する自己抗体ができるとケラチノサイト間の細胞接着が障害され，水疱を形成し，尋常性天疱瘡や落葉状天疱瘡といった後天性自己免疫性水疱症となる．デスモグレインはプラコグロビン（plakoglobin），プラコフィリン（plakophilin），デスモプラキン（desmoplakin）を介して細胞内のケラチン線維と結合している．

ギャップジャンクションは，図5に示すように4回の膜貫通構造を示すコネキシン（connexin）が6つ集まり，まずコネクソン（connexon）となり，さらにコネクソンが2つ対合して形成される．中央のトンネル様の穴を開閉してイオンなど小分子の細胞間輸送を行っている．

このコネキシンをコードする*GJB6*遺伝子に変異など異常があると，正常な表皮構造が形成できずに，有汗性外胚葉形成不全症などの疾患につながる[6)]．

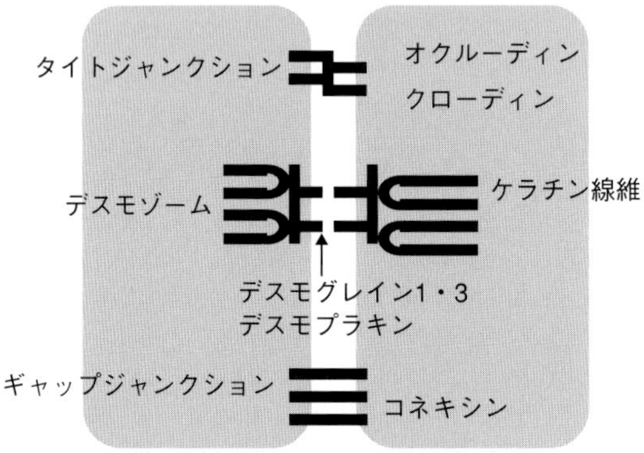


**図4** ケラチノサイト間の接着因子

ケラチノサイトとケラチノサイトの間はオクルーディン，クローディンなどからなるタイトジャンクション，デスモグレイン1・3，デスモプラキンなどからなるデスモゾーム，コネキシンが集合するギャップジャンクションなどで接着している．

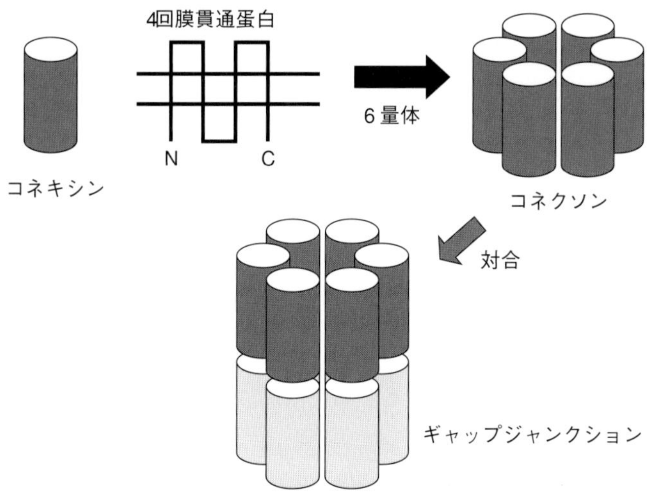


**図5 ギャップジャンクションの構成**

6つのコネキシン蛋白がコネクソンを形成し，隣のケラチノサイトのコネクソンが対合し，ギャップジャンクションができる．

## 6 層板顆粒

有棘層上部から顆粒層にかけて，100～300 nm の内部に層板構造をもつ楕円形の顆粒である層板顆粒（Odland 小体）が電子顕微鏡で観察される．含まれている脂質などは終末角化で細胞外に分泌され，角層細胞間物質の成分となり，保湿に重要な役割をはたしている．

## 7 周辺帯

周辺帯は角質細胞の細胞膜を裏打ちする巨大な不溶性構造物で，電子顕微鏡で角質細胞の辺縁に高電子密な構造として観察される．ペリプラキン（periplakin），インボルクリン（involucrin），エンボプラキン（envoplakin），SPR，ロリクリン（loricrin）などがトランスグルタミナーゼなどの酵素により架橋された蛋白分子と，層板膜由来の脂質部分からなる．

ロリクリン遺伝子に異常があると，角化異常を伴う Vohwinkel 症候群などが起こる[7]．

一方，トランスグルタミナーゼ1遺伝子の異常があると，周辺帯の形成不全と皮膚バリア機能不全が起こり，葉状魚鱗癬の病態を引き起こす[8]．

## 8 角質細胞間脂質

角質に存在する脂質は，セラミド（重量比約 50%），コレステロール（重量比約 25%），遊離脂肪酸（重量比 10～20%）が分子数比ほぼ 1：1：1 の割合で構成され，疎水性部分，親水性部分同士が繰り返される層板構造をしている．

セラミドは顆粒層の細胞質内に豊富に存在する層板顆粒が終末角化するときに分泌される．この層板顆粒の分泌には ABCA12 という酵素が重要な役割を担っており，ABCA12 をコードする遺伝子に異常があると，角質細胞間脂質形成が正常に行えなくなり，道化師様魚鱗癬となる[9]．

硫酸コレステロールはカルシウムイオンを介して角質細胞の層構造を接着，安定化させている．ステロイドサルファターゼは硫酸コレステロールをコレステロールに代謝するが，このステロイドサルファターゼに異常があると角質細胞間脂質が分解されず，角質細胞が正常に剥離できず，伴性劣性遺伝性魚鱗癬の原因となる[10]．

## 9 表皮の自然免疫[11]

表皮は上記のような角質細胞間脂質などにより外界のさまざまな病原体からの物理的な防御の役割をはたしているのみならず，ケラチノサイト独自の病原体の認識，排除機能を有し，免疫の最前線の役割を担っている．

## 10 TLRを介したケラチノサイトの病原体認識機構

ケラチノサイトは最初に病原体に接触する細胞としてToll様受容体（Toll-like receptor：TLR）を介して病原体を認識し，さらに抗菌ペプチドを産生することにより病原体から生体を防御している．

表2のようにTLRは12種類ほどあり，それぞれ局在，認識している分子が異なっている[12]．TLRはI型膜貫通型の糖蛋白でN末のロイシンに富んだ領域とC末のIL-1受容体と相似の構造をもつ領域などをもつ．細菌，ウイルスあるいはその成分を認識し，TNF-$\alpha$やIL-6の発現を促進し，初期免疫反応を行っている．

ケラチノサイトはTLR2/TLR1, 6により，グラム陽性菌などのリポペプチドを認識し，TNF-$\alpha$やIL-6の発現などを介して，さまざまな炎症反応を誘導する．ウイルス感染に対しては，TLR3がウイルス由来の二重鎖RNAを認識し，IFN-$\beta$産生を介してMIP-1$\alpha$を産生する．

**表2** Toll様受容体（TLR）の局在と認識

| TLR | 局在 | 認識分子 |
|---|---|---|
| TLR1/2 | 細胞膜 | 細菌と真菌のリポペプチド |
| TLR2 | 細胞膜 | ペプチドグリカン，ヘマグルチニン |
| TLR3 | エンドソーム | ss-RNAウイルス，ds-RNAウイルス |
| TLR4 | 細胞膜 | LPS，マンナン |
| TLR5 | 細胞膜 | フラジェリン |
| TLR6/2 | 細胞膜 | リポペプチド |
| TLR7 | エンドソーム | ss-RNAウイルス |
| TLR8 | エンドソーム | RNAウイルスのss-RNA |
| TLR9 | エンドソーム | ds-DNAウイルス，CpGモチーフ |
| TLR11 | 細胞膜 | プロフィリン様分子 |

## 11 ケラチノサイトの抗菌ペプチド産生による抗菌作用

抗菌ペプチドは30数個前後のアミノ酸からなる抗菌活性をもつペプチドで，人が産生する抗菌ペプチドとしては表3に示すようにdefensin，cathelicidin，dermicidinなどがある．

Defensinは6つのシステインがジスルフィド結合により高次構造を形成し，強く陽性荷電しているため，陰性に荷電した菌体膜に挿入されて小孔を形成し，殺菌作用を発揮する．

Cathelicidin（hCAP18）はプロテアーゼにより切断され，C末の抗菌活性をもつペプチドLL-37が遊離される．LL-37は抗菌作用のほか血管新生促進作用やケラチノサイト遊走促進作用がある．

Dermicidinは陰性荷電した抗菌ペプチドでエクリン汗腺が産生し，汗に存在する抗菌ペプチドとして同定され，グラム陽性・陰性菌に効果を示す．

アトピー性皮膚炎では炎症があっても抗菌ペプチドが誘導されず，皮膚は易感染性を示すことが多い[13]．

**表3** 抗菌ペプチドの種類

| 荷電 | 種類 | 名称 | 産生細胞 |
|---|---|---|---|
| 陽性 | $\alpha$-defensin | HNP-1〜4 | 好中球，パネート細胞 |
| 陽性 | $\beta$-defensin | hBD-1〜4 | 好中球，上皮（表皮，呼吸器，泌尿器） |
| 陽性 | cathelicidin | hCAP18/LL-37 | 好中球，マスト細胞，<br>上皮（表皮，呼吸器，消化器，尿路） |
| 陰性 | dermicidin | | エクリン汗腺 |

## 12 ケラチノサイトのケモカインの発現[14-16]

ケモカイン（chemokine）とはchemotactic cytokineからの造語である．細胞遊走を主な作用とし，共通の構造的特徴を示す分子量10kDa前後の塩基性ヘパリン結合性の蛋白である．ケモカインにはよく保存された4つのシステイン残基が存在し，そのうちN端側の2残基が形成するモチーフによりCXC，CC，C，CX3Cの4つのサブファミリーに分類される．受容体はすべて7回膜貫通3量体G蛋白共役型レセプター（GPCR）ファミリーに属し，ひとつのサブファミリーを形成する．現在ヒトでは45種以上にのぼるリガンドと18種の機能的受容体が同定されている．

ケモカインは当初，主に好中球や単球を遊走するサイトカイン群として発見され，急性や慢性炎症における役割が明らかにされてきた（炎症性ケモカイン）．しかし最近，新しいケモカインがつぎつぎと発見され，それらが主にリンパ球や樹状細胞を標的細胞とするケモカイン群であることが明らかになった（恒常性ケモカイン）．恒常性ケモカインはリンパ球や樹状細胞の体内での移動や組織内局在の制御に深く関与していることが明らかになってきている．またケモカインは細胞遊走に基づく自然免疫や獲得免疫での役割にとどまらず，発生における細胞移動と組織形成，血管新生の促進や抑制，癌の転移，ウイルス感染などといったさまざまな分野でも重要な役割をはたしている．

**表 4** ケラチノサイトの産生するケモカインとその受容体をもち引き寄せられる細胞[16)]

| ケモカイン | 受容体 | 引き寄せられる細胞 |
|---|---|---|
| Mig/CXC9 | CXCR3 | Th1 細胞 |
| IP-10/CXCL10 | CXCR3 | Th1 |
| I-TAC/CXCL11 | CXCR3 | Th1 |
| MDC/CCL22 | CCR4 | Th2 |
| TARC/CCL17* | CCR4 | Th2 |
| RANTES/CCL5 | CCR1, CCR3, CCR5 | 好酸球，T 細胞，線維芽細胞 |
| CTACK/CCL27 | CCR10 | 皮膚ホーミング・メモリーT 細胞 |
| LARC/MIP3a/CCL20 | CCR6 | メモリーT 細胞，単球，未熟 DC，LC |
| MCP-1/CCL2 | CCR2 | 単球，DC 前駆細胞 |
| IL-8/CXCL8 | CXCR2 | 好中球 |
| GRO $\alpha$/MGSA | CXCR2 | 好中球 |
| I-309/CCL1 | CCR8 | Th2 細胞，LC 前駆細胞 |

*：培養正常ヒトケラチノサイトは産生しない

一般に T 細胞はその種類によってさまざまなケモカイン受容体を発現し，それぞれの受容体に親和性のあるケモカインが結合する．T 細胞はケモカインの濃度勾配を遡るようにその産生細胞に向かって遊走する．

表 4 に示すように，ケラチノサイトはさまざまなケモカインを産生する[16)]（I．総論「6. サイトカイン/ケモカイン」参照）．Th1 細胞は CXCR3 というケモカイン受容体を発現し，Th2 細胞は CCR4 というケモカイン受容体をもつ．CCR4 のリガンドである TARC/CCL17 と MDC/CCL22 はアトピー性皮膚炎や喘息などのアレルギー性疾患の病態に重要な役割をはたすことが明らかとなっている．ヒト末梢血では CCR4 は CLA（cutaneous lymphocyte antigen）陽性の皮膚指向性メモリー T 細胞に発現し，皮膚指向性メモリー T 細胞が血管内から皮膚の炎症組織へと遊走する過程で重要な役割を担うことが示された．

したがって，ケラチノサイトは単に炎症の場を提供しているだけでなく，ケモカインの産生を通じで炎症の制御も行っている．

## 13 まとめ

最近，ケラチノサイトが抗菌ペプチドやケモカインを産生していることが明らかとなり，ケラチノサイトが人体の最外層の物理的な防御機能，バリア機能を有しているだけでなく，積極的にさまざまな免疫機構における重要な役割を担っていることが知られるようになった．

今後これらのケモカインなどをターゲットとした新しい治療法が開発されていくことになるであろう．

## ■文献


1) 清水　宏．表皮 epidermis. In：清水　宏，編．あたらしい皮膚科学．1版．東京：中山書店；2005. p3-7.
2) 林田清芽，古江増隆．角層とドライスキン．In：宮地良樹，他 編．美容皮膚科学．改訂2版．東京：南山堂；2009. p.8-21.
3) 飯塚　一．角化の機序と病態への関与．In：玉置邦彦，他 編．角化異常性疾患．1版．東京：中山書店；2002. p.46-55.
4) Sandilands A, Terron-Kwiatkowski A, Hull PR, et al. Comprehensive analysis of the gene encoding filaggrin uncovers prevalent and rare mutations in ichthyosis vulgaris and atopic eczema. Nat Genet. 2007；39：50-4.
5) Kubo A, Nagao K, Yokouchi M, et al. External antigen uptake by Langerhans cells with reorganization of epidermal tight junction barriers. J Exp Med. 2009；206：2937-46.
6) Lamartine J, Munhoz Essenfelder G, Kibar Z, et al. Mutations in *GJB6* cause hidrotic ectodermal dysplasia. Nat Genet. 2000；26：142-4.
7) Maestrini E, Monaco AP, McGrath JA, et al. A molecular defect in loricrin, the major component of the cornified cell envelope, underlies Vohwinkel's syndrome. Nat Genet. 1996；13：70-7.
8) Russell LJ, DiGiovanna JJ, Rogers GR, et al. Mutations in the gene for transglutaminase 1 in autosomal recessive lamellar ichthyosis. Nat Genet. 1995；9：279-83.
9) Akiyama M, Sugiyama-Nakagiri Y, Sakai K, et al. Mutations in lipid transporter ABCA12 in harlequin ichthyosis and functional recovery by corrective gene transfer. J Clin Invest. 2005；115：1777-84.
10) Kubilus J, Tarascio AJ, Baden HP, et al. Steroid-sulfatase deficiency in sex-linked ichthyosis. Am J Hum Genet. 1979；31：50-3.
11) 佐山浩二．表皮の自然免疫．皮膚アレルギーフロンティア．2007；5：73-7.
12) Kumar H, Kawai T, Akira S. Toll-like receptors and innate immunity. Biochem Biophis Res Comun. 2009；388：621-5.
13) Ong PY, Ohtake T, Brandt C, et al. Endogeneous antimicrobial peptides and skin infections in atopic dermatitis. N Engl J Med. 2002；347：1151-60.
14) Tokura Y, Kobayashi M, Kabashima K. Epidermal chemokines and modulation by antihistamines, antibiotics and antifungals. Exp Dermatol. 2007；17：81-90.
15) 義江　修．ケモカイン受容体 CCR4 と HTLV-I 感染，ATL 発がん．ウイルス．2008；58：125-40.
16) 戸倉新樹．皮膚T細胞性リンパ腫とケモカイン受容体．In：宮地良樹，編．What's new in 皮膚科学　2008-2009. 東京：メディカルレビュー社；2007. p.114-5.


〈中村元信〉

# 4 肥満細胞，好塩基球

## 1 はじめに

肥満細胞と好塩基球は細胞内に異染性を示す顆粒をもち，前者は組織中に分布し，後者は末梢血中を循環している．どちらの細胞も，細胞表面に高親和性 IgE 受容体（FcεRI）を発現しており，アレルゲンの刺激を受けて FcεRI からのシグナルを介して脱顆粒し，ヒスタミンをはじめとする種々のメディエーターを放出する．この意味で，両者は IgE が関与するアレルギー反応のエフェクター細胞として主にアレルギー疾患における役割が研究されてきた．しかし，最近両者は，種々の生体防御反応に関与していることが明らかにされつつある．たとえば，感染防御反応として起こる一連の炎症・免疫・アレルギー反応の様々な局面に両者は関与している．ここでは，肥満細胞と好塩基球の違い，発生機序，機能，疾患における役割について最近明らかにされた話題を含め概説する．

## 2 肥満細胞と好塩基球の異同

### a. 解剖学的位置

肥満細胞は広く全身に分布している．特に外部環境にさらされている器官（皮膚，呼吸器，消化器）の結合組織内に広く分布し，その数も決して少なくない．たとえば，ヒト皮膚には 7,000～10,000/$mm^3$ もの肥満細胞が分布している．それらの器官，組織においては主に血管，神経線維に近接して存在する．したがって肥満細胞は血管透過性，炎症，免疫反応にかかわる種々のエフェクター細胞の感染局所へのリクルートに関与するのに都合がよい解剖学位置に分布している．

一方，好塩基球は末梢血白血球分画で最も少ない（1% 以下）．通常，末梢組織中には存在しない．

### b. 発生・分化・成熟過程

肥満細胞は骨髄でできた前駆細胞が末梢血液循環を経て末梢組織に入り，そこで分化・成熟する．末梢での寿命は比較的長く，数週から数カ月といわれている．また，局所で増殖・分裂する（図 1）．

成熟した肥満細胞が末梢血に存在しないのに対し，成熟した好塩基球は，たえず末梢を循環している．好塩基球は骨髄で発生・分化・成熟し，末梢循環に入る．組織の炎症部位からのシグナルで末梢血中から炎症組織へ動員される（図 1）．

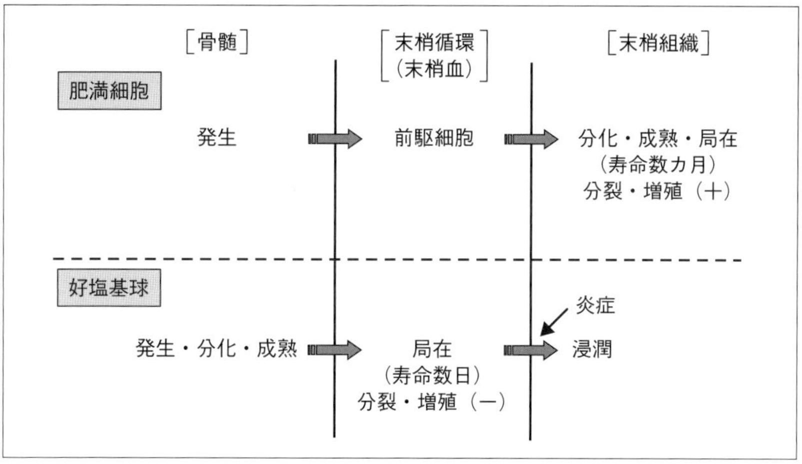


図1 肥満細胞と好塩基球の分化・局在の場の違い

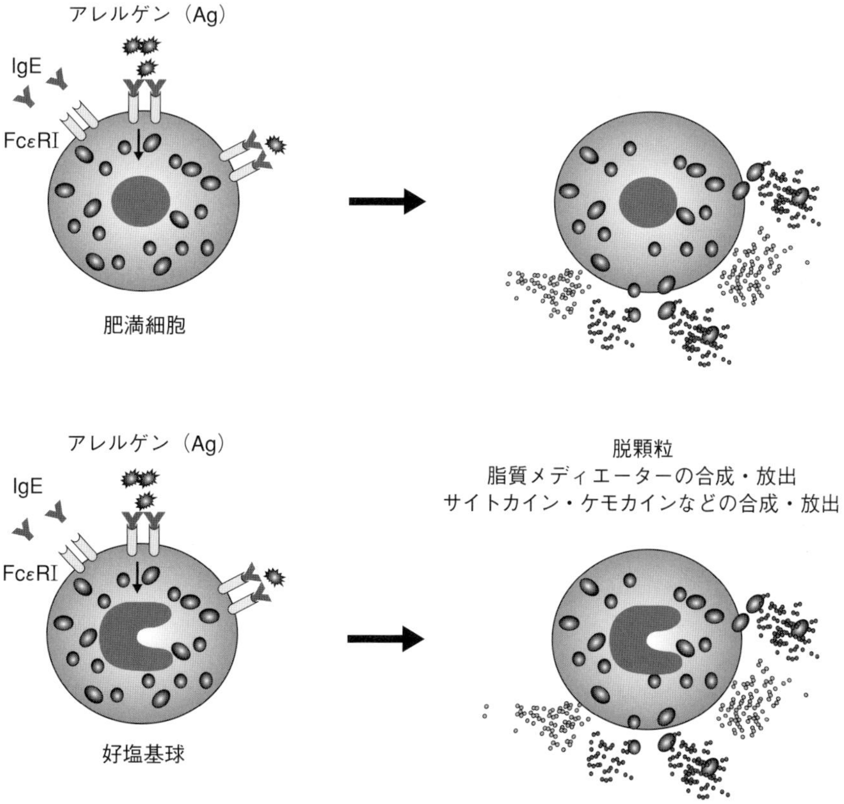


図2 高親和性 IgE 受容体（FcεRI）を介した肥満細胞・好塩基球の活性化がアレルギー炎症の惹起や持続に重要

## c. エフェクター細胞機能

### ① 即時型アレルギー反応

肥満細胞，好塩基球はその細胞表面に発現しているFcεRIを介した活性化によってアレルギー反応を惹起・維持させる重要なエフェクター細胞である（図2）．即時型の反応ではIgEがFcεRIに結合し，それがアレルゲンによって，2個以上架橋されるとレセプターが凝集し細胞が活性化される．このように活性化された肥満細胞，好塩基球は脱顆粒を起こし，ヒスタミンや各種脂質メディエーターを遊離する．活性化肥満細胞から分泌されるそれらのメディエーターは血管透過性の亢進，粘液細胞からの粘液分泌の亢進，気管支平滑筋の収縮などを誘発し，蕁麻疹，花粉症，気管支喘息などのアレルギー性疾患の初期の病態形成に関与している（図3）．

好塩基球の即時型アレルギー反応における関与を *in vivo* で証明した研究はなかったが，最近，Karasuyamaら[1]は好塩基球が低親和性IgG受容体であるFcεR Ⅲを介して免疫複合体と結合し，IgG依存性の全身性アナフィラキシーを誘導することをマウスモデルで報告した．肥満細胞を介したIgE依存性のアナフィラキシーでは，メディエーターとしてヒスタミンが重

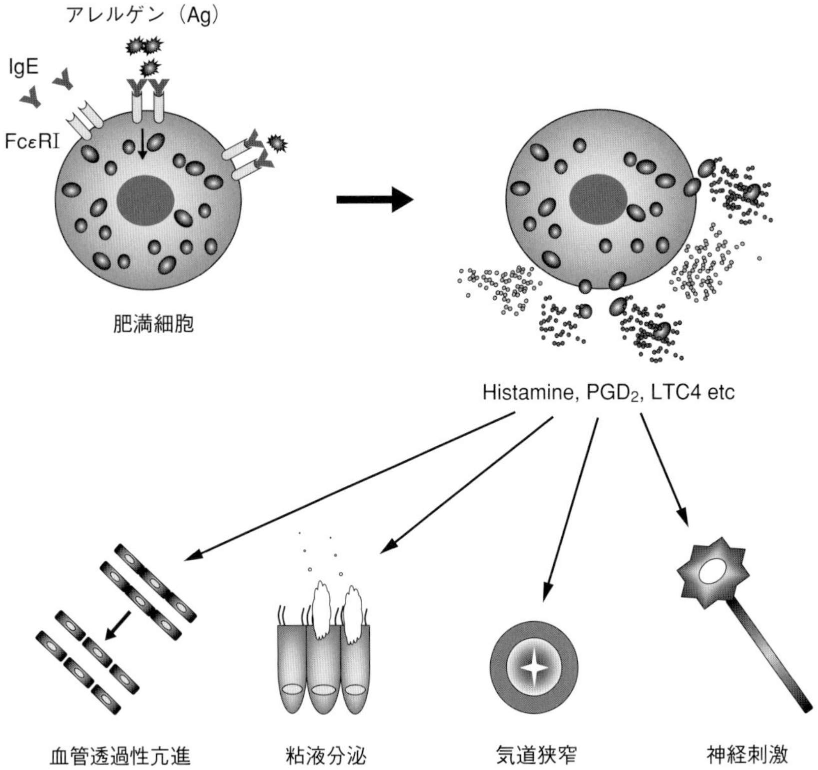


**図3** 即時型過敏症（Ⅰ型アレルギー）におけるエフェクター細胞としての肥満細胞

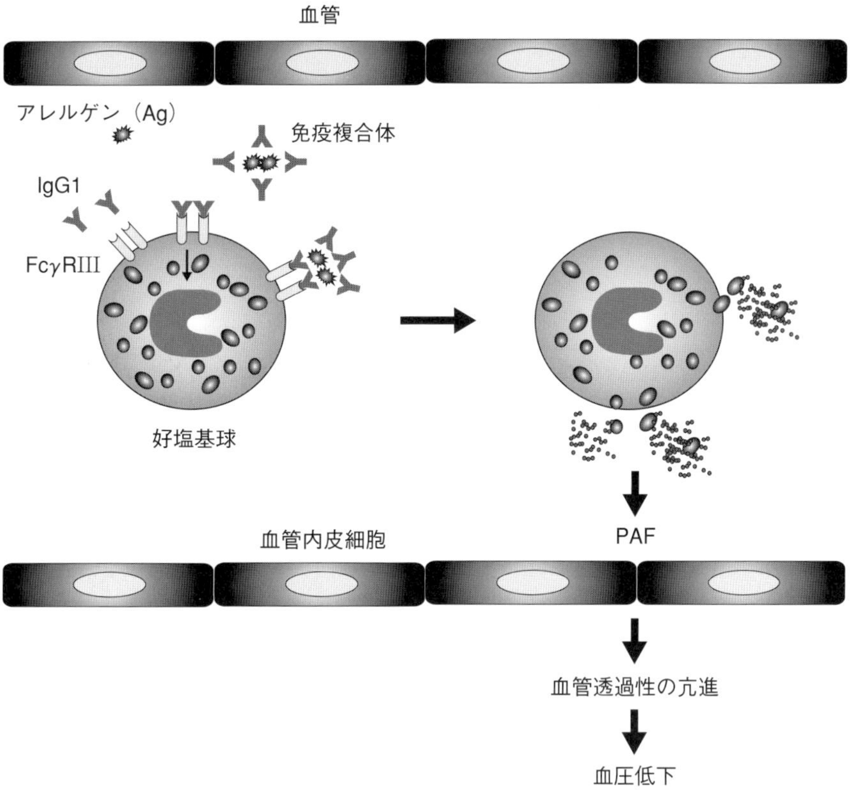


図 4　好塩基球による IgG を介した全身性アナフィラキシー

要であるが，好塩基球を介した IgG 依存性アナフィラキシーでは好塩基球から放出される血小板活性化因子（PAF）が，強い血管透過性を示す生理活性物質で血圧低下を引き起こす（図 4）．ヒトでも血清 PAF 値が，全身性アナフィラキシーと相関するので[2]，好塩基球を介した IgG 依存性アナフィラキシーがヒトにおいても起きている可能性が示唆されている．

② 遅発性アレルギー反応

このような即時型アレルギー反応の惹起だけでなく，アレルゲンによって活性化された肥満細胞からは，Th2 サイトカイン，ケモカインが放出され，好酸球の遊走やその後の Th2 反応の誘導に関与しアレルギー反応の維持にも関与していると考えられている（図 5）．

好塩基球のアレルギー反応については，古くは Jones-Mote hypersensitivity（JMH）もしくは cutaneous basophil hypersensitivity（CBH）の存在が知られていた．T 細胞を介したツベルクリン反応を代表するような古典的な皮膚遅延型アレルギーでは，24〜30 時間を炎症のピークとし，48〜72 時間まで持続するのに対し，CBH は 18〜24 時間でピークに達し，48 時間以内で消退することが知られている．また最近では，3 日目，4 日目を炎症のピークとした IgE 依存性の新しい遅発性アレルギー反応として超遅延型アレルギー皮膚炎（IgE-CAI）が好塩基球によって誘導されることが報告されている[3]．

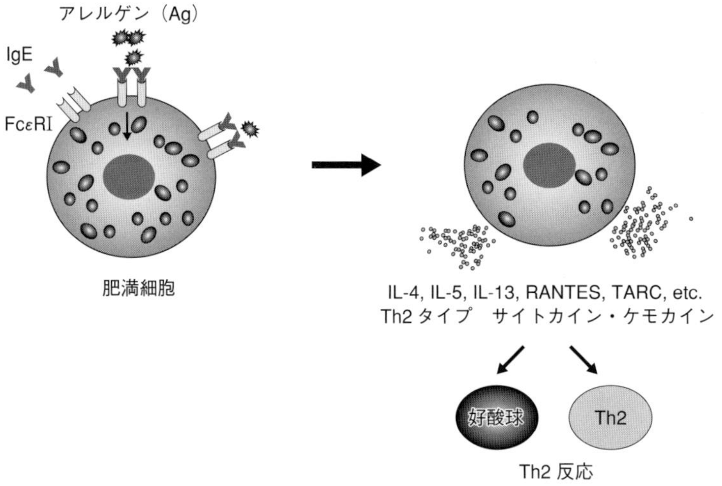


図 5　アレルギー反応の遅発相におけるエフェクター細胞としての肥満細胞

## d. 抗原提示機能

肥満細胞に抗原提示能があることは以前から報告されているが，*in vitro* での報告のみで，*in vivo* で肥満細胞の抗原提示能は報告されていない．マウス皮膚にハプテンを塗布すると，真皮肥満細胞が所属リンパ節に移行する報告もされている[4]．しかし，肥満細胞のこれらの報告は少数派で現在でも異論が多い．

一方，好塩基球は抗原提示能があり，Th2 反応を誘導する報告が，2009 年に 3 つの異なる研究室から同時になされ，多くの免疫学者を驚かせた[5-7]．これまで T 細胞に抗原を提示するのはもっぱら樹状細胞と考えられてきた．Th2 細胞に抗原を提示するのも樹状細胞で，Th2 分化に必要なサイトカインである IL-4（Th2 が産生する IL-4 とは区別して early IL-4 とよばれることもある）は，樹状細胞から供給されないので未知のアクセサリー細胞が，early IL-4 を産生していると考えられていた．上記 3 論文では，好塩基球が大量の early IL-4 を産生するだけではなく，MHC クラス II，CD40，CD80/86 などの共（補助）刺激分子を発現しており，ナイーブ T 細胞を Th2 細胞に抗原特異的に分化誘導することが，3 つの異なるマウスの実験系で証明された（図 6）．しかし，樹状細胞と好塩基球による Th2 細胞の分化誘導が，それぞれどのような状況下で起こるかはいまだ不明であり，その解明は今後の課題である．

## e. 生物活性物質の多様性

何らかの刺激で活性化された肥満細胞からは様々な生理活性物質が放出される．脱顆粒によって顆粒中に含まれる物質が組織中に迅速に放出される．その中には，ヒスタミン，セロトニン，コンドロイチン硫酸，ペプチドグルカン，major basic protein，カテプシン，各種蛋白分解酵素，TNF-$\alpha$，VEGF などのサイトカインなどが含まれる．また短時間に生成・放出され

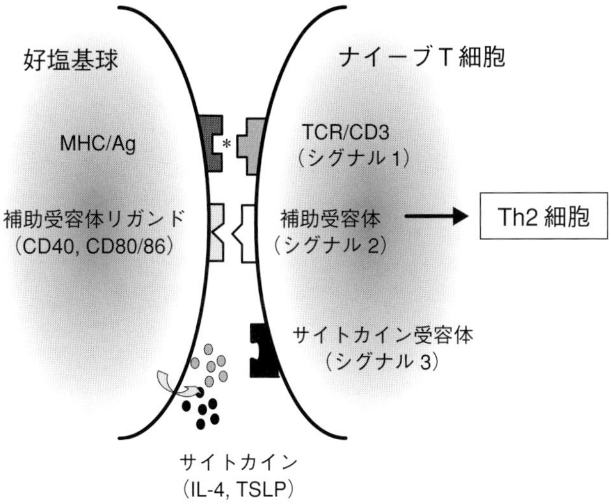


**図6** 抗原提示細胞としての好塩基球によるTh2細胞への分化誘導

MHC (major histocompatibility complex), TCR (T-cell receptor), TSLP (thymic stromal lymphopoietin)

るものとしては各種活性酸素種(NO, superoxide radicalsなど), ロイコトリエン($LTC_4$, $LTB_4$など), プロスタノイド($PGD_2$, $PGE_2$など)の脂質メディエーターなどがある. さらに遅れて蛋白合成を経て放出されるものとして, 数十種類に及ぶサイトカイン, ケモカインを産生する[4]. したがって, 肥満細胞は様々な細胞に影響を及ぼすポテンシャルを有する細胞であることが理解できる.

好塩基球が, ヒスタミン, 脂質メディエーター, IL-4, IL-13, IL-6, TSLPなどのサイトカインを分泌することは報告されているが, 他のメディエーターに関しては, 肥満細胞ほど明らかにされていない.

## f. 肥満細胞, 好塩基球の分化経路と増殖因子

肥満細胞, 好塩基球の起源は造血幹細胞(HSC)を起源として発生するが, 同一系列か, 別系列かの議論もある. マウスでは前駆細胞は同一であると考えられている[8](図7). 肥満細胞の分化増殖にはstem cell factor(SCF)が重要であり, その受容体であるc-Kit(CD117)を強く発現している. SCF/c-Kit系の遺伝子変異マウスでは肥満細胞が著減しており, 肥満細胞ノックアウトマウスとして動物実験で繁用されている.

一方, 好塩基球はc-Kitを発現しておらずIL-3が分化増殖に重要である.

ヒト臍帯血造血前駆細胞のコロニーアッセイでは, 好塩基球は好酸球とともにコロニーを形成するが, 肥満細胞とコロニーを形成することがほとんどないことから[9], ヒトでは好塩基球は肥満細胞と別系列の細胞であるとの考えが有力である.

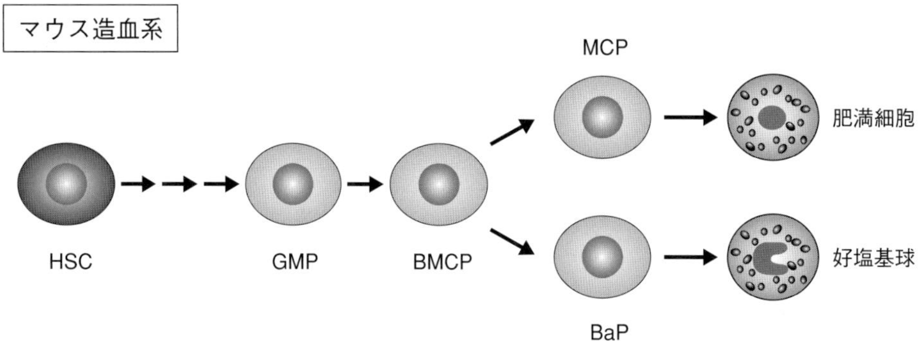


図 7　肥満細胞，好塩基球の分化経路

HSC (hematopoietic stem cell), GMP (granulocyte/monocyte progenitor), BMCP(basophil/mast cell progenitor), MCP (mast cell progenitor), BaP (basophil progenitor)

## 3 肥満細胞と自然免疫

肥満細胞はアレルギー炎症に関与しているだけでなく，自然免疫における役割が明らかにされつつある．肥満細胞は表 1 に示すように多くの生体防御に関与する受容体システムを発現している[10)]．

FcεRI 以外に肥満細胞には高親和性 IgG 受容体（FcγRI）が IFN-γ などの刺激で誘導され

表 1　生体防御に関与するマスト細胞受容体システム

| 受容体 | リガンド |
|---|---|
| **Fc 受容体** | |
| FcεRI | IgE |
| FcγRI, FcγRII, FcγRIII | IgG |
| **補体系受容体** | |
| CR2, CR4, CR5<br>C3aR, C5aR | 補体およびそのフラグメント |
| **Toll 様受容体（TLR）** | |
| TLR1 | Lipopeptide |
| TLR2 | PGN, zymosan |
| TLR3 | Double-stranded RNA |
| TLR4 | LPS and F protein of RSV |
| TLR6 | PGN and zymosan |
| TLR7 | Single-stranded RNA |
| TLR9 | CpG-containing DNA |
| **マンノースレセプター** | |
| CD48 | FimH |

PGN：peptidoglycan, LPS：lipopolysaccharide, RSV：respiratory syncytial virus, FimH：FimH protein expressed by fimbriated Gram-negative bacteria

る．病原体の再感染の際に，病原体・抗体の複合体がIgG受容体に結合し，肥満細胞を活性化させ脱顆粒，サイトカイン・ケモカインの産生・放出が起こり，生体防御に関与している可能性が示唆されている．また，肥満細胞は補体成分，補体断片化成分に対する受容体（CR2, CR4, CR5, C3aR, C5aR）を発現している．感染の際に，補体系の活性化が起こり，病原体の標識（オプソニン化），食細胞などの感染局所へのリクルートに肥満細胞は関与している．肥満細胞がオプソニン化した細菌を貪食するという報告もあるが，むしろ補体受容体を介した肥満細胞の活性化が，好中球を感染局所へリクルートするといわれている．実際，C3b欠損マウスのマウス細菌性急性腹膜炎モデル（cecal ligation and puncture；CLPモデル）を用いて，補体経路が肥満細胞の活性化を介して，感染防御に関与していることが示されている[11]．

肥満細胞は表1に示すように種々のToll様受容体（TLR）を発現している[10]．これらはおのおの特異的な病原体の成分を認識する．実際に肥満細胞が発現しているTLR4が*in vivo*で感染防御に重要であることが，CLPモデルで証明されている[12]．TLR以外では，マンノースレセプターのCD48を発現しており，CD48は大腸菌などが発現するFimH蛋白を認識する[13]．

マウス肥満細胞がTLR2, 4に加えてTLR3, 7, 9を高発現し，それぞれのTLRの刺激で脱顆粒することなく，TNF-$\alpha$，IL-6などのサイトカインやMIP-1$\alpha$，MIP-2, RANTESなどのケモカインを産生する[14]．TLRなどを介して肥満細胞は病原体に反応し，様々なサイトカイン，ケモカインを産生・放出し，好中球，マクロファージなど自然免疫を担当する細胞を感染部位にリクルートする．さらに，$PGE_2$，TNF-$\alpha$，IL-1, IL-16, IL-18, CCL5などを介して抗原提示細胞である樹状細胞の感染局所へのリクルートに関与する可能性もある．また，病原体を排除するための効率的な獲得免疫（Th1反応，CTL反応）の誘発にも肥満細胞からのメディエーターが関与する．たとえば，肥満細胞から産生・放出されるMIP-1$\alpha$，RANTES, $LTB_4$などによってTh1細胞，CTL細胞を感染局所にリクルートする．このように，肥満細胞はIgEを介したアレルギー炎症に関与するだけでなく，自然免疫・獲得免疫からなる感染防御に関与すると考えられる．

## 4 肥満細胞と獲得免疫

前述したように肥満細胞が直接抗原提示能を有するという根拠は乏しい．しかし，*in vitro*で樹状細胞，B細胞，T細胞の機能に影響するとの報告は多い．*In vivo*でも獲得免疫に影響を及ぼしているという注目すべき報告がなされている．たとえば，大腸菌をマウスの足蹠の皮下に接種すると，肥満細胞から放出されるTNF-$\alpha$により所属リンパ節へのリンパ球の集積が誘導されることが報告された[15]．あるいは，マウスの接触性皮膚炎モデルで，ハプテン塗布後のLangerhans細胞の所属リンパ節への移行に肥満細胞と血清中の抗原非特異的IgEが関与している[16]．さらに，実験アレルギー性脳脊髄炎（EAE）などいくつかの自己免疫性疾患のマウスモデルで肥満細胞がその発症，重症化に関与している[4]．マウスの移植拒絶反応のモデルでは，制御性T細胞が関与する免疫寛容に肥満細胞が必須であることが報告されている[17]．これらの報告は，これまで獲得免疫で説明されていた免疫反応や疾患に肥満細胞が関与している

**表 2　最近証明された好塩基球の関与する生体反応（マウス）**

| | |
|---|---|
| (1) アレルギー反応: | IgG 型アナフィラキシー(全身) |
| | 慢性アレルギー炎症（皮膚） |
| (2) 免疫反応: | Th2 反応（寄生虫感染） |

ことを示している.

## 5 おわりに

本項では，総論として肥満細胞と好塩基球の基本的な事項を述べた．マウスを用いた実験から肥満細胞，好塩基球（表 2）の新機能が次々と明らかにされてきているなかで，肥満細胞と好塩基球の役割分担，機能の違いが，今後様々な疾患モデルで明らかにされると思われる．それらがヒトではどうかを解明するのが今後の課題である．さらに，ここでは解説しなかったが肥満細胞の関与が議論されてきた皮膚疾患（蕁麻疹，接触性皮膚炎，アトピー性皮膚炎，乾癬，創傷治癒，神経線維腫症，皮膚癌，肥満細胞症）について，好塩基球がどのように関与するかも今後解明されると思われる．

### ■文献


1) Tsujimura Y, Obata K, Mukai K, et al. Basophils play a pivotal role in immunoglobulin-G-mediated but not immunoglobulin-E-mediated systemic anaphylaxis. Immunity. 2008; 28: 581-9.
2) Vadas P, Gold M, Perelman B, et al. Platelet-activating factor, PAF acetylhydrolase, and severe anaphylaxis. N Engl J Med. 2008; 358: 28-35.
3) Mukai K, Matsuoka K, Taya C, et al. Basophils play a critical role in the development of IgE-mediated chronic allergic inflammation independently of T cells and mast cells. Immunity. 2005; 23: 191-202.
4) Wang HW, Tedla N, Lloyd AR, et al. Mast cell activation and migration to lymph nodes during induction of an immune response in mice. J Clin Invest. 1998; 102: 1617-26.
5) Perrigoue JG, Saenz SA, Siracusa MC, et al. MHC class II-dependent basophil-$CD4^+$T cell interactions promote Th2 cytokine-dependent immunity. Nat Immunol. 2009; 10: 697-705.
6) Yoshimoto T, Yasuda K, Tanaka H, et al. Basophils contribute to Th2-IgE responses in vivo via IL-4 production and presentation of peptide-MHC class II complexes to $CD4^+$T cells. Nat Immunol. 2009; 10: 706-12.
7) Sokol CL, Chu NQ, Yu S, et al. Basophils function as antigen-presenting cells for an allergen-induced T helper type 2 response. Nat Immunol. 2009; 10: 713-20.
8) Arinobu Y, Iwasaki H, Gurish MF, et al. Developmental checkpoints of the basophil/mast cell lineages in adult murine hematopoiesis. Proc Natl Acad Sci USA. 2005; 102: 18105-10.
9) Kempuraj D, Saito H, Kaneko A, et al. Characterization of mast cell-committed progenitors present in human umbilical cord blood. Blood. 1999; 93: 3338-46.
10) Marshall JS. Mast-cell responses to pathogens. Nat Rev Immunol. 2004; 4: 787-99.
11) Prodeus AP, Zhou X, Maurer M, et al. Impaired mast cell-dependent natural immunity in complement C3-deficient mice. Nature. 1997; 390: 172-5.
12) Supajatura V, Ushio H, Nakao A, et al. Protective roles of mast cells against enterobacterial infection are mediated by Toll-like receptor 4. J Immunol. 2001; 167: 2250-6.

13) Malaviya R, Gao Z, Thankavel K, et al. The mast cell tumor necrosis factor a response to FimH-expressing *Escherichia coli* is mediated by the glycosylphosphatidylinositol-anchored molecule CD48. Proc Natl Acad Sci USA. 1999; 96: 8110-5.
14) Matsue H, Kambe N, Shimada S. Murine fetal skin-derived cultured mast cells: a useful tool for discovering functions of skin mast cells. J Invest Dermatol. 2009; 129: 1120-5.
15) McLachlan JB, Hart JP, Pizzo SV, et al. Mast cell-derived tumor necrosis factor induces hypertrophy of draining lymph nodes during infection. Nat Immunol. 2003; 4: 1199-205.
16) Bryce PJ, Miller ML, Miyajima I, et al. Immune sensitization in the skin is enhanced by antigen-independent effects of IgE. Immunity. 2004; 20: 381-92.
17) Lu LF, Lind EF, Gondek DC, et al. Mast cells are essential intermediaries in regulatory T-cell tolerance. Nature. 2006; 442: 997-1002.

〈松江弘之　大塚篤司〉

# 5 好酸球，好中球

## 1 はじめに

好酸球と好中球は，ともに顆粒白血球である．前者は主に反応性に，そして後者は恒常的に骨髄で産生される．いわゆるアレルギー性炎症では好酸球が，細菌感染では好中球がみられるが，両者とも生体防御において重要な細胞であり，その一方で障害的に働く二面性をもっている．これらの細胞に関する現在までの知見は膨大な量に及ぶが，本項では形態から機能に関する主要な知見について解説する．

## 2 好酸球

1879 年 Leipzig の若手医師 Paul Ehrlich は，エオジンに好染される白血球として好酸球を見出した．好酸球は arylsulphatase, histaminase などをもち，また遅発反応部位に浸潤してみられることから炎症の火消し役と長年考えられていた．しかし 1981 年代に入って，好酸球特異顆粒にみられる蛋白の細胞障害性がクローズアップされ，好酸球を炎症の火付け役または遷延化させる悪玉細胞としてとらえるようになった．ところが最近になって再びその考えに“水を差す”ような報告や否定的な見解が出され，いささか混乱を生じている．また本来好酸球がもつ防御的な側面も見直されつつある．

### a. 好酸球の染色

Eosin-Y や Phloxin は，古くから染色に用いられてきた．Eosin-Y を用いた Discombe's 液は赤血球を溶血させ末梢血の好酸球顆粒のみを染色することができ観察に適している．ヒト組織切片では HE 染色やギムザ染色で好酸球の判別が可能であるが，さらに carbol-chromotrope 2R をフェノールに溶解して染色すると（Lendrum 染色），好酸球のみを短時間で検出できる．また現在では Luna 染色や Congo red 染色もよく用いられる．塗抹標本ではエオジノステイン®（トリイ）が便利である．FITC が好酸球顆粒と非特異的に結合することを利用して染色することも可能である．このことは FITC 標識抗体を用いた染色の際に好酸球の非特異反応に注意する必要があることを意味する．フローサイトメトリーでは，特異抗体を用いなくても好酸球のもつ自家蛍光と細胞の大きさから好中球と区別可能である．ただし両者が一部重なる領域が存在する．パラホルムアルデヒド固定からパラベンゾキノン固定に変えるとこの問題が解消される[1]（図 1）．ちなみに，好酸球表面抗原の発現解析の際に筆者は EDTA ないしクエン酸ナトリウムによる採血を用いている．ヘパリン採血では好酸球表面に多くの血小板が付着しており，一部の表面抗原がマスクされたり，また血小板の膜抗原との判別が困難になったりする

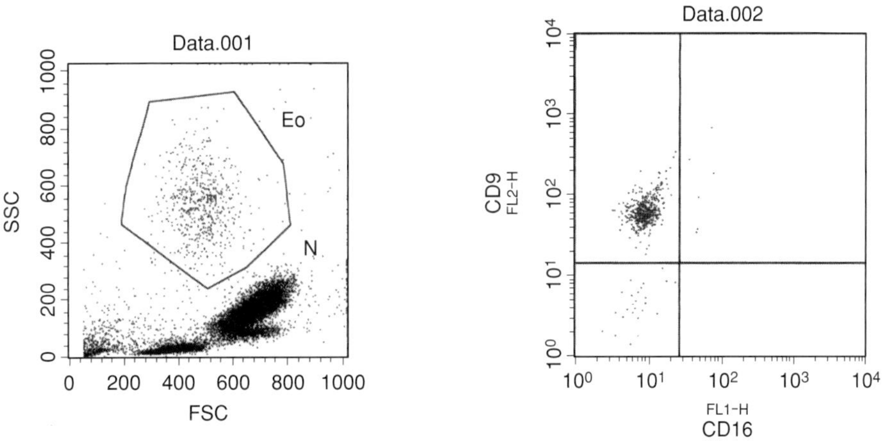


**図 1** 好酸球の全血法フローサイトメトリー解析

パラベンゾキノン固定により好中球との判別が可能となる．Eo：好酸球，N：好中球

ためである．

## b. 好酸球の分離

Metrizamide, Nycodenz, Percoll などを用いた比重勾配遠心法が用いられてきている．正比重好酸球は＞1.080 g/ml であり通常 1.088 g/ml にピークがある．しかし好酸球増多患者では低比重好酸球の割合が増える．低比重好酸球は好中球や時にリンパ球，単球と同じ分画に混入する．現在は Percoll による分離ののちに CD16 抗体磁気ビーズを用いた negative selection 法が頻用されている．また好酸球以外の細胞に対するビオチン化抗体カクテルと磁気ビーズを用いた分離キットも市販されている．

## c. 好酸球の産生

好酸球が幹細胞から分化する際には GATA-1, PU.1, C/EBP といった転写因子が関与する．とくに GATA-1 は好酸球に特異的である．好酸球の誘導には IL-3，IL-5, GM-CSF が重要であるが，このうち IL-5 が最も好酸球に特異的な役割を演じる．また IL-5 は骨髄から末梢血への動員にも関与する[2]．

## d. 好酸球の形態

好酸球は長径 10〜15 μm の細胞で，細胞内に好酸性の特異顆粒をもつ（図 2）．これは楕円形で，電顕で観察すると中央に長方形の電子密度の高い crystalloid core とよばれる部分と，その周囲の matrix に分かれる．その他に small granules とよばれる小さな円形の顆粒がみられる．Charcot-Leyden crystal（CLC）蛋白は両端の尖った細長い構造物である．CLC は好塩基球にも存在する．Lipid bodies はアラキドン酸代謝と関連していると考えられている．

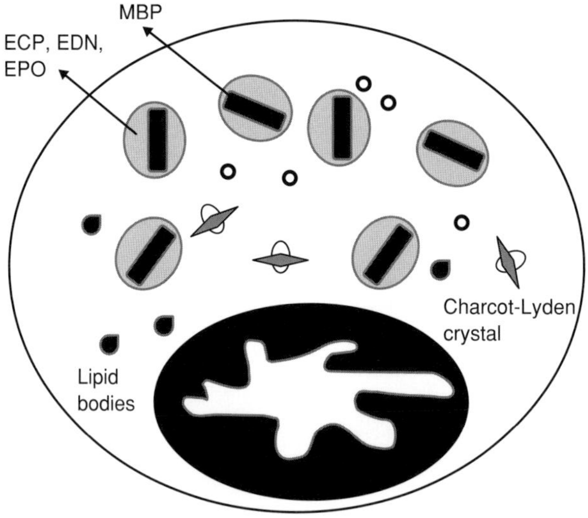


図2 好酸球の形態

## e. 顆粒蛋白

好酸球特異顆粒の core 部分には MBP（major basic protein）が，そして matrix には ECP（eosinophilic cationic protein），EDN（eosinophil-derived neurotoxin），EPO（eosinphil peroxidase）といった蛋白が存在する．これらは抗寄生虫作用や殺菌作用があり生体防御機構において重要と考えられている．一方で，組織障害を起こす原因蛋白としてもとらえられている．

MBP は pH 10 以上の塩基性蛋白であり，好酸球以外に好塩基球や胎盤の trophoblast に存在する[3,4]．後に MBP2 が見出されたが，これは好酸球に特異的であり好塩基球には存在しない[5]．ECP, EDN は RNase でもあることから single stranded RNA virus に対して抗ウイルス作用を発揮しうる[6,7]．なお，ECP に対するモノクローナル抗体として，貯蔵型を認識する EG1 抗体と分泌型を認識する EG2 抗体が知られる．EG2 は活性化好酸球の指標として広く用いられているが，その染色所見は固定法に大きく左右される[8,9]．とくにホルマリン固定，パラフィン包埋された切片の EG2 陽性細胞は活性化好酸球としての信頼度は低い．また好酸球増多患者の病勢の指標に血清 ECP 値が測定されることがあるが，これは採血後の凝固，血餅退縮の際に好酸球から放出される ECP 量をみているものであり，血清中の ECP 値をみているものではない．

活性化を受けた好酸球は NADPH オキシダーゼによって $O_2^-$ を産生する．これは $H_2O_2$ となったのちに EPO の働きによって，HOCl となる．好酸球はこれらの他に，acid phosphatase, collagenase, elastase, arylsulphatase B, histaminase, phospholipase, catalase など多くの酵素蛋白を有している．

## f. 接着分子

好酸球はPSGL-1（P-selectin glycoprotein ligand-1）を介して血管内皮や血小板上のPセレクチンと結合する[1]．ただしシアリルルイスXなどの糖鎖修飾が必要である[10]．一方，ヒト好酸球がEセレクチンと結合しうるかどうかは見解の分かれるところである．おそらく通常の状態での結合力は弱いと考えたほうがよさそうである[1, 11]．セレクチンによる好酸球の血管内皮上のローリング現象はインテグリン$\alpha_4\beta_1$（VLA-4）により固着性の接着へ移行する．VLA-4が好中球で発現されることは例外的である．したがって好酸球のVLA-4と血管内皮のVCAM-1との接着はアレルギー性炎症における好酸球選択的浸潤に重要なステップである．またVLA-4がVCAM-1や間質のフィブロネクチンと結合することによって好酸球生存延長が誘導される[12]．$\beta_2$インテグリンは血管内皮上のICAM-1と結合する．このステップは血管内皮細胞間隙遊走に重要であるとともに好酸球が活性化を受ける[13]．

## g. ケモカインレセプター

好酸球はCCR1, 2, 3やCXCR2などのケモカインレセプターを発現している．その中で，好酸球にとってCCR3が最も重要な機能をはたす．そのリガンドとなるRANTESやeotaxin-1, -2, -3は好酸球の局所集積や活性化に関与する．これもまた好中球性炎症との大きな違いである．真皮ではIL-4, -13の刺激により線維芽細胞がeotaxin-1, -3を産生する[14-16]．一方ケラチノサイトはeotaxin-3を主に産生する[17]．最近になり，CXCR3を発現しIP-10やMigに対して遊走活性を示す好酸球の存在も報告されており，Th1環境下での好酸球浸潤機序として注目される[18]．

## h. 補体・イムノグロブリンレセプター

好酸球が発現する補体レセプターとしてC3a, C5aレセプターが知られている．また好酸球は低親和性IgGレセプター（Fc$\gamma$II, CD32）を発現しており，IgG1, IgG3を介して脱顆粒する[19]．CD16, CD64はほとんどみられない．好酸球にはIgAレセプターもみられ，分泌型IgAは脱顆粒を引き起こす．一方，好酸球がIgEレセプターを発現しているか否かは議論が分かれている．少なくとも細胞表面のFc$\varepsilon$RI発現はきわめて少なく（好塩基球の0.5%以下），その機能はあまりないとの見解もある[20, 21]．

## i. サイトカイン産生

好酸球はIL-4,-5,-10,-12, TGF-$\beta$をはじめ非常に多くのサイトカインを産生する．興味深い現象として，分泌型IgAがIL-4, -5などのTh2型サイトカイン産生を誘導し，CD28刺激ではTh1型サイトカイン産生を引き起こすことが報告されている[22]．

## j. 脂質メディエーター

好酸球はprostaglandin $E_2$，tromboxan $B_2$，leukotrien $C_4$，lipoxin $A_4$，platelet-activating factor

などの産生能を有する．プロスタグランジン $D_2$ 受容体である DP と CRTH2 の両者を発現している．DP シグナルは概して抑制的に作用するのに対して CRTH2 シグナルは遊走亢進など促進的な作用をもたらす傾向がある[23, 24]．

## 3 好中球

好中球は微生物感染に対する防御機構において最前線で戦う最も重要な細胞といえる．

### a. 好中球産生と形態

好中球は骨髄芽球から成熟過程をへて桿状核球，分葉核球となって末梢循環へ入っていく．生体内では長径 7〜9 μm，塗抹標本では 10〜12 μm の細胞である．分化の過程でアズール顆粒（一次顆粒），特殊顆粒（二次顆粒），ゲラチナーゼ顆粒（三次顆粒）が形成されてゆく．さらに分泌小胞もみられる．

末梢血中の好中球数は，産生と骨髄からの動員，そして好中球自身が自然にアポトーシスに陥ることによってきわめて綿密に制御されている．好中球が骨髄内で分化・成熟に要する期間は約 2 週間である．骨髄内での産生と末梢への誘導には CD18 分子が深くかかわっていることが最近わかっている[25]．好中球の末梢血中半減期は 6 ないし 8 時間であり，組織中では 2 日前後でアポトーシスに陥る．これらはマクロファージによって処理され，顆粒蛋白による組織障害は回避される．しかし IL-1β，IL-15, IFN-γ, IL-8, G-CSF, GM-CSF などのサイトカイン存在下では好中球アポトーシスが抑制される[26]．TNF-α は低濃度ではアポトーシスを抑制し，高濃度では促進する[27]．

### b. 顆粒蛋白

好中球の各顆粒は細胞の成熟とともに現れ，後述するようにそれぞれに比較的特異的な蛋白が生成・貯蔵される（図 3）[28]．細胞成熟と顆粒蛋白形成は，初期に GATA-1, CDP, My-b, そ

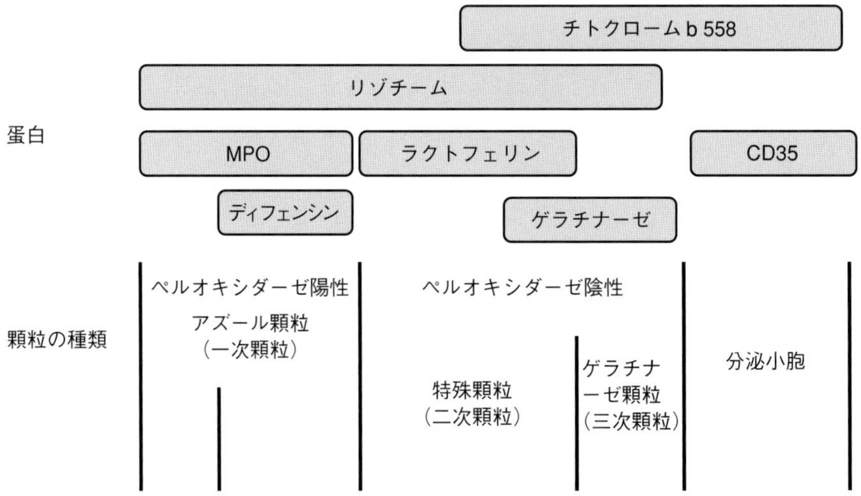


図 3 好中球の顆粒とそれぞれ含有されている蛋白（文献 24 より改変）

してその後はAML（PEBP2/CBP），C/EBP$\alpha$，さらに後期にはPU.1, C/EBP$\beta$といった転写因子によって制御される．

アズール顆粒にはacid mucopolysaccharide, defensins, elastase, lysozyme, myeloperoxidase (MPO), proteinase 3などが，また特殊顆粒にはlysozyme, lactoferin, histaminases, heparanase, cathelicidin LL37, sialidase, CD15など，ゲラチナーゼ顆粒にはgelatinase, lysozyme, 分泌小胞にはplasma protein, alkaline phosphataseなどが含まれる．特殊顆粒，ゲラチナーゼ顆粒，分泌小胞の膜にはCD11bやfMLP-Rなどが存在する．

## c. 血管内皮細胞との接着

好中球は血管内皮細胞との間で，セレクチンを介したローリングとインテグリンを介した固着性接着によって組織に浸潤していく．好酸球と異なりEセレクチンと結合できる一方で，$\alpha_4$インテグリン（VLA-4）の発現は例外的である．

## d. 好中球による感染防御

生体に侵入した細菌は好中球によって貪食され，ファゴゾームに取り込まれたのちに，顆粒と融合して処理される．顆粒に含まれるlactoferin, lysozyme, defensins, cathelicidin LL37などが殺菌に関与する．またNADPHオキシダーゼによって生成される$O_2^-$，さらにMPOの関与によって生じるHOClなども重要である．Cathelicidinは好中球にみられる抗菌ペプチドの一つであるが，ケラチノサイトを含めた上皮細胞，リンパ球，単球など多くの細胞から産生されることがわかっている．最近の研究では好中球自身の遊走を引き起こしたり，活性酸素，IL-8, $\alpha$-defensin産生を誘導したりする作用ももつことが明らかにされた[29,30]．さらにマスト細胞の遊走や脱顆粒にも関与しうる[31]．Defensinsも好中球のみならず，その他種々の細胞によって産生されるが，リンパ球や樹状細胞の遊走にも関与する[32,33]．これらの事実は好中球が細菌に対する自然免疫以外にも獲得免疫そしてアレルギー性炎症などにかかわる可能性を示唆している．

## ■文献


1) Satoh T, Kaneko M, Wu MH, et al. Contribution of selectin ligands to eosinophil recruitment into the skin of patients with atopic dermatitis. Eur J Immunol. 2002; 32(5): 1274-81.
2) Collins PD, Marleau S, Griffiths-Johnson DA, et al. Cooperation between interleukin-5 and the chemokine eotaxin to induce eosinophil accumulation in vivo. J Exp Med. 1995; 182(4): 1169-74.
3) Ackerman SJ, Kephart GM, Habermann TM, et al. Localization of eosinophil granule major basic protein in human basophils. J Exp Med. 1983; 158(3): 946-61.
4) Li MS, Sun L, Satoh T, et al. Human eosinophil major basic protein, a mediator of allergic inflammation, is expressed by alternative splicing from two promoters. Biochem J. 1995; 305(Pt 3): 921-7.
5) Plager DA, Loegering DA, Checkel JL, et al. Major basic protein homolog(MBP2): a specific human eosinophil marker. J Immunol. 2006; 177(10): 7340-5.

6) Domachowske JB, Bonville CA, Dyer KD, et al. Evolution of antiviral activity in the ribonuclease A gene superfamily: evidence for a specific interaction between eosinophil-derived neurotoxin (EDN/RNase 2) and respiratory syncytial virus. Nucleic Acids Res. 1998; 26(23): 5327-32.
7) Domachowske JB, Dyer KD, Adams AG, et al. Eosinophil cationic protein/RNase 3 is another RNase A-family ribonuclease with direct antiviral activity. Nucleic Acids Res. 1998; 26(14): 3358-63.
8) Jahnsen FL, Brandtzaeg P, Halstensen TS. Monoclonal antibody EG2 does not provide reliable immunohistochemical discrimination between resting and activated eosinophils. J Immunol Methods. 1994; 175(1): 23-36.
9) Jahnsen FL, Halstensen TS, Brandtzaeg P. Erroneous immunohistochemical application of monoclonal antibody EG2 to detect cellular activation. Lancet. 1994; 344(8935): 1514-5.
10) Li F, Wilkins PP, Crawley S, et al. Post-translational modifications of recombinant P-selectin glycoprotein ligand-1 required for binding to P- and E-selectin. J Biol Chem. 1996; 271(6): 3255-64.
11) Kitayama J, Fuhlbrigge RC, Puri KD, et al. P-selectin, L-selectin, and alpha 4 integrin have distinct roles in eosinophil tethering and arrest on vascular endothelial cells under physiological flow conditions. J Immunol. 1997; 159(8): 3929-39.
12) Anwar AR, Moqbel R, Walsh GM, et al. Adhesion to fibronectin prolongs eosinophil survival. J Exp Med. 1993; 177(3): 839-43.
13) Ebisawa M, Bochner BS, Georas SN, et al. Eosinophil transendothelial migration induced by cytokines. I. Role of endothelial and eosinophil adhesion molecules in IL-1 beta-induced transendothelial migration. J Immunol. 1992; 149(12): 4021-8.
14) Dulkys Y, Schramm G, Kimmig D, et al. Detection of mRNA for eotaxin-2 and eotaxin-3 in human dermal fibroblasts and their distinct activation profile on human eosinophils. J Invest Dermatol. 2001; 116(4): 498-505.
15) Hoeck J, Woisetschlager M. Activation of eotaxin-3/CCLl26 gene expression in human dermal fibroblasts is mediated by STAT6. J Immunol. 2001; 167(6): 3216-22.
16) Mochizuki M, Bartels J, Mallet AI, et al. IL-4 induces eotaxin: a possible mechanism of selective eosinophil recruitment in helminth infection and atopy. J Immunol. 1998; 160(1): 60-8.
17) Igawa K, Satoh T, Hirashima M, et al. Regulatory mechanisms of galectin-9 and eotaxin-3 synthesis in epidermal keratinocytes: possible involvement of galectin-9 in dermal eosinophilia of Th1-polarized skin inflammation. Allergy. 2006; 61(12): 1385-91.
18) Jinquan T, Jing C, Jacobi HH, et al. CXCR3 expression and activation of eosinophils: role of IFN-gamma-inducible protein-10 and monokine induced by IFN-gamma. J Immunol. 2000; 165(3): 1548-56.
19) Kaneko M, Swanson MC, Gleich GJ, et al. Allergen-specific IgG1 and IgG3 through Fc gamma RII induce eosinophil degranulation. J Clin Invest. 1995; 95(6): 2813-21.
20) Kita H, Kaneko M, Bartemes KR, et al. Does IgE bind to and activate eosinophils from patients with allergy? J Immunol. 1999; 162(11): 6901-11.
21) Seminario MC, Saini SS, MacGlashan DW Jr., et al. Intracellular expression and release of Fc epsilon RI alpha by human eosinophils. J Immunol. 1999; 162(11): 6893-900.
22) Woerly G, Roger N, Loiseau S, et al. Expression of CD28 and CD86 by human eosinophils and role in the secretion of type 1 cytokines (interleukin 2 and interferon gamma): inhibition by immunoglobulin a complexes. J Exp Med. 1999; 190(4): 487-95.
23) Hirai H, Tanaka K, Yoshie O, et al. Prostaglandin D2 selectively induces chemotaxis in T helper type 2 cells, eosinophils, and basophils via seven-transmembrane receptor CRTH2. J Exp Med.

2001; 193(2): 255-61.
24) Monneret G, Gravel S, Diamond M, et al. Prostaglandin $D_2$ is a potent chemoattractant for human eosinophils that acts via a novel DP receptor. Blood. 2001; 98(6): 1942-8.
25) Gomez JC, Doerschuk CM. The role of CD18 in the production and release of neutrophils from the bone marrow. Lab Invest. 2010. 90 : 599-610.
26) Elbim C, Estaquier J. Cytokines modulate neutrophil death. Eur Cytokine Netw. 2010; 21(1): 1-6.
27) van den Berg JM, Weyer S, Weening JJ, et al. Divergent effects of tumor necrosis factor alpha on apoptosis of human neutrophils. J Leukoc Biol. 2001; 69(3): 467-73.
28) Borregaard N, Cowland JB. Granules of the human neutrophilic polymorphonuclear leukocyte. Blood. 1997; 89(10): 3503-21.
29) De Y, Chen Q, Schmidt AP, et al. LL-37, the neutrophil granule- and epithelial cell-derived cathelicidin, utilizes formyl peptide receptor-like 1(FPRL1) as a receptor to chemoattract human peripheral blood neutrophils, monocytes, and T cells. J Exp Med. 2000; 192(7): 1069-74.
30) Zheng Y, Niyonsaba F, Ushio H, et al. Cathelicidin LL-37 induces the generation of reactive oxygen species and release of human alpha-defensins from neutrophils. Br J Dermatol. 2007; 157(6): 1124-31.
31) Niyonsaba F, Iwabuchi K, Someya A, et al. A cathelicidin family of human antibacterial peptide LL-37 induces mast cell chemotaxis. Immunology. 2002; 106(1): 20-6.
32) Chertov O, Michiel DF, Xu L, et al. Identification of defensin-1, defensin-2, and CAP37/azurocidin as T-cell chemoattractant proteins released from interleukin-8-stimulated neutrophils. J Biol Chem. 1996; 271(6): 2935-40.
33) Yang D, Chen Q, Chertov O, et al. Human neutrophil defensins selectively chemoattract naive T and immature dendritic cells. J Leukoc Biol. 2000; 68(1): 9-14.

〈佐藤貴浩〉

# 6 サイトカイン/ケモカイン

## 1 はじめに

サイトカイン/ケモカインには様々な作用があるが，最も重要な働きは免疫・炎症であろう．たとえば，皮膚に病原物質が侵入しようとすると，表皮ケラチノサイトは抗菌ペプチドを産生して反撃しながら，前炎症性サイトカインおよびケモカインを産生する．前炎症性サイトカインは，周囲の細胞に働きかけて病原物質の排除や免疫反応を起こすための準備を整えつつ，他のサイトカイン産生を促す．ケモカインは，救援要請をするかのように免疫担当細胞を皮膚に呼び寄せる．一言で表すと「細胞が産生する，緊急事態に対応するための生理活性物質」である．

一方で，動き出した免疫反応・炎症がそのまま拡大を続けると，過剰な炎症で正常組織も損傷を受ける．そこで，生体には免疫・炎症を終息させる働きをもつ抑制性サイトカインも備わっている．抑制性サイトカインが積極的に免疫反応・炎症を制御し，生体への過剰なダメージを与えないという重要な役割をはたすことで，免疫学的な恒常性を保つことができる（表 1，図 1）．

**表 1** 生体反応を亢進 / 抑制するサイトカイン

| 亢進 | | 抑制 |
|---|---|---|
| IL-1, IL-6, IL-16, IL-17, IL-18, IL-20, IL-22, TNF-α | 炎症反応 | IL-4, IL-9, IL-10, IL-13, TGF-β, IL-27, IL-35 |
| IL-2, IL-12, IL-15, IL-18, IL-23, IL-27, INF-γ，INF-α | 細胞性免疫 | IL-4, IL-10, IL-27, |
| IL-4, IL-5, Il-6, IL-10, IL-13 | 抗体産生 | IFN-γ |
| IL-4, IL-5, IL-9, IL-13, IL-16, IL-25 | アレルギー反応 | IL-8, IL-12, IL-18　IFN-α，β，γ |

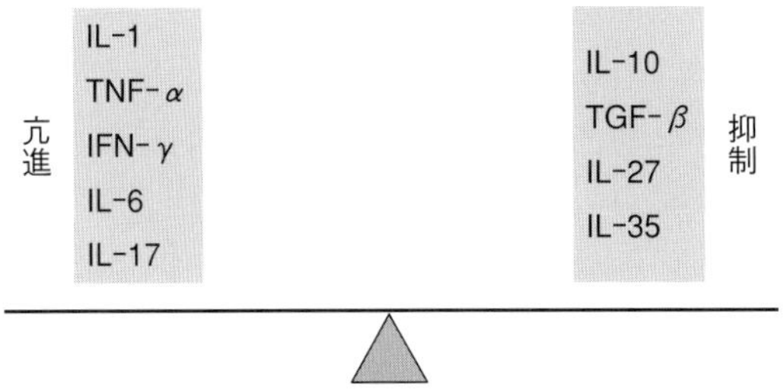


**図 1** 代表的なサイトカインによる免疫炎症のバランス制御
（文献 1 より改変）

これらサイトカイン/ケモカインに関する知見は次々に見出されており，新しいリンパ球サブセットの提唱や細胞間相互作用の解明，さらには疾患の病態理解につながっている．

## 2 サイトカイン

サイトカイン（cytokine）は，細胞が作る糖蛋白で，それに対する受容体をもつ細胞に作用して増殖や分化・活性化，一部では抑制を誘導するものである．一般的な性質を表2に示す．サイトカインは基本的に産生された局所で作用するが，炎症性サイトカインは遠隔の細胞へ影響を及ぼすことがわかっている．また，大量に産生されたサイトカインがあふれて血行性に全身に作用する場合もある．たとえば前炎症性サイトカイン（proinflammatory cytokine）であるTNF-α（tumor necrosis factor-α）は，1nM以下では局所のみの炎症を惹起し，白血球の活性化や白血球動員のための接着分子の発現，また炎症性サイトカイン，ケモカインの産生を促す．1nM以上では，全身に影響を及ぼし，発熱，CRP産生，好中球増殖を促し，100nM以上となると敗血症，ショック，DICを引き起こすことが知られている．

また，サイトカインと標的細胞の関係は1対1でなく，サイトカインの産生自体にも様々なサイトカインの相互依存性がみられ，「サイトカインネットワーク」を形成している．複雑に交錯したネットワークであるが，緊急事態の対策に複数の経路を確保し，制御機構を備えておくことは理に適なっているといえよう．

**表2** サイトカインの一般的な性質

①多くのサイトカインは糖蛋白である
②細胞から産生され，周囲に放出される
③近傍の標的細胞（paracrine），または産生細胞自身（autocrine）に作用する
④標的細胞表面に発現した特異的受容体に結合し効果を発揮する
⑤きわめて微量で効果を発揮する（nM～pM以下）
⑥各サイトカインは複数の作用を示す
⑦異なるサイトカインが同じ作用を示す
⑧サイトカインが他のサイトカイン産生を促進/抑制する
⑨産生細胞からのサイトカイン放出はフィードバック調整される

## 3 サイトカイン産生

サイトカインは様々な細胞から産生放出されているが，なかでも重要な細胞はマクロファージ（macrophage：Mφ）である．自然免疫受容体が刺激を受けると，シグナル伝達により自然免疫関連サイトカインや，獲得免疫関連サイトカインが産生される（図2）．

獲得免疫反応においても抗原刺激を受けた樹状細胞，T細胞がサイトカインを産生する．産生するサイトカインで細胞サブセットを分類して性格づけがなされており，特にヘルパーT細胞（helper T：Th）について研究が進んでいる（図3）．また，これらのサブセットへの分化誘導，サイトカイン産生にも他のサイトカインが重要な役割を担っているため，「サイトカインカスケードの上流，下流」という概念が存在する．

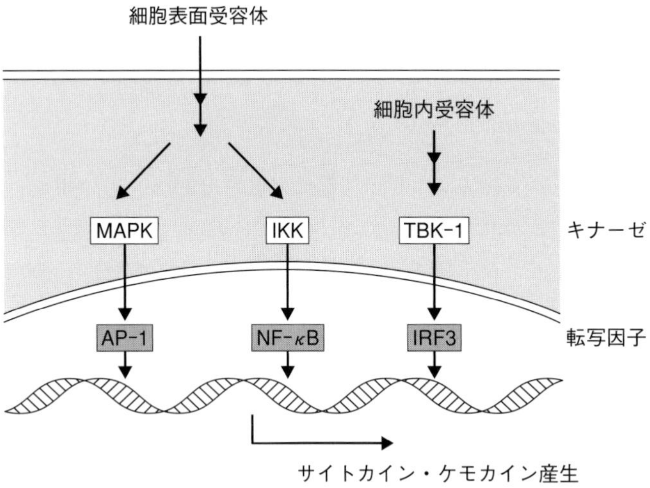


**図 2** 単球・マクロファージからのサイトカイン産生
（文献 1 より改変）

キナーゼ：リン酸化酵素
転写因子：DNA に結合して遺伝情報を RNA に転写する過程を制御する蛋白質
MAPK：mitogen-activated protein kinase
AP-1：activating protein-1
IKK：inhibitor-kappa B kinase
NF-κB：nuclear factor-kappa B
TBK-1：TANK-binding kinase 1
IRF3：interferon regulatory factor 3

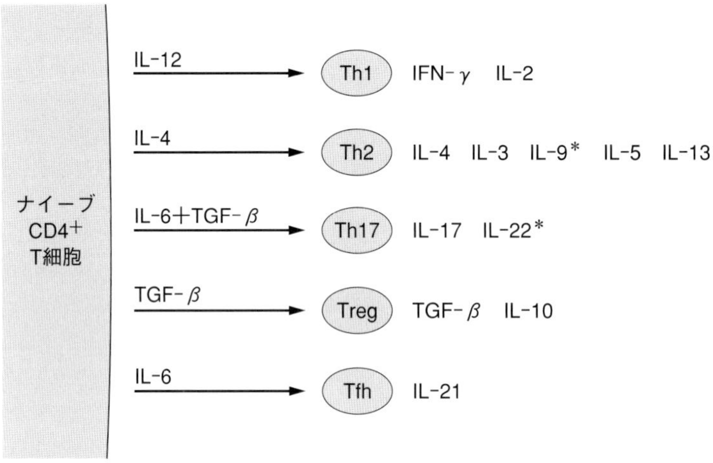


**図 3** サイトカインからみたヘルパーT 細胞分化

*最近の報告では，IL-9 産生細胞，IL-22 産生細胞は異なるサブセットとしてそれぞれ Th9，Th22 として報告されている[2,3]．また，Tfh に関しては，他のヘルパーT 細胞とは別の $CD4^+$ 細胞から分化している可能性があることも報告されている[4]．
Th：helper T cells
Treg：regulatory T cells
Tfh：follicular B helper T cells

表皮においても，病原体侵入や物理的障害を受けると多種のサイトカイン / ケモカインが産生，放出される．同時に，表皮細胞は体内の様々なサイトカインにより影響を受けてサイトカイン/ケモカインを産生する．培養細胞を用いた実験では，IFN-γ（interferon-γ），TNF-α，IL-1（interleukin-1）などを用いて刺激することで，サイトカインやケモカインの産生を促すことができる．

## 4 代表的なサイトカイン

サイトカインの多くがIL（インターロイキン：白血球の相互通信シグナル）という名称で統一されているが，これは生物活性をもとにした発見当初の名称では混乱するために整理された統一名称である．後にケモカインに分類されたIL-8は欠番で，2009年末現在，IL-35まで

表3 主なサイトカイン

| | 一言でいうと | 主な産生細胞 | 主な作用 |
|---|---|---|---|
| IL-1 | 前炎症性サイトカイン | IL-1αは上皮系<br>IL-1βは単核球 | 炎症惹起，免疫反応増強 |
| IL-2 | T細胞の維持・活性化 | $CD4^+T$ | T・NK細胞増殖活性，T細胞分化 |
| IL-4 | 液性免疫活性，アレルギー | Th2，肥満細胞，好酸球，好塩基球 | B細胞活性化，IgE産生誘導Th2分化誘導 |
| IL-5 | 好酸球増多 | Th2，肥満細胞 | 好酸球増殖，B細胞分化活性化 |
| IL-6 | 炎症 | 末梢血単核球，KC，血管内皮細胞，線維芽細胞 | CRP発現，Mφ機能亢進，造血，ケラチノサイトの増殖 |
| IL-7 | 皮膚関連リンパ組織（SALT）の形成 | 骨髄ストローマ細胞，LC，KC | リンパ球分化・増殖・生存 |
| IL-10 | 炎症抑制 | Treg，Th2，制御性B細胞，DC | 単球・Mφ機能抑制，Th1増殖抑制・サイトカイン産生抑制，B細胞活性化 |
| IL-12 | 抗腫瘍・感染防御 | 単球・Mφ，顆粒球，DC | Th1型免疫反応誘導，Tc・NK細胞活性化 |
| IL-13 | 線維化に関わる抑制性サイトカイン | Th2，好塩基球，好酸球 | 単球・Mφ機能抑制，B細胞活性化 |
| IL-17 | 炎症誘導・自己免疫疾患 | Th17 | 炎症性サイトカイン，ケモカイン産生誘導 |
| IL-18 | 自然免疫担当 | 単球・Mφ，上皮細胞 | INF-γ産生誘導，NK細胞活性化，Mφ活性化 |
| IL-20 | 乾癬に関連 | 単球，KC | 炎症増強，KC増殖亢進・分化抑制 |
| IL-22 | 皮膚炎症 | Th17（Th22） | CRP産生誘導 |
| IL-23 | IL-17誘導 | 単球・Mφ，DC，Th1 | メモリーT細胞活性化，IL-17産生誘導 |
| TNF-α | 前炎症性サイトカイン | 単球・Mφ，白血球，肥満細胞，KC，線維芽細胞 | 抗腫瘍活性，抗感染活性，免疫反応増強，炎症，増殖・分化の調整 |
| GM-CSF | 免疫賦活 | Mφ,T細胞，内皮細胞，KC | LC活性化，単球・顆粒球増加 |
| IFN-γ | 免疫賦活 | Th1，NK | 自然免疫・獲得免疫誘導 |
| TGF-β | 制御性サイトカイン | Treg，血小板，一部のMφ，肥満細胞 | 細胞増殖抑制，白血球分化制御，免疫担当細胞機能抑制 |
| RANKL | 全身の樹状細胞を制御 | 骨芽細胞，T細胞，KC | DC・T細胞活性化，破骨細胞活性化 |

GM-CSF：granulocyte-macrophage colony-stimulating factor, RANKL：receptor activator of NF-κB ligand, Mφ：マクロファージ，KC：ケラチノサイト，LC：Langerhans細胞，DC：樹状細胞，Th：helper T cells, Treg：regulatory T cells

発見されている.

代表的なサイトカインを表3に示す.

## 5 サイトカイン受容体

サイトカイン受容体はシグナル伝達から3つのグループに分けることができる. 1つは, 多くのインターロイキン, インターフェロン, 造血因子などの一般的なサイトカイン受容体で, JAK型チロシンキナーゼを介して転写因子のSTATが活性化されるJAK-STAT経路およびRas-ERK経路である（図4）. JAKは4種類, STATは6種類があり, サイトカイン受容体により組み合わせが決まっている. 2つめはIL-1, TNF-$\alpha$の受容体で, 自然免疫受容体であるTLRシグナルと似ている. TRAFなどのアダプター群を介してIKKやJNKを活性化し, 転写因子のNF-$\kappa$BやAP-1を活性化する. 3つめはTGF-$\beta$（transforming growth factor-$\beta$）の受容体で, セリン・スレオニンキナーゼドメインをもち, 転写因子のSmadを活性化する.

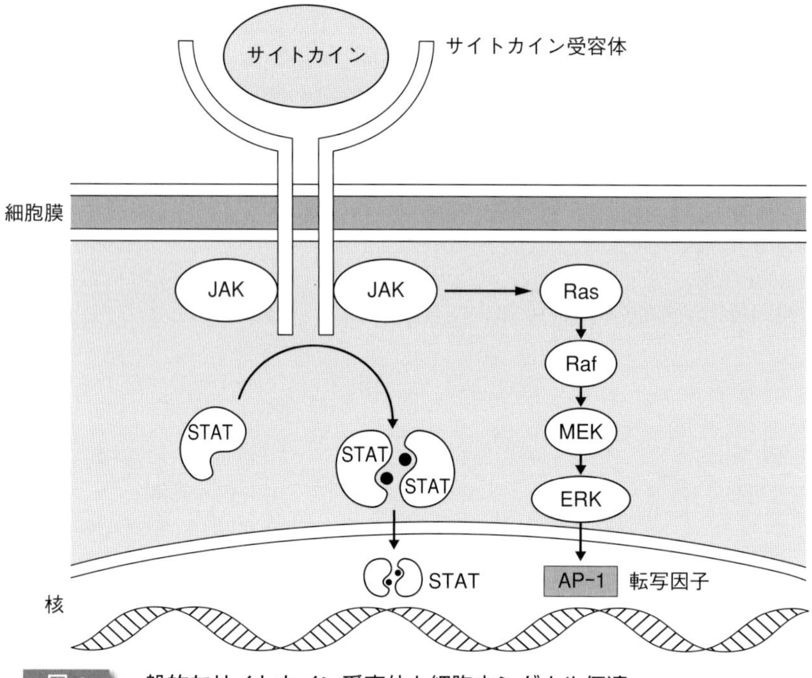


図4 一般的なサイトカイン受容体と細胞内シグナル伝達

JAK: Janus tyrosin kinase, STAT: signal transducer and activator of transcription, ERK: extracellular signal-regulated kinase, TLR: Toll like receptor, TRAF: TNF receptor-assosiated factor, JNK: c-jun N-terminal kinase

## 6 サイトカインに関する最近の話題

本来サイトカインは局所で作用するが，大量に産生されたサイトカインが全身に影響を及ぼすことがある．このような現象をサイトカインストームとよぶが，敗血症，重症GVHD，Castleman病などがこれにあたる．最近では皮膚科領域でも，IL-1$\beta$の異常産生がみられるクライオピリン関連周期熱（CINCA症候群など）や，TNF受容体関連周期熱（TRAPS）などの自己炎症性疾患が注目され，これまで原因不明とされていた炎症性疾患の一部が解明されている．

一方で，サイトカインと疾患の関連が明らかになり，サイトカインや受容体が治療薬の標的となってきた．直接的なアプローチとしては，生物学的製剤である抗サイトカイン抗体，サイトカイン受容体阻害剤などがあり，多数の薬剤が上市されている．従来の薬剤においても，サイトカイン応答に対する薬理作用が研究されており，サイトカインからみた病態に即した治療薬が選ばれるようになってきた．

## 7 ケモカイン

細胞が化学物質の刺激に対して移動する性質を走化性（chemotaxis）といい，免疫担当細胞の細胞走化を誘導するサイトカイン群がケモカイン（chemokine）と名づけられた．もともとサイトカインの1つとして発見されたIL-8が，好中球の走化性をもつことから，新たにケモカインが分類された．ケモカインは塩基性ヘパリン結合性の蛋白質で，4つのシステイン残基の位置が共通する構造の類似性があることもわかった．ケモカインの濃度勾配に従って白血球が遊走する様子は，ケモタキシスアッセイという実験系でみることができる．

その後の研究により，白血球走化性だけでなく，組織形成・再生，免疫担当細胞の産生やホーミング，ウイルス感染，動脈硬化症など様々な場面で働くことがわかっている．

ケモカインはその特徴である4つのシステイン残基の位置関係をもとに，4グループに分類されている（図5）．多くは，最初の2つの間にアミノ酸が1つはさまれたもので，CXCケモカイン，最初の2つが並んだCCケモカインに属す．統一名称は，この分類に番号がつけられたもので，例えば，CXCL10は，CXCケモカインリガンド（Ligand）の10番ということで

| | |
|---|---|
| xxxxxxC-X-Cxxxx~~xxxxCxxx~xxxCxxxxxxx | CXCケモカイン（CXCL-n） |
| xxxxxC---Cxxxx~~xxxxCxx~xxxxCxxxxxx | CCケモカイン（CCL-n） |
| xxxxxxxxCxxxxxxxx~~xxxxx~xxCxxxxxxx | Cケモカイン（XCL-1, 2） |
| xxxxCXXXCxxx~~xxxxxCxxx ~ xxCxxxxxxx | CX3Cケモカイン（CX3CL-1） |

C：システイン

図5 ケモカインのアミノ酸配列による分類

**表 4** ケモカインと受容体

| | 統一名称 | 別名 | 皮膚での産生細胞 | 受容体 |
|---|---|---|---|---|
| CXC ケモカイン | CXCL1 | Gro-α | KC | CXCR2 |
| | CXCL2 | Gro-β | KC | CXCR2 |
| | CXCL3 | Gro-γ | KC | CXCR2 |
| | CXCL4 | PF-4 | | CXCR3B? |
| | CXCL5 | ENA-78 | | CXCR2 |
| | CXCL6 | GCP-2 | | CXCR1, 2 |
| | CXCL7 | NAP-2 | | CXCR2 |
| | CXCL8 | IL-8 | KC，線維芽細胞 | CXCR1, 2 |
| | CXCL9 | Mig | KC，線維芽細胞 | CXCR3 |
| | CXCL10 | IP-10 | KC, DC，線維芽細胞 | CXCR3 |
| | CXCL11 | I-TAC | KC，線維芽細胞 | CXCR3 |
| | CXCL12 | SDF-1 | 線維芽細胞 | CXCR4 |
| | CXCL13 | BLC | | CXCR5 |
| | CXCL16 | SRPSOX | KC | CXCR6 |
| | CXCL17 | VCC-1 | | |
| CC ケモカイン | CCL1 | I-309 | | CCR8 |
| | CCL2 | MCP-1 | KC，線維芽細胞 | CCR2, 11 |
| | CCL3 | MIP-1α | LC | CCR1, 5 |
| | CCL4 | MIP-1β | | CCR5 |
| | CCL5 | RANTES | KC, LC，線維芽細胞 | CCR1, 3, 5 |
| | CCL7 | MCP-3 | | CCR1, 2, 3 |
| | CCL8 | MCP-2 | | CCR2, 3, 11 |
| | CCL11 | eotaxin | KC，線維芽細胞 | CCR3 |
| | CCL13 | MCP-4 | | CCR2, 3, 11 |
| | CCL14 | HCC-1 | | CCR1 |
| | CCL15 | leukitactin-1 | | CCR1, 3 |
| | CCL16 | LEC | LC | CCR1, 2 |
| | CCL17 | TARC | LC | CCR4 |
| | CCL18 | PARC | | |
| | CCL19 | MIP-3β | | CCR7 |
| | CCL20 | MIP-3α/LARC | LC，KC | CCR6 |
| | CCL21 | SLC | | CCR7 |
| | CCL22 | MDC | DC | CCR4 |
| | CCL23 | MPIF-1 | | CCR1 |
| | CCL24 | eotaxin-2 | | CCR3 |
| | CCL25 | TECK | | CCR9 |
| | CCL26 | eotaxin-3 | | CCR3 |
| | CCL27 | CTACK | KC | CCR10 |
| | CCL28 | MEC | | CCR10 |
| CX3C ケモカイン | CX3CL1 | fractalkine | 血管内皮細胞 | CX3CR1 |
| C ケモカイン | XCL1 | lymphotactin-1α | | XCR1 |
| | XCL2 | lymphotactin-1β | | XCR1 |

Gro：growth-related oncogene, Mig：monokine induced by IFN-γ, IP-10：IFN-inducible protein 10,
I-TAC：IFN-inducible T-cell α chemoattractant, SDF-1：stromal cell-derived factor-1,
MCP：monocyte chemoattractant protein, MIP：macrophage inflammatory protein,
RANTES：regulated upon activation, normal T expressed and secreted , LEC：liver-expressed chemokine,
TARC：thymus and activation-regulated chemokine, LARC：liver activation regulated chemokine,
MDC：macrophage-derived chemokine, CTACK：cutaneous T-cell-attracting chemokine

ある（表 4）．ケモカインは構造に特徴があることから，分子生物学的手法で新しいものが探索されているため，性質がまだわかっていないものもある．

## 8 ケモカインと受容体

ケモカインの受容体は 7 回膜貫通 G 蛋白質結合体受容体であり，サイトカインとは異なるもう 1 つの特徴である．結合するケモカインのグループにより名称がつけられており，たとえば最初に発見された IL-8（CXCL8）の受容体 CXCR1 は CXC ケモカイン受容体（Receptor）の 1 番ということである．

主に白血球表面に受容体が発現しており，1 つの細胞に複数の受容体が発現している．白血球の種類，分化度により発現する受容体が異なることから，逆にケモカイン受容体の発現をみることで白血球を分類することも考えられている（表 5）．

また，一部のケモカイン受容体はウイルス感染や癌転移に関わっていることも知られており，HIV 感染と関連する CXCR4, CCR5，乳癌転移に関連する CXCR4, CCR7 などが注目されている．

**表 5** ケモカイン受容体発現細胞

| 細胞 | 主なケモカイン受容体 | | |
|---|---|---|---|
| neutrophil | CXCR1 | CXCR2 | |
| eosinophil | CCR3 | | |
| basophil | CCR3 | CXCR4 | |
| monocyte | CCR1 | CCR2 | CCR5 |
| immature DC | CCR1 | CCR6 | |
| mature DC | CCR7 | | |
| cutaneous DCs | CCR7 | CXCR4 | |
| B cell | CXCR4 | CXCR5 | |
| NK | CXCR1 | XCR1 | CX3CR1 |
| NKT | CXCR6 | | |
| naïve T | CXCR4 | CCR7 | |
| memory T | CCR5 | CCR6 | |
| Th1 | CXCR3 | CCR5 | |
| Th2 | CCR4 | CCR8 | |
| Th17 | CCR4 | CCR6 | |
| Treg | CCR4 | CCR6 | |
| Tfh | CXCR5 | | |
| $CLA^+T$ | CCR10 | | |
| $CD8^+T$ | CCR5 | CXCR6 | CX3CR1 |

## 9 皮膚免疫とケモカイン

全身を巡回している成熟したリンパ球が所属リンパ組織へ戻る（ホーミング）ためには CCL12-CXCR4 および CCL19, 21-CCR7 のシグナルが必要である．また，樹状細胞の遊走にも CCL19, 21-CCR7 が必要であることがわかっている．

皮膚の炎症では，表皮の細胞がケモカインを産生して白血球遊走を促す．ケラチノサイトはIL-8を産生放出して好中球を誘導する他，CXCL9, 10, 11（Mig, IP-10, I-TACK）を産生し，CXCR3を発現するTh1細胞を表皮へ誘導する．またLangerhans細胞はCCL17（TARC）を産生し，CCR4を発現するTh2細胞を誘導する．他にも，ケラチノサイトは恒常的にCCL20を産生しており，CCR6を発現する樹状細胞を表皮へ誘導していることが知られている．

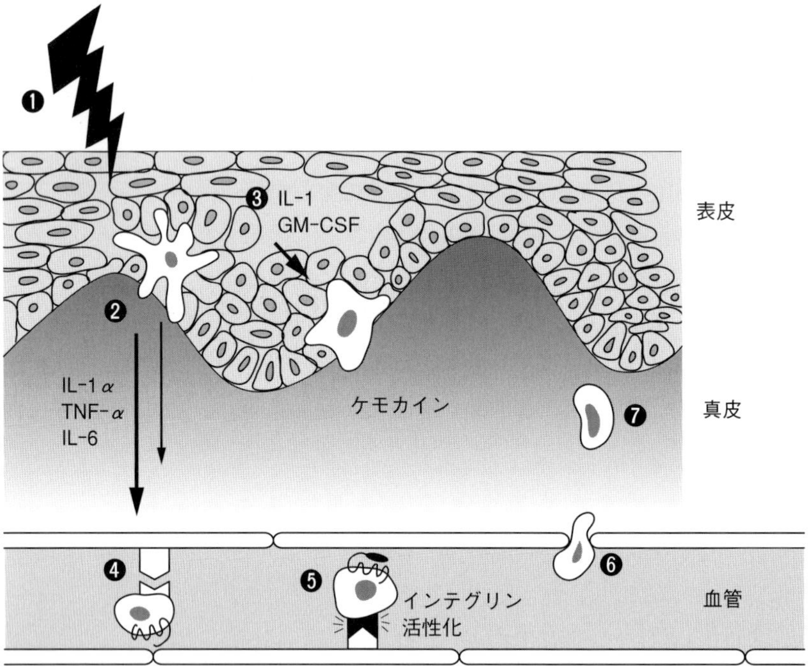


図6 炎症細胞の皮膚浸潤

① 表皮に刺激が加わると，IL-1α，TNF-α，IL-6など炎症性サイトカインやケモカインが産生放出される．
② 炎症性サイトカインが血管に到達すると，血管内皮細胞の接着因子（ICAM-1など）の発現を促す．
③ 同時にケラチノサイトから産生されたサイトカイン/ケモカインはLangerhans細胞など樹状細胞の活性化も促す．
④ 血管内を流れていた白血球（リンパ球，単球も含めて）が接着因子に弱く結合しながらローリングを始める．
⑤ 表皮からのケモカインが血管に到達すると，白血球のインテグリンを活性化する．対応する受容体をもつ白血球は接着因子と強く結合する．
⑥ 白血球はケモカインの走化作用により血管内皮の間隙から血管外へ出て行く．
⑦ 真皮内へ出てきた白血球は，ケモカインの濃度勾配に従って，産生細胞の方向，つまり表皮へ向かい遊走する．

## 10 まとめ

最後に，サイトカイン/ケモカインの働きをイメージするため，炎症細胞の皮膚浸潤をモデルにしてごく簡単に示す（図6）．実際には，刺激の種類によって，様々な細胞が，様々なサイトカインやケモカインを産生し，その総和として疾患の特徴的な変化を形成している．逆に，浸潤細胞の構成から，産生されたケモカインが推測され，そのケモカイン産生を促しているサイトカイン環境を予想することもできる．

■文献

1) 吉村昭彦．サイトカインの新時代　炎症と抗炎症のバランス制御から治療戦略まで．基礎の基礎．細胞工学．2009；28：1086-93.
2) Soroosh P, Doherty TA. Th9 and allergic disease. Immunology. 2009；127：450-8.
3) Eyerich S, Eyerich K, Pennino D, et al. Th22 cells represent a distinct human T cell subset involved in epidermal immunity and remodeling. J Clin Invest. 2009；119：3573-85.
4) King C. New insights into the differentiation and function of T follicular helper cells. Nat Rev Immunol. 2009；9：757-66.

〈小林美和〉

# 7 自然免疫

## 1 はじめに

多細胞生物は，病原体の侵入に対し自己を守る生体防御機構として免疫系をもっている．この免疫系にはマクロファージ・樹状細胞，各種上皮細胞が担当する自然免疫と，異物の侵入によって初めて獲得されるリンパ球を中心とした獲得免疫とがある．哺乳類は獲得免疫と自然免疫をもつが，無脊椎動物は自然免疫のみで，病原体に対処している．獲得免疫系では，抗体/T 細胞レセプターを用いて病原体を認識するが，自然免疫系は pathogen recognition receptors（PRRs）を介して病原体固有の分子構造（pathogen-associated molecular patterns：PAMPs）を認識する[1)]．獲得免疫と自然免疫は独立して機能しているわけではなく，獲得免疫系が活性化されるためには，樹状細胞などの自然免疫細胞の活性化が必須であり，主に IFN-$\gamma$ を産生する Th1 型の反応が誘導される．自然免疫系では PRRs に加えて重要なのが，抗菌ペプチドである．高等生物では，哺乳類，昆虫，植物までもが，抗菌活性をもったペプチドを産生する[2, 3)]．

## 2 自然免疫の活性化メカニズム

自然免疫システムは病原体に対する最初の防衛線であり，免疫反応を惹起し，感染の制御，そして損傷組織修復を促す．自然免疫は病原体を構成する LPS，ペプチドグリカン（PGN）などの分子構造（PAMPs）を PRRs で認識している（表 1）[1)]．さらに，この直接的な病原体認識機構以外に，障害された細胞から遊離する内因性の物質（danger-associated molecular patterns：DAMPs）を PRRs が認識することにより生体が感染状態であることを間接的に感知している．

PRRs は細胞膜，および細胞質に存在し Toll-like receptor（TLR），retinoic acid-inducible gene-I（RIG-I）-like receptor（RLR），nucleotide-binding oligomerization domain（NOD）-like receptors（NLRs）の大きく 3 種類の受容体システムの存在が明らかになっている[1, 4)]．

TLR は I 型膜レセプターで，ヒトでは 10 種，マウスでは 13 種が現在までに同定されている（表 1）[1, 5)]．TLR1, 2, 4, 5, 6, 11 は細胞表面に，また，TLR3, 7, 8, 9 はエンドゾーム内あるいは ER 内に発現している[1, 5)]．TLR が認識する代表的な分子は，TLR2 が lipopeptide と PGN, TLR3 が二本鎖 RNA，TLR4 が LPS，TLR5 がフラジェリン，TLR7, 8 が一本鎖 RNA，TLR9 が CpG DNA である（表 1）．標的分子を認識すると，NF-$\kappa$B, MAPKs, IRF などの細胞内シグナル伝達経路を介して，炎症性サイトカイン，IFN などを産生する（図 1）．また，TLRs は PAMPs のみならず，内因性の物質として TLR2 が heat shock protein, hyal-


JCOPY 498-06352

表1　自然免疫レセプター（PRRs）が認識する病原体分子（PAMPs）

| PRRs | PAMPs/Activator | Species |
|---|---|---|
| **TLR** | | |
| TLR1-TLR2 | Triacyl lipopeptides | Bacteria |
| TLR2-TLR6 | Diacyl lipopeptides | Mycoplasma |
| | LTA | Bacteria |
| | Zymosan | Fungus |
| TLR2 | PGN | Bacteria |
| | Lipoarabinomannan | Mycobacteria |
| | Porins | Bacteria（*Neisseria*） |
| | tGPI-mucin | Parasites（*Trypanosoma*） |
| | HA protein | Virus（*Measles virus*） |
| TLR3 | dsRNA | Virus |
| TLR4 | LPS | Bacteria |
| | Envelope proteins | Virus（RSV, MMTV） |
| TLR5 | Flagellin | Bacteria |
| TLR7 | ssRNA | RNA virus |
| hTLR8 | ssRNA | RNA virus |
| TLR9 | CpG DNA | Bacteria |
| | DNA | DNA virus |
| | Malaria hemozoin | Parasites |
| **RLR** | | |
| RIG-I | RNA（5'-PPP ssRNA, short dsRNA） | Virus |
| MDA5 | RNA（poly IC, long dsRNA） | Virus |
| LGP2 | RNA | Virus |
| **NLR** | | |
| NOD1 | iE-DAP | Bacteria |
| NOD2 | MDP | Bacteria |
| NALP3 | MDP | Bacteria |
| | RNA | Bacteria, Virus |
| | ATP | Bacteria? Host? |
| | Toxins | Bacteria |
| | Uric acid, CPPD, amyloid-$\beta$ | Host |
| NALP1 | Anthrax lethal toxin | Bacteria |
| **CLR** | | |
| Dectin-1 | $\beta$-Glucan | Fungi |

文献1より抜粋

uronanを，TLR4がheat shock protein, fibrinogen, fibronectin, hyaluronic acid, heparan sulfate[6]を，外因性の物質として，TLR7/8がimidazoquinolineを，TLR2/4がダニ抗原を認識する[7, 8]．

NLRsは細胞質内に存在するセンサーで，ヒトでは23，マウスでは34のメンバーが同定されている[4, 9]．その主な機能はpro-inflammatoryサイトカインであるIL-1$\beta$, IL-18の産生制

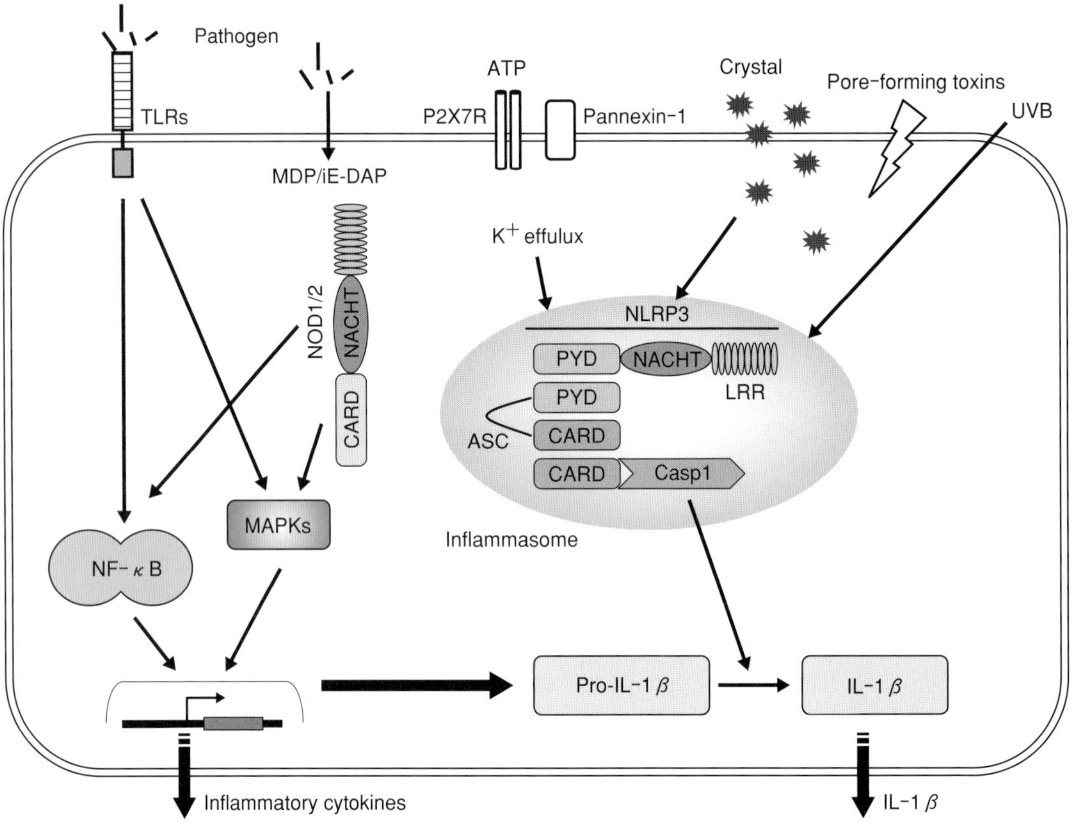


**図 1　病原体レセプター（PRRs）による病原体分子（PAMPs）の認識と炎症反応**

自然免疫に関わる樹状細胞，上皮細胞は細胞膜上のレセプター TLRs あるいは細胞質内の NLRs によって病原体を認識し NF-κB，MAPKs などの細胞内シグナルを活性化し，炎症性サイトカインおよび Pro-IL-1β の産生を増加させる．一方，NLRP3, ASC, Caspase-1 からなる inflammasome は病原体，ATP，細菌毒素，結晶，UVB などによって活性化され，前駆体である Pro-IL-1β を活性型の IL-1β に転換し細胞外に放出する．
PYD：Pyrin domain, CARD：caspase-recruitment domain, LRR：leucine rich repeat

御である[4, 9]．IL-1β, IL-18 は多くの細胞から放出されており，感染時における炎症を制御している．まず，TLRs などの PRRs が病原体を認識し，NF-κB, MAPKs の活性化を経て pro-IL-1β の産生が亢進し，細胞内の pro-IL-1β の貯蔵が増加する（図 1）．NLRP3 inflammasome は NLRP3, ASC（apoptosis-associated speck like protein containing a caspase-recruitment domain), caspase-1 からなる分子複合体で，病原体により活性化された inflammasome が pro-IL-1β を活性型の IL-1β に転換・細胞外に放出し炎症反応が起こる．活性化には $K^+$ イオンの流入が関与していると考えられているが，病原体がどのように関与しているかについては，不明な点が多い．さらに，組織障害・変性などに伴い出現する内因性の ATP, 微小な尿酸結晶, amyloid-β などの DAMPs も inflammasome を活性化する．また，silica, asbestos, aluminum salt などの結晶，UVB, imidazoquinoline などの外因性の刺激も inflamma-

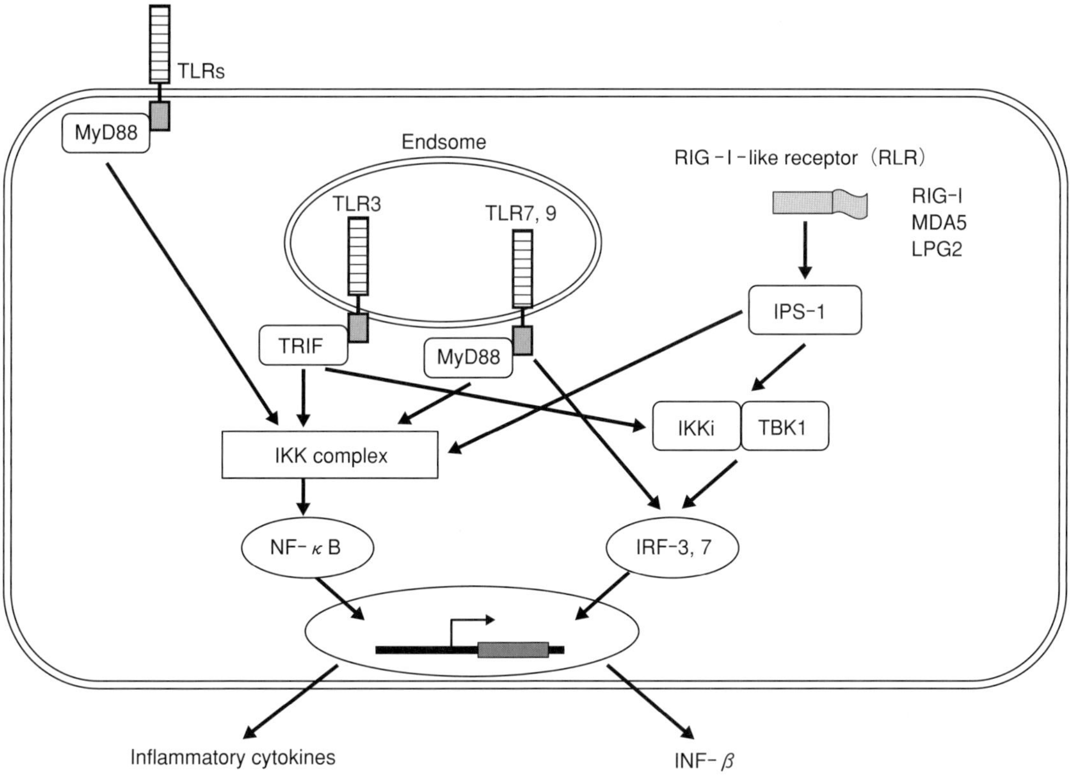


**図 2　ウイルス認識機構**

TLR2/4 は細胞膜上，TLR3, 7, 9 はエンドゾーム内で，RLR は細胞質内でそれぞれウイルスの構成成分を認識し（表 1 参照），IFN-β あるいはサイトカインを産生する．
IPS-1：IFN-β promoter stimulator-1, IKK：IκB kinase, TRIF：TIR-containing adapter inducing IFN-β, TBK1：TANK binding kinase 1, IRF：IFN regulatory factor

some を活性化する．

細胞質内のウイルスレセプターとしては，TLR3, 7, 9 以外に RLR family の，RIG-I, melanoma-differentiation associated gene 5（MDA5），laboratory of genetics and physiology 2（LPG2）[1]が同定されており，RNA ウイルスを認識する（図 2）．また，その下流にはアダプター分子 IPS-1 が同定されており，ウイルスに対する免疫反応に重要な IFN-β などを産生する．

細菌に対する細胞質内のレセプターとしては NLR family の NOD1/2 が存在している（図 1）．NOD1 は，細菌表層成分である g-D-glutamyl-meso-diaminopimelic acid（iE-DAP）を，NOD2 はグラム陰性菌表層成分由来の muramyldipeptide（MDP）を認識する．そして，NOD1/2 は RIP2 を介して NF-κB を活性化する．

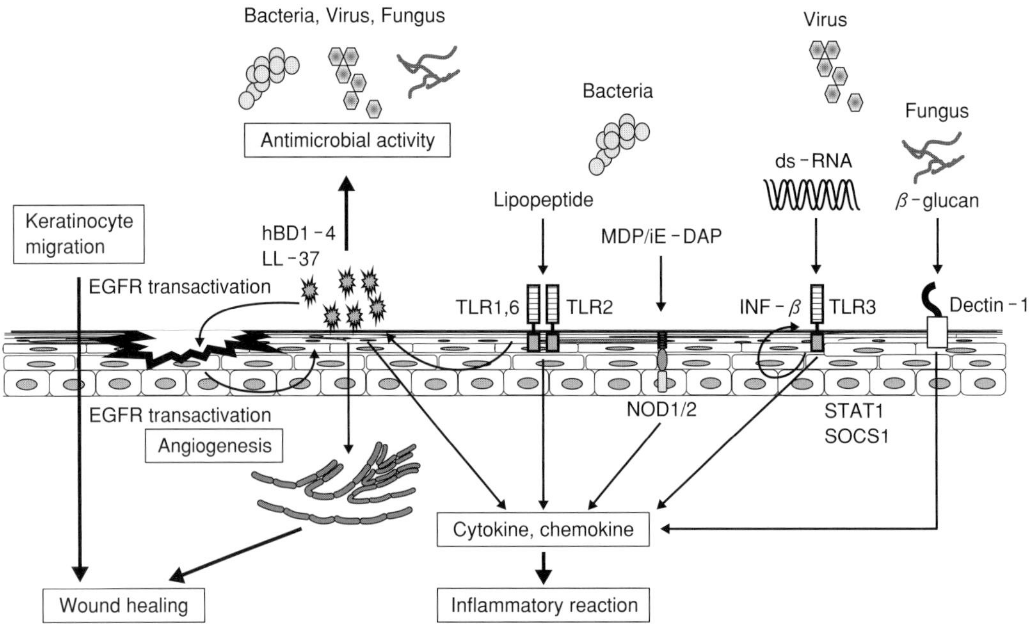


**図 3** 表皮における自然免疫反応

表皮ケラチノサイトは体表面で直接病原体を認識し，サイトカイン，ケモカイン，IFN-$\beta$ を産生し，炎症細胞の遊走，初期免疫反応を惹起している．一方，創傷，皮膚感染症では hBDs および LL-37 の産生が亢進しており，皮膚を病原体から守っている．また，LL-37 にはケラチノサイト遊走促進作用，血管新生作用があり創傷を積極的に治癒させると考えられる．

## 3 表皮ケラチノサイトにおける病原体認識

表皮ケラチノサイトは体表面で最初に病原体に接触する細胞として直接病原体を認識している（図 3）．ケラチノサイトは TLR2 を介してグラム陽性菌の lipopeptide を，NOD1/2 が iE-DAP/MDP を認識し，その結果さまざまな炎症反応を誘導し，また抗菌ペプチドを産生する．一方ウイルス感染に対しては，表皮ケラチノサイトの TLR3 がウイルス由来の二重鎖 RNA を認識し，ウイルス防御に必要な IFN-$\beta$ を産生する[10, 11]．真菌の $\beta$-グルカンは表皮ケラチノサイトの Dectin-1 が認識していると考えられている[12]．

## 4 常在菌と皮膚の恒常性維持

表皮ケラチノサイトは常在細菌叢に常に接触しているにも関わらず炎症を惹起しない．腸管上皮でも同様な現象がみられるが，最近皮膚でそのメカニズムが報告された．皮膚の損傷に伴う炎症反応には，TLR3 を介した損傷細胞の認識が関係しており，この炎症反応を *S. epidermidis* 由来の lipoteichoic acid が抑制する[13]．そして，この抑制反応にはケラチノサイトの TLR2 が必要であるとされている．

## 5 抗菌ペプチド

抗菌ペプチドは30数個前後のアミノ酸からなるペプチドで，主に外界と接触する各種上皮や好中球などに発現しており，病原体に対して抗菌作用を発揮している．ヒトが産生する主な抗菌ペプチドとしてdefensin, cathelicidinがある（表2）[2,3]．強く陽性荷電したこれらのペプチドは，疎水性領域が菌体膜に挿入され，菌体膜，菌体壁を破壊する（図4）．

Human β-defensin（hBD）は皮膚，呼吸器系，尿路系の上皮細胞から産生される．また，上皮，好中球から産生されたhuman cathelicidin（hCAP18）は切断され，C末の抗菌活性をも

**表2 ヒトが産生する主な抗菌ペプチド**

| 種類 | 名称 | 特徴 | 主な産生細胞 |
|---|---|---|---|
| α-defensin | α-defensin 1〜4 (HNP-1〜4)[a] HD-5, HD-6[b] | 陽性荷電 β-sheet | 好中球 パネート細胞（小腸） |
| β-defensin | hBD-1〜4[c] | 陽性荷電 β-sheet | 好中球 上皮（表皮，呼吸器，尿路系） |
| Cathelicidin | hCAP18/LL-37 | 陽性荷電 α-helical | 好中球，肥満細胞，上皮（表皮，呼吸器，消化器，尿路系） |

a）Human α-defensin 1-4は好中球から分離されたため，human neutrophil peptide（HNP）1-4と便宜的によばれることが多い．
b）Human defensin（HD)-5, 6
c）Human β-defensin（hBD）

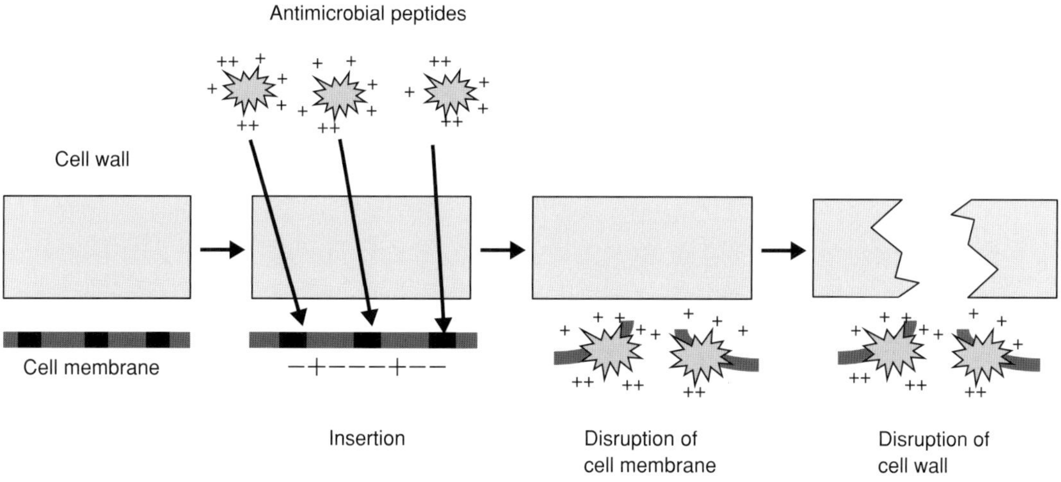


**図4 抗菌ペプチドの作用機序**

抗菌ペプチドは非常に強く陽性に荷電しており，疎水性領域が比較的陰性に荷電した細菌の細胞膜へ挿入され，細胞膜・細胞壁を破壊する．

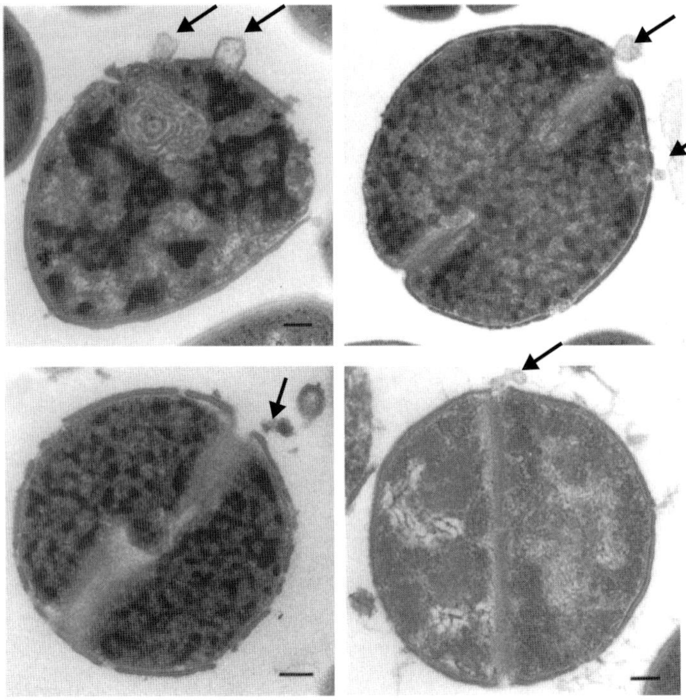


**図 5 抗菌ペプチドの黄色ブドウ球菌に対する抗菌作用(電子顕微鏡写真)**

hBD-1-3, LL-37 が黄色ブドウ球菌に作用すると，菌体に小孔が形成され菌体成分が漏出する（矢印）[18]．（Scale bar：100 nm）．（山田作夫先生　川崎医科大学・微生物学教室のご厚意により掲載）

つペプチド LL-37 が遊離される．切断される部位により，LL-37 以外にも様々な長さのペプチドが存在する．さらに，エククリン汗，唾液，母乳中にも hCAP18/LL-37 は存在する[14]．また，他の抗菌ペプチド dermcidin, catestatin[15] などの発現も報告されている．

これらの抗菌ペプチドは，黄色ブドウ球菌，溶血連鎖球菌，大腸菌，単純ヘルペスウイルス，ワクチニアウイルス，カンジダ，マラセチアなどに対して抗菌活性をもつ（図 5）．

元々これらのペプチドは抗菌活性がある分子として同定されたが，近年これらのペプチドは抗菌活性以外にさまざまな生物活性をもっていることが明らかにされている[2, 16]．LL-37 にはケラチノサイトの遊走，および血管新生促進作用があり創傷を積極的に治癒させると考えられる（図 3）．

逆にケモカインとして同定された CXCL9, CXCL10, CXCL11 が抗菌活性をもつことも明らかにされている．なかでも，CXCL16 は正常表皮にも発現しており，抗菌ペプチドとして機能していると考えられる[17]．

## 6 皮膚における抗菌ペプチドの発現

皮膚にはhBD1-4, LL-37が発現しているが，表皮におけるこれらの抗菌ペプチドの発現はhBD-1を除いて通常低いが，細菌の接触，創傷，炎症性サイトカインにより発現が増加する[2, 3, 18, 19].

## 7 皮膚疾患と自然免疫

MRSAはさまざまな皮膚疾患に伴い容易に皮膚に定着するが，その要因としてMRSAがhBD-3, LL-37に対して比較的抵抗性であることが原因と考えられる[18, 20, 21].

Kaposi水痘様発疹症の多くはアトピー性皮膚炎を基礎疾患としてもっている．本症では表皮に炎症があるにも関わらずhBD-2とLL-37が誘導されず[22]，またLL-37の発現が低いと本症を発症しやすい[23]と報告されている．

酒皶患者の病変部皮膚ではhCAP18の発現が亢進し，角層中の酵素により正常とは異なるパターンで切断され，この異常なペプチドが皮膚に炎症を引き起こす[24].

尋常性乾癬患者の病変部皮膚では，hBD-2, 3とhCAP18/LL-37が多量に存在しており[25, 26]，皮膚感染症が少ない理由の1つと考えられている．最近，LL-37が自己のDNAと複合体を形成し，形質細胞様樹状細胞に取り込まれ，TLR9を介して認識され，IFN-$\alpha$を産生することが明らかにされた[27]．一種の自己免疫疾患との考え方である．しかし，乾癬の治療に用いられる活性型ビタミン$D_3$はhCAP18の発現を亢進させるので[28]，この点は矛盾する．

NLR異常による皮膚疾患も報告されている．幼少時期に発症し，皮膚，関節，眼病変を3主徴とする若年発症サルコイドーシスとこれに類似した症状を示す常染色体優性遺伝のBlau症候群の原因はNOD2の変異であり，NF-$\kappa$Bを恒常的に活性化する[29]．感染症を思わせる発疹と周期的な発熱を特徴とする自己炎症性疾患（家族性寒冷蕁麻疹，Muckle-Wells症候群，CINCA症候群）の原因も持続的に活性化されるNLRP3の変異である[30]．また，NLRP1の変異により白斑が起こる[31].

## 8 おわりに

以上のごとく，表皮ケラチノサイトは生体表面で細菌・ウイルスを認識し，抗菌ペプチド，サイトカイン・ケモカインを産生し病原体から皮膚を防御している．皮膚の自然免疫が破綻すると皮膚の感染症，炎症性皮膚疾患につながる．

■文献

1) Kawai T, Akira S. The roles of TLRs, RLRs and NLRs in pathogen recognition. Int Immunol. 2009; 21: 317-37.

2) Braff MH, Bardan A, Nizet V, et al. Cutaneous defense mechanisms by antimicrobial peptides. J Invest Dermatol. 2005; 125: 9-13.

3) Ganz T. Defensins: antimicrobial peptides of innate immunity. Nat Rev Immunol. 2003; 3: 710-20.

4) Bryant C, Fitzgerald KA. Molecular mechanisms involved in inflammasome activation. Trends in Cell Biology. 2009; 19: 455-64.
5) Kumar H, Kawai T, Akira S. Toll-like receptors and innate immunity. Biochem Biophys Res Communs. 2009; 388: 621-5.
6) Fukata M, Vamadevan AS, Abreu MT. Toll-like receptors (TLRs) and Nod-like receptors (NLRs) in inflammatory disorders. Semin Immunol. 2009; 21: 242-53.
7) Hammad H, Chieppa M, Perros F, et al. House dust mite allergen induces asthma via Toll-like receptor 4 triggering of airway structural cells. Nature medicine. 2009; 15: 410-6.
8) Chiou YL, Lin CY. Der p2 activates airway smooth muscle cells in a TLR2/MyD88-dependent manner to induce an inflammatory response. J Cell Physiol. 2009; 220: 311-8.
9) Franchi L, Warner N, Viani K, et al. Function of Nod-like receptors in microbial recognition and host defense. Immunol Rev. 2009; 227: 106-28.
10) Tohyama M, Dai X, Sayama K, et al. dsRNA-mediated innate immunity of epidermal keratinocytes. Biochem Biophy Res Commun. 2005; 335: 505-11.
11) Dai X, Sayama K, Yamasaki K, et al. SOCS1-negative feedback of STAT1 activation is a key pathway in the dsRNA-induced innate immune response of human keratinocytes. J Invest Dermatol. 2006; 126: 1574-81.
12) Kobayashi M, Yoshiki R, Sakabe J, et al. Expression of toll-like receptor 2, NOD2 and dectin-1 and stimulatory effects of their ligands and histamine in normal human keratinocytes. Brit J Dermatol. 2009; 160: 297-304.
13) Lai Y, Di Nardo A, Nakatsuji T, et al. Commensal bacteria regulate Toll-like receptor 3-dependent inflammation after skin injury. Nature medicine. 2009; 15: 1377-82.
14) Murakami M, Lopez-Garcia B, Braff M, et al. Postsecretory processing generates multiple cathelicidins for enhanced topical antimicrobial defense. J Immunol. 2004; 172: 3070-7.
15) Radek KA, Lopez-Garcia B, Hupe M, et al. The neuroendocrine peptide catestatin is a cutaneous antimicrobial and induced in the skin after injury. J Invest Dermatol. 2008; 128: 1525-34.
16) Tokumaru S, Sayama K, Shirakata Y, et al. Induction of keratinocyte migration via transactivation of the epidermal growth factor receptor by the antimicrobial peptide LL-37. J Immunol. 2005; 175: 4662-8.
17) Tohyama M, Sayama K, Komatsuzawa H, et al. CXCL16 is a novel mediator of the innate immunity of epidermal keratinocytes. Int Immunol. 2007; 19: 1095-102.
18) Midorikawa K, Ouhara K, Komatsuzawa H, et al. *Staphylococcus aureus* susceptibility to innate antimicrobial peptides, beta-defensins and CAP18, expressed by human keratinocytes. Infect Immun. 2003; 71: 3730-9.
19) Sayama K, Komatsuzawa H, Yamasaki K, et al. New mechanisms of skin innate immunity: ASK1-mediated keratinocyte differentiation regulates the expression of beta-defensins, LL37, and TLR2. Eur J Immunol. 2005; 35: 1886-95.
20) Ouhara K, Komatsuzawa H, Kawai T, et al. Increased resistance to cationic antimicrobial peptide LL-37 in methicillin-resistant strains of *Staphylococcus aureus*. J Antimicrob Chemother. 2008; 61: 1266-9.
21) Komatsuzawa H, Ouhara K, Yamada S, et al. Innate defences against methicillin-resistant *Staphylococcus aureus* (MRSA) infection. J Pathol. 2006; 208: 249-60.
22) Ong PY, Ohtake T, Brandt C, et al. Endogenous antimicrobial peptides and skin infections in atopic dermatitis. N Engl J Med. 2002; 347: 1151-60.
23) Howell MD, Wollenberg A, Gallo RL, et al. Cathelicidin deficiency predisposes to eczema herpeticum. J Allergy Clin Immunol. 2006; 117: 836-41.
24) Yamasaki K, Di Nardo A, Bardan A, et al. Increased serine protease activity and cathelicidin

promotes skin inflammation in rosacea. Nature medicine. 2007; 13: 975-80.
25) Harder J, Bartels J, Christophers E, et al. Isolation and characterization of human beta -defensin-3, a novel human inducible peptide antibiotic. J Biol Chem. 2001; 276: 5707-13.
26) Frohm M, Agerberth B, Ahangari G, et al. The expression of the gene coding for the antibacterial peptide LL-37 is induced in human keratinocytes during inflammatory disorders. J Biol Chem. 1997; 272: 15258-63.
27) Lande R, Gregorio J, Facchinetti V, et al. Plasmacytoid dendritic cells sense self-DNA coupled with antimicrobial peptide. Nature. 2007; 449: 564-9.
28) Wang TT, Nestel FP, Bourdeau V, et al. Cutting edge: 1,25-dihydroxyvitamin D3 is a direct inducer of antimicrobial peptide gene expression. J Immunol. 2004; 173: 2909-12.
29) Kanazawa N, Okafuji I, Kambe N, et al. Early-onset sarcoidosis and CARD15 mutations with constitutive nuclear factor-kappaB activation: common genetic etiology with Blau syndrome. Blood. 2005; 105: 1195-7.
30) Fujisawa A, Kambe N, Saito M, et al. Disease-associated mutations in CIAS1 induce cathepsin B-dependent rapid cell death of human THP-1 monocytic cells. Blood. 2007; 109: 2903-11.
31) Jin Y, Mailloux CM, Gowan K, et al. NALP1 in vitiligo-associated multiple autoimmune disease. N Engl J Med. 2007; 356: 1216-25.

〈佐山浩二〉

# Ⅱ 各論

# 1 アトピー性皮膚炎のバリア異常

## 1 皮膚バリアは健康の要

我々の体表面を覆っている皮膚の最も重要な働きの一つが，バリア機能である．哺乳類の先祖は海中で生活していたが，陸上で生活するようになり，乾燥した外界に対する皮膚のバリア機能を獲得してきた．それが，「角化」というメカニズムである．皮膚の角化によって体表面からの水分蒸散量はコントロールされ，かつ，外界からのアレルゲンなどの異物の侵入が防がれている．

近年，この角化によるバリア機能に重要な蛋白，フィラグリンの遺伝子変異がアトピー性皮膚炎の発症因子の一つであることが明らかになった[1]．本稿では，アトピー性皮膚炎患者にみられる皮膚バリア障害がアトピー性皮膚炎の発症メカニズムと，どのように関わっているかに着目して述べたい．

## 2 アトピー性皮膚炎の発症メカニズム：炎症が先か，バリア障害が先か？

アトピー性皮膚炎は，単一の病因によって起こる疾患ではなく，多様な病因，増悪因子が絡んで，その病像を作り上げていると考えられている．それらの病因は，各症例により様々であると推測される．アレルギーを獲得しやすいという免疫学的な異常を基礎として発症している患者が，長く注目を集めてきたが，アトピー性皮膚炎患者の一部は，角層のバリア機能障害を基礎として発症していると予想される．

皮膚のバリア機能が障害されると皮膚表面からの水分蒸散量〔経表皮的水分蒸散量，trans-epidermal water loss（TEWL）〕が上昇し，角質の水分含有量が減少する．これが俗にいう乾燥肌，ドライスキンである．アトピー性皮膚炎の患者には，このドライスキンが必ずといってよいくらい認められることは，周知の事実である．すなわち，アトピー性皮膚炎の患者の皮膚には，バリア障害が一般的に認められるようである．一方，当然のことながら，アトピー性皮膚炎の患者の皮膚には，皮膚炎・湿疹が認められる．つまり，アトピー性皮膚炎の患者の皮膚には，バリア障害と皮膚炎が両方みられるわけである．この2つの現象が全く相互関係なく，起こっている可能性ももちろん完全には否定できないが，同じ皮膚を舞台として起こっている現象であるので，何らかの因果関係があると考えるのが妥当であろう．そこで，卵が先か，ニワトリが先かの議論ではないが，アトピー性皮膚炎の発症メカニズムについて，炎症が先か，バリア障害が先かという論争が登場することになる．つまり，湿疹・皮膚炎があった結果，皮膚のバリア機能が障害されてくるという順序であるのか，あるいはバリア障害があるので，その結果として皮膚炎・湿疹が惹起されてくるのか，という議論である．この論争の答えはそう簡単には出ないであろうが，最近の知見からアトピー性皮膚炎の患者集団の中には，まずバリア障害ありき，の症例がかなりの割合で含まれていることが明らかになってきている．

## 3 アトピー性皮膚炎患者の一部では後天的な皮膚バリア障害が認められる

アトピー性皮膚炎の発症因子としてフィラグリン遺伝子変異が注目されているが，我々の研究の結果からは，フィラグリン遺伝子変異を有するアトピー性皮膚炎患者は，患者全体の1/3弱と考えられる[2]．しかし，アトピー性皮膚炎の患者の皮膚には，ほとんど例外なくバリア障害があることが報告されてきており，我々の研究でも，フィラグリンの変異を有する患者も，有さない患者も同様にバリア障害を呈していることが明らかになった（図1）[3]．では，フィラグリン遺伝子変異を有さない患者でのバリア機能障害はどうして起こるのだろうか．アトピー性皮膚炎患者皮膚では，IL-4，IL-13 などの Th2 サイトカインの過剰産生があり，それがアトピー性の炎症反応と自然免疫の低下を引き起こす．それと同様に，IL-4，IL-13 などの Th2 サイトカインが過剰な環境は，それ自身がフィラグリンの発現を減少させることが明らかになっている[4]．すなわち，多くのアトピー性皮膚炎患者では，皮膚局所の炎症反応が原因となりフィラグリンの発現低下，そして，後天的な皮膚バリア機能障害を引き起こしている．すべてのアトピー性皮膚炎患者におけるその割合は不明であるが，皮膚炎の存在による Th2 優位の環境が，結果的にバリア障害をきたしている患者の集団は確かに存在するであろう．

## 4 皮膚バリアの重要構成要素，フィラグリンの欠乏は皮膚バリア障害の原因となる

分化した表皮細胞が産生するプロフィラグリンは表皮のケラトヒアリン顆粒の重要な構成要素である．角化の過程で1本のプロフィラグリンは切断されて10以上のフィラグリン分子になり，ケラチンとともにケラチノサイト内を満たし，天然の保湿因子として働くなど，皮膚のバリア機能の要としての役割をはたす．

プロフィラグリンをコードする遺伝子 *FLG* に遺伝子変異があることによって，プロフィラグリンが欠損，あるいは著明に減少すると，ケラトヒアリン顆粒の形成不全をきたし，正常の角化過程が障害され，皮膚バリア機能の低下をきたすと考えられる．

2006年初頭，Smith ら[5]は，欧州人の尋常性魚鱗癬家系においてフィラグリンをコードする遺伝子 *FLG* に2つの遺伝子変異 p.Arg501X と c.2282_2285del を同定した．中等症，または重症の尋常性魚鱗癬症例は，*FLG* 遺伝子変異のホモ接合体，あるいは，複合ヘテロ接合体であり，他方，*FLG* 遺伝子変異のヘテロ接合体（一つのアリルのみに *FLG* 遺伝子変異を有する）は，軽症例の尋常性魚鱗癬であるか，または尋常性魚鱗癬と診断され得るほどの症状を示さないことが明らかになった．すなわち，以前は常染色体優性遺伝性と考えられていた尋常性魚鱗癬は，厳密には semidominant 型の遺伝形式を示すことになる．2006年初頭の Smith ら[5]の報告のあと，欧州人において *FLG* 遺伝子変異の検索が精力的に進められ，2009年現在，少なくとも13個の *FLG* 遺伝子変異が欧州人において同定されている．

我々は欧州人にみられたフィラグリンをコードする遺伝子 *FLG* の変異について，日本人の尋常性魚鱗癬患者，および健常人について，それらの遺伝子変異の有無をスクリーニングした．

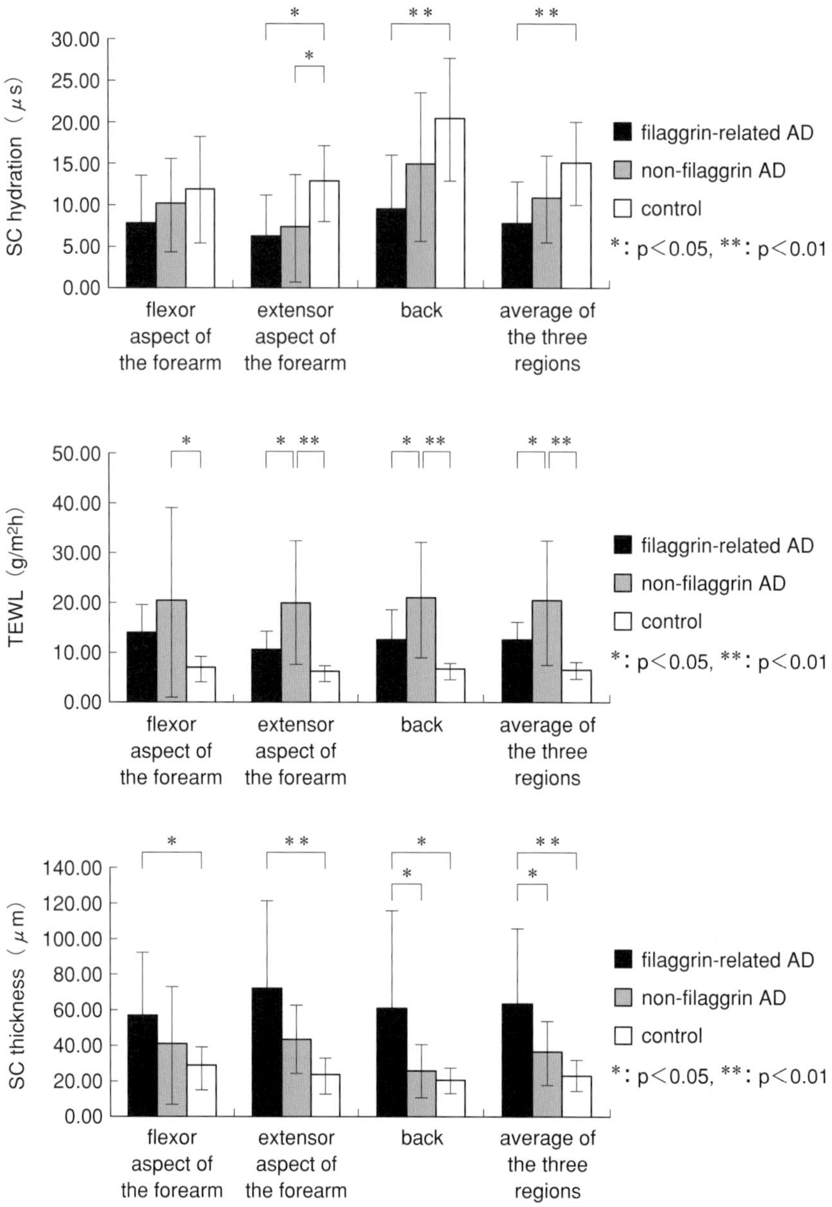


**図 1** アトピー性皮膚炎患者における皮膚バリア機能

アトピー性皮膚炎患者では，フィラグリン遺伝子変異をもつ群も，もたない群も，ともに皮膚バリア機能が有意に障害されていた.
SC hydration：角層水分量，TEWL：経表皮的水分蒸散量，SC thickness：角層厚，filaggrin-related AD：フィラグリン遺伝子変異を有するアトピー性皮膚炎患者群，non-filaggrin AD：フィラグリン遺伝子変異を有さないアトピー性皮膚炎患者群，Control：正常コントロール群
（文献 3 より）

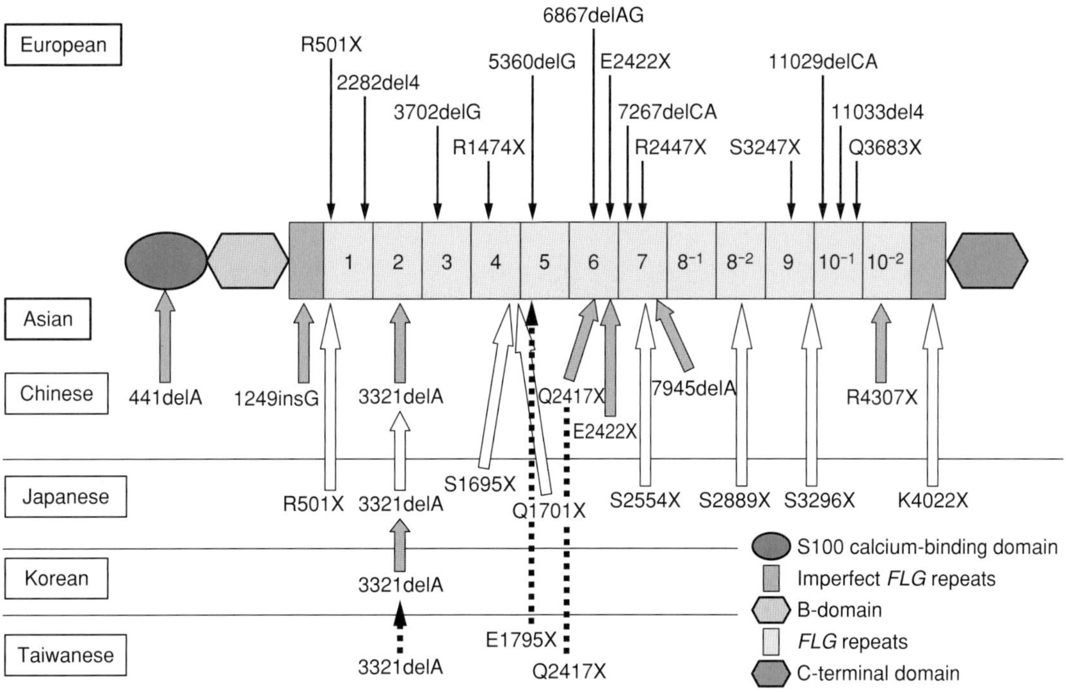


**図 2** 現在までに報告されている *FLG* 遺伝子変異

人種間, 民族間でそのスペクトラムは著しく異なる (文献 10 より).

その結果, 興味深いことに, それら欧州人の遺伝子変異は, 我々の調べ得た範囲では日本人においては認められなかった[6]. そこで我々は, 多数の日本人尋常性魚鱗癬家系において *FLG* のシークエンシングを行ったところ, 7 つの日本人固有の新規遺伝子変異 c.3321del, p.Ser1695X, p.Gln1701X, p.Ser2554X, p.Ser2889X, p.Ser3296X, p.Lys4022X を同定した[2, 6-8]. 日本人 1 家系において欧州人と同種の変異 p.Arg501X が報告されているが[9], 大変興味深いことに, 我々の同定した *FLG* 遺伝子変異については欧州人と全く異なる固有の変異を日本人は有していることが明らかになった (図 2)[10].

その後, さらに我々は, 台湾人尋常性魚鱗癬家系を収集し, *FLG* 遺伝子変異の検索を行った結果, 3 つの変異を同定した[11]. そのうち一つは, 日本人ですでに同定されていたもの c.3321del であり, これはその後, 中国人でも高頻度に認められること, また韓国人でも認められることが報告された. さらに, 台湾人での *FLG* 遺伝子変異のもう一つはシンガポールの中国人で報告されていたものであった. 最後の一つは, 台湾人に固有の遺伝子変異と考えられた. 興味深いことに, 日本人, シンガポールの中国人, 台湾人に同定された *FLG* 遺伝子変異と, これまで報告されている欧州人における *FLG* 遺伝子変異とには, ほとんど重複がない. すなわち, *FLG* 遺伝子変異のスペクトラムは, アジア人と欧州人とでは異なることがわかってきた. さらに, アジア人のなかでも南部中国の人, 日本人, 台湾人など, それぞれの人種間で, *FLG* 遺伝子変異について固有のスペクトラムを有していることが明らかになってきた[10].

## 5 フィラグリンの遺伝子変異がアトピー性皮膚炎の重要な発症因子である

2006年，英国Dundee大学のMcLean教授らのグループにより，フィラグリン遺伝子変異がアトピー性皮膚炎の約半数で認められることが明らかとなった[1]．驚くべきことに，その後にヨーロッパ人で施行された多くの報告において，フィラグリン遺伝子変異とアトピー性皮膚炎が有意に相関することが示されており，フィラグリン遺伝子変異により引き起こされる皮膚バリア機能異常がアトピー性皮膚炎発症と深く関係していることは，もはや疑いのない事実として認知されるようになった．

英国を中心とする欧州人においては，尋常性魚鱗癬の病因であるフィラグリン遺伝子変異がアトピー性皮膚炎の重要な発症因子であったが，日本人においても同様のことがいえるかどうかが注目されていた．そこで，我々は欧州人に高頻度にみられたフィラグリンをコードする遺伝子*FLG*の変異について，日本人のアトピー性皮膚炎患者について，それらの遺伝子変異の有無をスクリーニングした．その結果，興味深いことに，それら欧州人の遺伝子変異は，我々の調べ得た範囲では日本人アトピー性皮膚炎患者においては認められなかった[6]．そこで我々は，上述のごとく日本人尋常性魚鱗癬家系において，*FLG*のすべてのコーディング領域のシークエンシングを行い，同定した7つの日本人固有の新規*FLG*遺伝子変異について，日本人アトピー性皮膚炎患者を対象としてスクリーニングした．その結果，これらの*FLG*変異は，アトピー性皮膚炎患者群では27%にみられ，日本人においては，これらの日本人固有の*FLG*遺伝子変異がアトピー性皮膚炎の重要な発症因子であることが示された（表1）[2]．すなわち，日本人アトピー性皮膚炎患者の4人に1人以上は，フィラグリンの遺伝子変異を発症因子として有しているわけであり，アトピー性皮膚炎の病因を考える際に非常に重要な要素であるといえるであろう．

## 6 フィラグリン遺伝子変異によるアトピー性皮膚炎発症のメカニズム

我々は，フィラグリン遺伝子変異がアトピー性皮膚炎の発症においてはたす役割を明らかにするため，*FLG*変異を有するアトピー性皮膚炎患者，同数の変異を有さないアトピー性皮膚炎患者，健常人コントロールについて，角質水分量と経表皮水分蒸散量（TEWL），角層厚を測定し，皮膚バリア機能を評価した[3]．さらに，アトピー性皮膚炎の臨床的重症度をobjec-

**表1** 日本人アトピー性皮膚炎におけるフィラグリン遺伝子変異のケースコントロールスタディ

| Genotypes | R501X | | 3321delA | | S1695X | | Q1701X | |
|---|---|---|---|---|---|---|---|---|
| | Controls | Cases | Controls | Cases | Controls | Cases | Controls | Cases |
| AA | 134 | 137 | 133 | 131 | 133 | 137 | 134 | 134 |
| Aa | 0 | 0 | 1 | 6 | 1 | 0 | 0 | 3 |
| aa | 0 | 0 | 0 | 0 | 0 | 0 | 0 | 0 |
| total | 134 | 137 | 134 | 137 | 134 | 137 | 134 | 137 |

Combined genotype, $\chi^2=29.218$, $P=6.50\times10^{-8}$;
Fisher's exact test odds ratio=9.94（95% CI 3.77-26.2, $p=2.35\times10^{-8}$）

tive-SCORAD（OSCORAD）インデックスを用いて評価した[3]．*FLG* 変異を有する群，有さない群ともに，AD 患者では著明な角質水分量の低下，TEWL の上昇，すなわちバリア障害を認めた．しかし，*FLG* 変異を有する群では角質水分，TEWL，角層厚のいずれもが臨床重症度（OSCORAD）と有意に相関していたが，*FLG* 変異なし群ではそれらの相関は認められなかった（図 3）．これらのデータは *FLG* 変異を有する群では *FLG* 変異による皮膚のバリア機能障害が AD 発症に重要な役割をはたしていることを示唆している[3]．

現在，フィラグリンの変異がアトピー性皮膚炎を引き起こすメカニズムとしては，以下の 2 つの仮説が有力である．一つは，フィラグリン減少に起因する皮膚バリア障害が，ダニなどのハプテン（アレルゲン）の持続的侵入を許し，その結果，感作による IgE 高値と皮膚炎を引き起こすという仮説である（図 4）[12]．もう一つの仮説は，フィラグリンの減少により，その代謝産物であるポリカルボン酸が皮膚角層で減少し，pH が上昇，角層のセリンプロテアーゼの活性が高まり，サイトカインカスケードの活性化が起こることが，皮膚炎の起因となるという説である．

今後，フィラグリン変異による皮膚バリア障害とアトピー性皮膚炎発症について，その機序の完全な解明が我々の研究課題である．

我々は，*FLG* 遺伝子変異を有する人たちについてのテーラーメイド医療を提案している．すなわち，我々が同定した *FLG* 遺伝子変異についてスクリーニングすることにより，今後，アトピー性皮膚炎の遺伝子診断，発症のリスクの予測が可能になると考えられる．フィラグリン遺伝子変異による皮膚バリア機能障害が病因であるアトピー性皮膚炎の患者に対して，バリア障害を改善する治療戦略を用いることにより，従来のステロイドなどを用いた対症療法的治療ではなく，根本治療が可能となる日も，そう遠くないと考えられる．さらに，フィラグリン遺伝子変異を有する小児に対して，積極的に保湿剤などの皮膚バリア機能を補う外用を行う，ダニや花粉などの曝露を減らすなどの方法によるアトピー性皮膚炎の発症の予防も可能になるであろう．

## 7 おわりに

アトピー性皮膚炎の患者にみられる皮膚バリア障害は，はたして原因なのか，結果であるのか，その結論は簡単には出ない．ヘテロで多彩な病因，発症因子からなるアトピー性皮膚炎の

| S2554X | | S2889X | | S3296X | | K4022X | | Combined | |
|---|---|---|---|---|---|---|---|---|---|
| Controls | Cases | Controls | Cases | Controls | Cases | Controls | Cases | Controls | Cases |
| 133 | 129 | 132 | 122 | 134 | 132 | 134 | 133 | 129 | 100 |
| 1 | 8 | 2 | 15 | 0 | 5 | 0 | 4 | 5 | 33 |
| 0 | 0 | 0 | 0 | 0 | 0 | 0 | 0 | 0 | 4 |
| 134 | 137 | 134 | 137 | 134 | 137 | 134 | 137 | 134 | 137 |

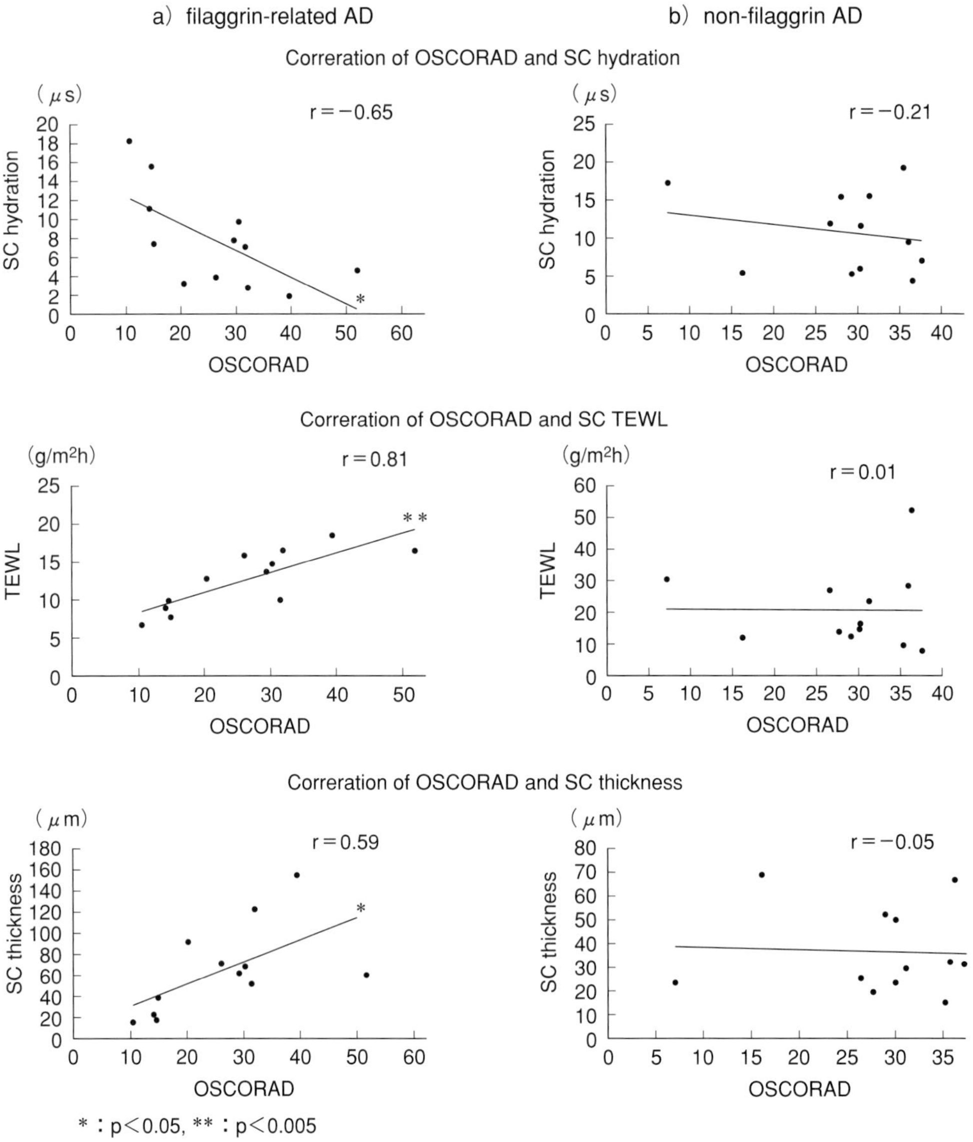


**図 3** アトピー性皮膚炎患者群での臨床重症度と皮膚バリア障害の程度の相関関係

フィラグリン遺伝子変異を有するアトピー性皮膚炎患者群では，臨床重症度と皮膚バリア障害の程度が相関する．他方，フィラグリン遺伝子変異をもたないアトピー性皮膚炎患者群では，臨床重症度と皮膚バリア障害の程度は相関しない．
OSCORAD：客観的臨床重症度，SC hydration：角層水分量，TEWL：経表皮的水分蒸散量，SC thickness：角層厚，filaggrin-related AD：フィラグリン遺伝子変異を有するアトピー性皮膚炎患者群，non-filaggrin AD：フィラグリン遺伝子変異を有さないアトピー性皮膚炎患者群
（文献 3 より）

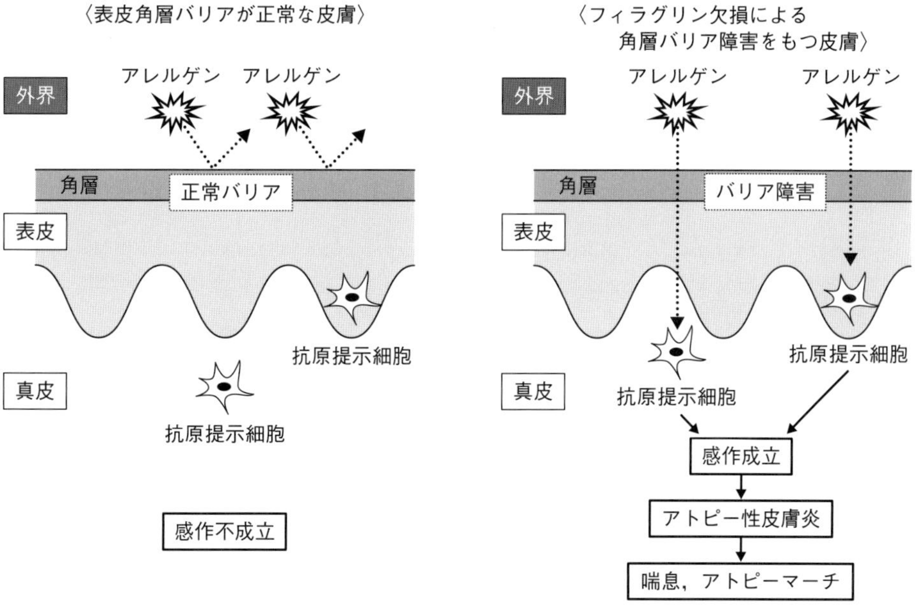


図4　フィラグリン遺伝子変異によりアトピー性皮膚炎が発症するメカニズム（仮説）
（文献12より）

患者には皮膚バリア障害を主な病因，発症因子とする群とTh2優位の反応を起こしやすい免疫学的素因を主な病因，発症因子とする群があると考えられる．これが，我々のアトピー性皮膚炎の病因，病態の理解を長い間妨げてきた．現在，フィラグリン遺伝子変異を検索することにより，少なくともフィラグリン遺伝子変異を発症因子として有する群を，バリア障害によって発症している患者集団として特定できるようになった．

今後，フィラグリン変異による皮膚バリア障害とアトピー性皮膚炎発症について，その機序のさらに詳細な解明がなされることにより，皮膚バリアという面からのアトピー性皮膚炎の新たな治療戦略，予防法の開発が期待される．

## ■文献

1) Palmer CN, Irvine AD, Terron-Kwiatkowski A, et al. Common loss-of-function variants of the epidermal barrier protein filaggrin are a major predisposing factor for atopic dermatitis. Nat Genet. 2006; 38: 441-6.
2) Nemoto-Hasebe I, Akiyama M, Nomura T, et al. FLG mutation p.Lys4021X in the C-terminal imperfect filaggrin repeat in Japanese patients with atopic eczema. Br J Dermatol. 2009; 161: 1387-90.
3) Nemoto-Hasebe I, Akiyama M, Nomura T, et al. Clinical severity correlates with impaired barrier in filaggrin-related eczema. J Invest Dermatol. 2009; 129: 682-9.
4) Howell MD, Kim BE, Gao P, et al. Cytokine modulation of atopic dermatitis filaggrin skin expression. J Allergy Clin Immunol. 2007; 120: 150-5.
5) Smith FJ, Irvine AD, Terron-Kwiatkowski A, et al. Loss-of-function mutations in the gene en-

coding filaggrin cause ichthyosis vulgaris. Nat Genet. 2006; 38: 337-42.
6) Nomura T, Sandilands A, Akiyama M, et al. Unique mutations in the filaggrin gene in Japanese patients with ichthyosis vulgaris and atopic dermatitis. J Allergy Clin Immunol. 2007; 119: 434-40.
7) Nomura T, Akiyama M, Sandilands A, et al. Specific filaggrin mutations cause ichthyosis vulgaris and are significantly associated with atopic dermatitis in Japan. J Invest Dermatol. 2008; 128: 1436-41.
8) Nomura T, Akiyama M, Sandilands A, et al. Prevalent and rare mutations in the gene encoding filaggrin in Japanese patients with ichthyosis vulgaris and atopic dermatitis. J Invest Dermatol. 2009; 129: 1302-5.
9) Hamada T, Sandilands A, Fukuda S, et al. De novo occurrence of the filaggrin mutation p.R501X with prevalent mutation c.3321delA in a Japanese family with ichthyosis vulgaris complicated by atopic dermatitis. J Invest Dermatol. 2008; 128: 1323-5.
10) Akiyama M. FLG mutations in ichthyosis vulgaris and atopic eczema; spectrum of mutations and population genetics. Br J Dermatol. 2010; 162: 472-7.
11) Hsu C-K, Akiyama M, Nemoto-Hasebe I, et al. Analysis of Taiwanese ichthyosis vulgaris families further demonstrates differences in *FLG* mutations between European and Asian populations. Br J Dermatol. 2009; 161: 448-51.
12) 秋山真志. 各科臨床のトピックス: フィラグリン遺伝子変異とアトピー性皮膚炎. 日本医師会雑誌. 2010; 138: 2536-7.

〈秋山真志〉

# 2 アトピー性皮膚炎の免疫異常：サイトカインを中心に

## 1 はじめに

強い痒みを伴う炎症性皮膚疾患であるアトピー性皮膚炎（AD）の病態は，一般にサイトカイン異常を主体とする免疫学的側面，角層バリア機能異常に代表される非免疫学的側面の2つの側面から捉えられてきた．免疫学的異常として，主にTh2細胞，肥満細胞，ケラチノサイト（KC）から産生されるサイトカインやケモカインが病態を形成し，Th2サイトカイン優位な状態がみられる．一方，AD患者でダニ抗原を用いたパッチテストを施行すると，病変部でIL-12mRNAの発現を認め，Th2，Th1両者のサイトカインの関与することが認められる．

最近，Th17細胞，制御性T細胞（Treg細胞）など新しい免疫担当細胞が報告されており，それらの産生するサイトカインが，AD病変形成にも関与していることが明らかにされている．Th17細胞はIL-17やIL-22を産生し，IL-17はIL-1，IL-6，IL-8産生を誘導し，これらのサイトカインはADの急性病変の形成に関与している．またTreg細胞はIL-10，TGF-βを産生し，T細胞の機能を調節する．AD患者の末梢血や病変部では，健常人と異なるTreg細胞の比率が認められる．

ADで生じる末梢性痒みの原因物質は，末梢神経より産生されるサブスタンスPや肥満細胞由来のヒスタミンであるが，その制御にはIL-2やIL-31の関与も明らかになっている．

これに対し非免疫学的側面とされてきたバリア機能の形成，感染防御において，角層でのフィラグリン産生や抗菌活性物質であるcathelicidin，β-defensinが関与する．これらの産生はAD病変部で低下しており，抗原による皮膚への侵入を容易にし，感染防御機能を低下させる．このケラチノサイトによるフィラグリン産生やdefensin産生は，*in vitro*でIL-4，IL-13によって抑制されるなどTh2サイトカインによる調節を受けている．

このようにADで認められる免疫異常は，痒みや非免疫学的側面と捉えられてきた，バリア異常にも密接に関与している．

ここでは，こうした知見について解説したい．

## 2 T細胞を中心としたアトピー性皮膚炎の免疫異常

### a. Th2サイトカインとTh1サイトカイン

ADでは，患者の約70%で血清IgE値の増加を認め，また末梢血好酸球数の増加を認める．免疫学的異常として，Th2サイトカインの優位性が指摘されている．すなわちナイーブT細胞からTh2細胞への分化にはIL-4が関与しており，一方Th1細胞への分化にはIFN-γが関与するが，AD患者の末梢血中では，血清IL-5，IL-13値などのTh2サイトカインが高値を

**アレルギー機序**

急性病変：Th2
慢性病変：Th2＋Th1

Th2 細胞：IL-4, IL-5, IL-13
Th1 細胞：IFN-$\gamma$
Th17 細胞：IL-17
Treg 細胞：TGF-$\beta$

**非アレルギー機序**

フィラグリン機能異常
セラミド合成低下

**図 1** アトピー性皮膚炎の病態の仮説

示しており，Th2 サイトカインの作用が優位と捉えられる．AD 患者の病変部皮膚より T 細胞を採取し，培養下で T 細胞のサイトカインプロファイルをみると，IL-4 を優位に産生しており，IFN-$\gamma$ 産生能の低下を認める．また IL-5 によって活性化された好酸球は，顆粒（MBP, ECP, EDN）を分泌する．活性化肥満細胞は，IgE を介してヒスタミンを分泌するほか，IL-4，TNF-$\alpha$ 産生能を有する．

このように AD では，Th2 優位な状態が認められるが，一方，血清 Th1 サイトカインレベルの増加を認める報告も多く，単純な Th2 優位のみの状態で AD の病態を説明することはできない．例として AD 患者の無疹部で，ダニ抗原を用いてアトピーパッチテストを行い，病変部でのサイトカイン発現の変化を検討すると，24 時間後に病変部で Th2 サイトカイン発現を認めたが，72 時間後に IFN-$\gamma$ mRNA 発現を認めた[1)]．また慢性病変部より採取した組織でサイトカイン mRNA 発現を調べると，IL-13 mRNA や IL-12mRNA 発現を認めた[2)]．このことは AD の慢性化した病変部で Th2 サイトカインから Th1 サイトカインへシフトすることを示している（図 1）．

## b. 樹状細胞の役割

AD の炎症の初期の段階においては，樹状細胞が大きな役割をはたすと考えられる．樹状細胞は T 細胞に抗原提示を行う細胞であるが，表皮内特有の樹状細胞として Langerhans 細胞や IDEC（inflammatory dendritic epidermal cells）などが認められている[3)]．ヒト表皮 Langerhans 細胞は Fc$\varepsilon$RI 受容体を発現しており，Fc$\varepsilon$RI 受容体を介して IgE と結合することによって，強力な抗原提示作用を発揮する．さらに GM-CSF は Langerhans 細胞の生存を延長するが，AD では表皮ケラチノサイトの GM-CSF 産生亢進があり，ケラチノサイトが Langerhans 細胞の生存の延長を誘導しているといえる．

## c. ケモカインの役割

1990 年代より，ケモカインや新しいサイトカインが次々に明らかにされ，AD の病態解明が進んだ．

ケモカインは白血球走化因子の総称であり，特異的なケモカイン受容体を有する白血球（T

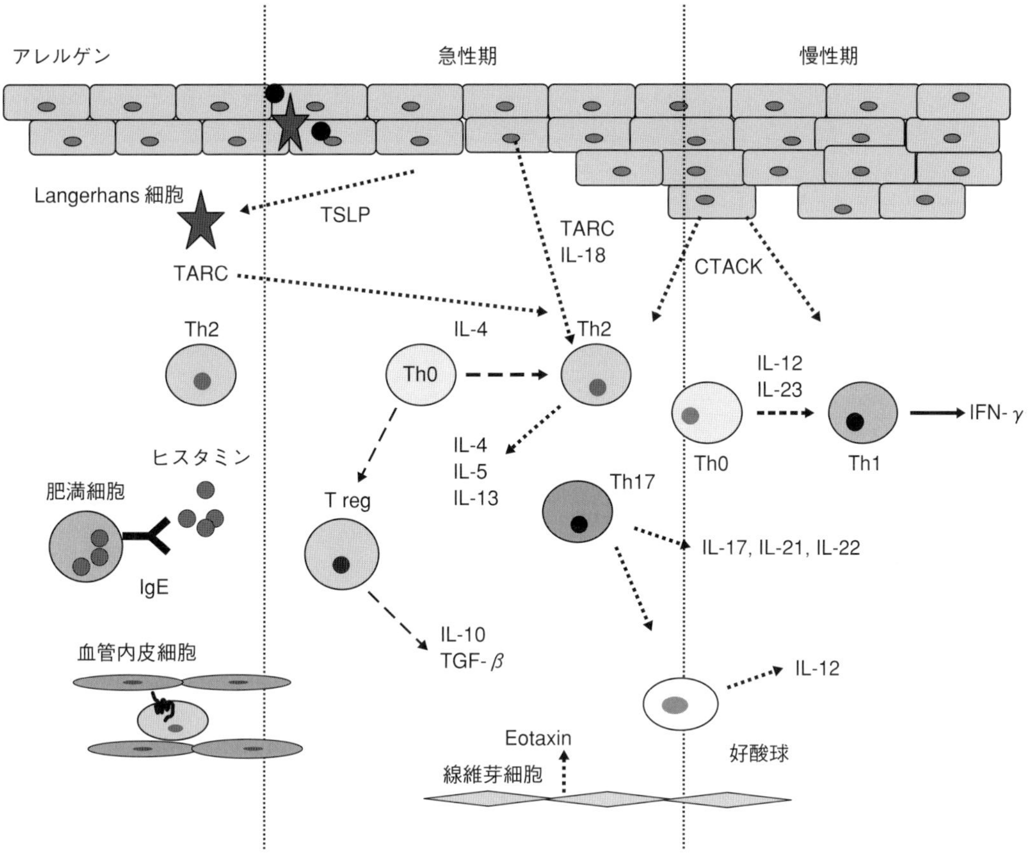


**図 2** アトピー性皮膚炎の病態（サイトカイン）

細胞，肥満細胞，好酸球など）に作用して，病変部への白血球浸潤を誘導する．例えばTh1細胞はCXCR3，CCR5受容体を有しており，これには各々IP-10，Migなどが結合する（図1）．Th2細胞はCCR4受容体を有しておりTARC，MDCがこの受容体に結合する．好酸球はCCR3受容体を有しeotaxinが結合する．またT細胞のCCR10受容体に結合するケモカインとしてCTACKがある．これらのケモカインは皮膚ケラチノサイト，血管内皮細胞，樹状細胞，線維芽細胞などから産生される（図2，3）．

筆者らは，AD患者の血清TARC，MDC，eotaxin-3，CTACK値は高値であり，これらはADの重症度と相関する，という興味深い結果を得た[4]．

ADの病変部では，TARC発現の増加が認められ，TARC，MDCはAD病変部へのTh2細胞浸潤に関与すると考えられる．また患者末梢血で増加するCCR4陽性T細胞の多くが，皮膚ホーミング受容体であるCLA（cutaneous lymphocyte associated antigen）を発現している．T細胞のCLA発現には，IL-12，SEBなどが関与することから，IL-12などのTh1サイトカインやSEBなどの菌体成分も，表皮へのT細胞浸潤を誘導することが考えられる[5]．

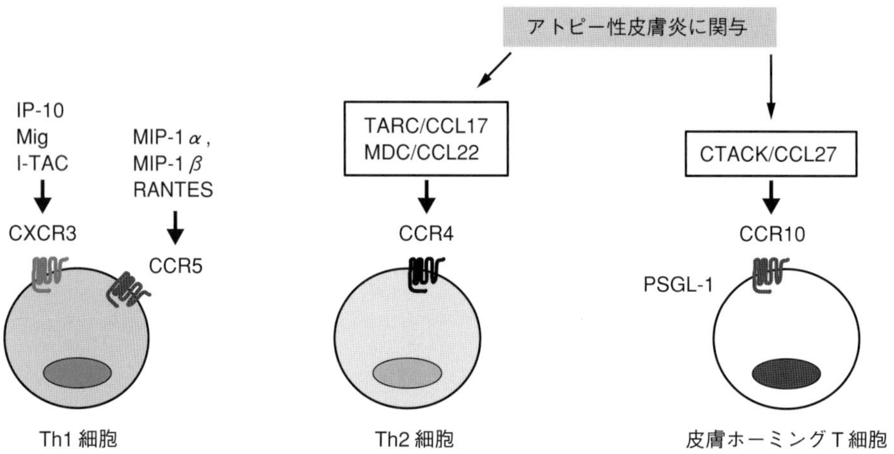


図 3 皮膚炎に関係する種々のケモカインと標的細胞

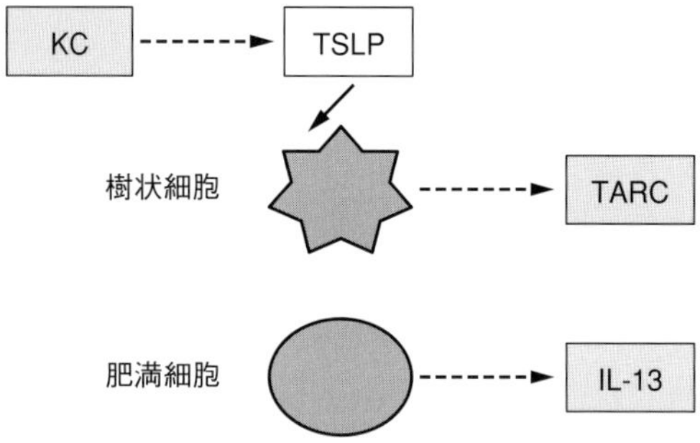


図 4 ケラチノサイトと TSLP
(TSLP トランスジェニックマウスでの実験)

ケラチノサイト (KC) は TSLP を産生し, 樹状細胞の TARC 産生を誘導する. またこのマウスでは肥満細胞の IL-13 産生が誘導されるが, TSLP 作用の伝達経路は不明である.

## d. サイトカインの役割

最近, IL-17, IL-18, TSLP (thymic stromal lymphopoietin) などのサイトカインが AD の病態に関与することが明らかとなってきた. AD 病変部の表皮 KC は GM-CSF, TSLP を過剰に産生する. TSLP は IL-7 に類似した構造を有するサイトカインで, 樹状細胞に作用し TARC 産生を誘導することによって, Th2 細胞の活性化に関与する. AD の病変部表皮ケラチノサイトでは, この TSLP の強発現が認められる. この TSLP を表皮ケラチノサイトに発現するトランスジェニックマウスでは, 病変部で TARC 産生や肥満細胞からの IL-13 産生を認め, AD に類似した状態が誘導される (図 4). また *in vitro* で正常表皮ケラチノサイトの TSLP 産生は, TLR3 ligand である poly (I : C) で亢進する[6]. ケラチノサイトの poly (I : C)

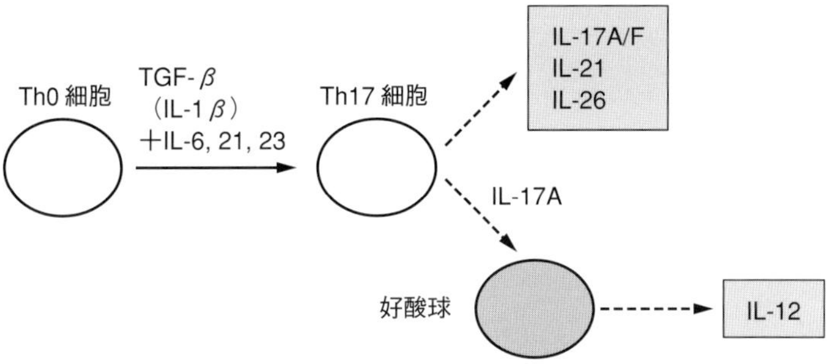


**図5** Th17 細胞とサイトカイン

Th17 細胞は IL-17, IL-21, IL-26 を産生するほか，IL-17 は好酸球に作用し IL-12 産生を誘導する．

による TSLP 産生は，さらに IL-4，IL-13 を加えることによって増強する．このことはウイルス感染によって皮膚炎が増悪する経路に TSLP が関与する可能性を示唆している．なお，AD 患者の血清 TSLP 値は正常人と比較して上昇せず，したがって TSLP は主に病変部で局部的に発現し作用する可能性が考えられる[7]．

また，最近 AD における IL-17 や IL-18 などのサイトカインの作用が明らかになった．IL-17 蛋白は Th17 発現 T 細胞より産生され，IL-21, IL-22, IL-26 産生を誘導する（図 5）．AD 患者の末梢血中の IL-17 発現 T 細胞は増加しており，その比率は重症度と相関する[8]．また病変部で IL-17 発現細胞は急性病変部で多く認められる．IL-17 は AD の急性期に多く発現し，表皮増殖能を有する IL-22 産生を介して慢性病変への形成に関与すると考えられる．また IL-17 は好酸球に作用し IL-12 産生を誘導する．この点からも，IL-17 の慢性病変への関与が示唆される．

IL-18 は，単独では IgE 産生を誘導し Th2 サイトカインを誘導するが，興味あることに，IL-12 と IL-18 が同時に T 細胞に作用すると T 細胞の IFN-γ 産生を誘導し Th1 サイトカインを誘導する．このように IL-18 は，Th1，Th2 両方の誘導作用を有し，そのスイッチングに関与することも推測される．IL-18 は主にケラチノサイトより産生されるが，AD 患者の末梢血で IL-18 値の高値を認める．ケラチノサイトに IL-18 を過剰産生する IL-18 トランスジェニックマウスを作成すると，生後 2〜3 週間後に皮膚炎を自然発症する．この皮膚炎の発症には IgE 産生に必要な STAT-6 によるシグナル経路を介さないことが確認されており，IL-18 による皮膚炎発症は，IgE を介する Th2 反応とは異なる経路によって生じることが考えられる．AD では実際，血清 IgE 値の上昇しない場合も存在しており，病態の形成に複数の経路が存在することが示唆される．

また Nc/Nga マウスで，SDS 処理により角層のバリアを破壊し，さらに菌体由来の protein A を塗布すると，病変部で IL-18 産生が誘導され，IL-13・IFN-γ 産生 T 細胞が誘導される．このことは角層のバリア機能の破壊された状態で，細菌感染によって皮膚炎が悪化する経路に IL-18 が関与している可能性を示している．

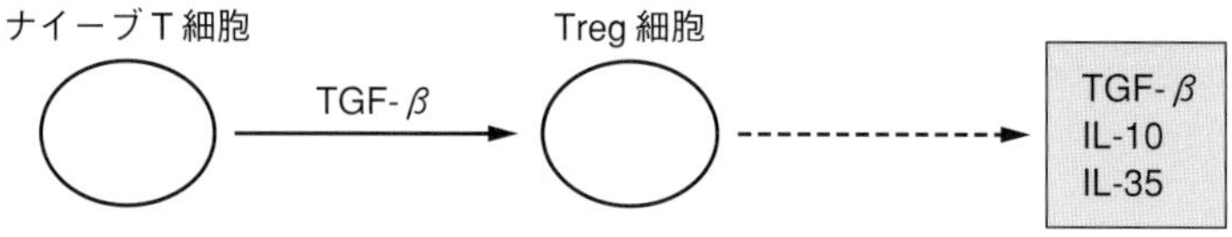


**図6** 制御性T細胞（Treg細胞）とサイトカイン

制御性T細胞（Treg細胞）はTGF-β，IL-10，IL-35を産生する．

### e. 制御性T細胞

以上述べたTh細胞の機能を調節する細胞として，制御性T細胞（Treg細胞）が存在し，ADをはじめとする炎症性皮膚病変に関与している．Treg細胞は，TGF-βによってナイーブTh0細胞より誘導される細胞である．細胞内にFoxp3蛋白，表面にCCR4受容体を有し，TGF-β，IL-10，IL-35を産生する（図6）．Ouら[9]はAD患者の末梢血中の$CD4^{+}CD25^{+}$ $Foxp3^{+}$T細胞数は，健常人と比較して増加すると報告している．また，Fujimuraら[10]は，健常人の皮膚での$Foxp3^{+}$Treg細胞はほとんど認められないが，ADや乾癬では表皮・真皮内にTreg細胞が散在していると述べている．ADでは表皮内のCD3陽性細胞中の$Foxp3^{+}$細胞数は乾癬に比べて低く，真皮内ではその比率は逆にADでより高値であるとしている．またSzegediら[11]は，AD患者でダニ抗原を用いたatopy patch testを行うと，表皮内，真皮内の$CD3^{+}$細胞中の$Foxp3^{+}$T細胞の割合が増加し，表皮内に浸潤するリンパ球の60%以上がFoxp$3^{+}$ T細胞であることを述べ，表皮病変形成に関与するとしている．

このようにTreg細胞のADにおける作用が認められているが，一方de Boerら[12]は，海綿状皮膚炎の病変部でCD3陽性細胞に占める$Foxp3^{+}$T細胞数を検討し，これらの比率は25〜30%であり，健常皮膚と比べて変化しなかったと述べている．このような報告によるTreg細胞の数や比率の違いは，使用した抗体の違いや，異なる炎症過程におけるTreg細胞の局在や数の違いによる可能性も考えられており，今後さらに精度の高い解析が行われなければならないが，Treg細胞がADにおいて何らかの鍵となる役割を担っている可能性は高く，今後の解明が待たれる．

## 3 アトピー性皮膚炎における自然免疫とサイトカイン

自然免疫は，T細胞などを中心とした獲得免疫の経路と異なり，主としてNK細胞やマクロファージによって担われる反応である．生体ではさまざまな外界の微生物に対してToll様受容体（TLR）が作用し，異物からの防御を行っている．TLRを介する経路としては，リポ蛋白を認識するTLR2受容体，lipopolisaccharide（LPS）を認識するTLR4受容体，またCpGに対応するTLR9受容体などが知られている．ADでは，NK細胞の関与する自然免疫能が低下しており，またマウスで肥満細胞のTLR2の活性化はIgEによって抑制されることから，ADではこれらのTLRsの機能が十分に作用しなくなると考えられている[13]．ADの易感染性にはこのような自然免疫の低下によって常の防御能力が低下する可能性がある．

## 4 バリア機能とサイトカイン

ADの病態形成に，微生物に対する抗菌活性物質として，表皮より産生される抗菌ペプチドcathelicidin / LL-37やhuman β-defensin（HBD）の関与が明らかにされている．AD患者では，HBD-2, HBD-3などの抗菌ペプチド産生が低下しており，これも皮膚での抗原の易侵入性や易感染性につながると考えられる．

さらに，これらの抗菌物質の産生はTh2サイトカインによって調節されることもわかってきた．たとえばIL-17はKCのHBD-2産生を増強する．このHBD-2産生増強は*in vitro*で，IL-4，IL-13によって抑制される．このようにADではIL-17による感染防御反応にTh2反応が加わることで，易感染性が誘導される可能性が示唆される[14]．またADではバリア機能に関するフィラグリンの産生低下が認められるが，IL-4，IL-13がKCのフィラグリン産生を抑制し，バリア機能をさらに傷害するようになると考えられる．

## 5 アトピー性皮膚炎の痒みとサイトカイン

ADではしばしば強い痒みを生じ，掻破を繰り返すことによって皮膚炎が遷延化する．痒みの機序として，末梢性痒みと中枢性痒みが明らかになっている．末梢性痒みとして，古くから知られている肥満細胞からヒスタミンが分泌される経路のほかに，最近トリプターゼを介する経路，サブスタンスPを介する経路などが明らかとなってきた．

サブスタンスPは，ケラチノサイト，末梢神経より産生され，肥満細胞を活性化するが，またNK-1受容体を介して直接神経細胞に作用することもできる．また肥満細胞からトリプターゼが産生され，PAR2受容体を介して末梢神経に刺激を伝達する経路もある．またIL-2などのサイトカインが痒みを誘導する．

またケラチノサイトより産生されるIL-31は末梢で痒みを惹起する．IL-31をケラチノサイトに過剰発現するトランスジェニックマウスを作製すると，強い痒みを生じることが証明されている．このように，ADの痒みという観点においても，サイトカインが深くかかわっている．

## 6 アトピー性皮膚炎の治療におけるサイトカインの変化

ADの治療において，急性増悪期にステロイド軟膏やタクロリムス軟膏などの免疫抑制薬が使用され，維持期には保湿薬を中心としたスキンケアを行う．免疫抑制薬は，皮膚炎を増悪させるサイトカインやケモカイン産生を制御する．たとえば筆者らはAD患者の血清TARC量は，ステロイド外用療法によって速やかに減少し皮疹の改善と相関することを確認している．また，AD患者より採取した樹状細胞のMDC産生能は，*in vitro*の培養系でステロイドやタクロリムスを加えることによって著明に抑制される．このようにステロイド外用薬やタクロリムス軟膏は，皮膚炎に関与するサイトカインやケモカインの産生を抑制することによってその作用を発揮する．

また前述のようにADで角層のバリア機能は低下しているが，ハプテン塗布によるアトピーパッチテストを施行するとバリア機能の低下（経表皮水分喪失）が顕著となることが報告されている[15]．つまり，免疫応答がバリア機能の破壊を促進するという図式が存在することがわかる．維持期の治療において十分なスキンケアを行うことは，バリア機能の改善のみならず，皮膚に浸潤する抗原の減少によってADにみられる特有な免疫異常を改善し，これによって皮膚炎の遷延化を抑制するために必須と考えられる．

## 7 まとめ

アトピー性皮膚炎（AD）の多くで血清IgE値の上昇，好酸球数の増加を認め，その病態にTh2サイトカインが優位に作用している．一方では，病変部における機序として慢性期にTh1サイトカインが関与していることなど，Th2優位のみでは説明できない機序が存在する．最近，その病態形成にTARCをはじめとするケモカイン，Th17細胞，制御性T細胞などの関与が明らかになってきた．またADで生じる痒みの発症機序に，末梢神経より産生されるサブスタンスPや肥満細胞由来のヒスタミンに加えて，IL-2やIL-31が関係することがわかってきた．また，非免疫的側面と捉えられてきたバリア機能についても，角層でのフィラグリン産生や，抗菌活性物質であるcathelicidin，β-defensinなどの産生はサイトカインによって制御されている．ADにおけるサイトカインの役割は多岐にわたり，新しい局面が次々と見出されている．さらなる究明が期待される．

■文献


1) Grewe M, Walther S, Gyufko K, et al. Analysis of the cytokine pattern expressed in situ in inhalant allergen patch test reactions of atopic dermatitis patients. J Invest Dermatol. 1995; 105: 407-10.
2) Hamid Q, Naseer T, Minshall EM, et al. In vivo expression of IL-12 and IL-13 in atopic dermatitis. J Allergy Clin Immunol. 1996; 98: 225-31.
3) Bieber T. Atopic dermatitis. N Engl J Med. 2008; 358: 1483-94.
4) Kakinuma T, Nakamura K, Wakugawa M, et al. Thymus and activation-regulated chemokine in atopic dermatitis: Serum thymus and activation-regulated chemokine level is closely related with disease activity. J Allergy Clin Immunol. 2000; 107(3): 535-41.
5) Akdis M, Klunker S, Schliz M, et al. Expression of cutaneosu lymphocyte-associated antigen on human $CD4^+$and $CD8^+$Th2 cells. Eur J Immunol. 2000; 30: 3533-41.
6) Kinoshita H, Takai T, Le TA, et al. Cytokine milieu modulates release of thymic stromal lymphopoietin from human keratinocytes stimulated with double-stranded RNA. J Allergy Clin Immunol. 2009; 123: 179-86.
7) Nakamura K, Tsuchida T, Tsunemi Y, et al. Serum thymic stromal lymphopoietin levels are not elevated in patients with atopic dermatitis. J Dermatol. 2008; 35(8): 546-7.
8) Koga C, Kabashima K, Shiraishi N, et al. Possible pathogenic role of Th17 cells for atopic dermatitis. J Invest Dermatol. 2008; 128: 2625-30.
9) Ou LS, Goleva E, Hall C, et al. T regulatory cells in atopic dermatitis and subversion of their activity by superantigen. J Allergy Clin Immunol. 2004; 113: 756-63.
10) Fujimura T, Okuyama R, Ito Y, et al. Profiles of $FoxP3^+$regulatory T cells in eczematous dermatitits, psoriasis vulgaris and mycosis fungoides. B J Dermatol. 2008; 158: 1256-63.
11) Szegedi A, Barath S, Nagy G, et al. Regulatory T cells in atopic dermatitis: epidermal dendritic


 

cell clusters may contribute to their local expansion. B J Dermatol. 2009; 160: 984-93.
12) de Boer OJ, der Loos CM, Teeling P, et al. Immunohistochemical analysis of regulatory T cell markers FOXP3 and GITR on $CD4^+CD25^+T$ cells in normal skin and inflammatory dermatoses. J Histochem Cytochem. 2007; 55: 891-98.
13) Mizukawa Y, Takahashi R, Yamazaki Y, et al. Fucosyltransferase VII-positive, skin-homing T cells in the blood and skin lesions of atopic dermatitis patients. Exp Dermatol. 2007, 17: 170-6.
14) Eyerich K, Pennino D, Scarponi C, et al. IL-17 in atopic eczema: Linking allergen-specific adaptive and microbial-triggered innate immune response. J Allergy Clin Immunol. 2009; 123: 59-66.
15) Gfersser M, Rakoski J, Ring J. The disturbance of epidermal barrier function in atopy patch test reactions in atopic eczema. B J Dermatol. 1996; 135: 560-5.

〈中村晃一郎〉

# 3 乾癬の免疫学的メカニズム

## 1 乾癬は「炎症性角化症」の代表的疾患

皮膚疾患において,「炎症」と「角化」は本来異なる病態であり,一見相容れない反応が同時に起こっていることが,乾癬の不思議とされてきた(表 1).乾癬の「炎症」には,リンパ球も好中球も含まれる.リンパ球の反応は,真皮および表皮内 T 細胞浸潤である.好中球の反応は,組織学的には Munro 微少膿瘍の存在,臨床的には膿疱性乾癬の存在を示唆してきた.

一方,「角化症」としての性格も際立っており,表皮ケラチノサイトの増殖,turnover 亢進がみられ,その結果,表皮の肥厚,表皮突起の延長,錯角化,過角化といった乾癬の組織学的特徴が発現される.

表 1 "炎症性角化症"としての乾癬の反応

| | |
|---|---|
| 1."炎症性":リンパ球と好中球の反応 | |
| 1)リンパ球の反応 | 真皮および表皮内 T 細胞浸潤 |
| 2)好中球の反応 | Munro 微少膿瘍<br>膿疱性乾癬の存在 |
| 2."角化症" | |
| ケラチノサイトの反応 | turnover 亢進(表皮肥厚,表皮突起の延長)<br>錯角化,過角化 |

## 2 乾癬の病態研究の変遷

筆者が皮膚科医になった 1980 年代初期における乾癬の病態に関する研究の中心は,「ケラチノサイトの増殖性疾患」というものであった.一方では,抗角層抗体が患者末梢血中に存在し,それが角層に結合し,補体を活性化し,アナフィラトキシンが産生され,好中球が角層めがけて浸潤し,Munro 微少膿瘍が形成される,という好中球に注目した研究もなされていた(図 1).

しかし,次第に病態において T 細胞が注目されるようになり,1989 年にスーパー抗原の概念が確立して,一気に T 細胞が主役として踊り出た[1].本来,乾癬の真皮上層や表皮内にはリンパ球が浸潤していたのであるから,T 細胞に注目するのは遅すぎたともいえよう.スーパー抗原(superantigen)は,黄色ブドウ球菌(*S. aureus*),化膿連鎖球菌(*S. pyogenes*)などの細菌が産生する毒素である.T 細胞受容体〔T-cell receptor(TCR)〕の抗原結合部位は V$\alpha$,J$\alpha$,

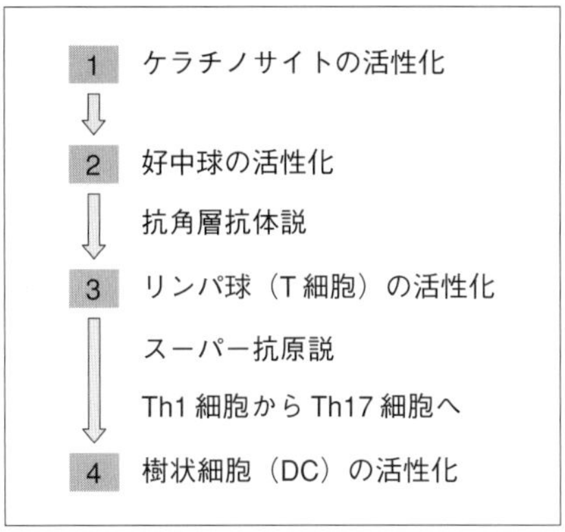


図 1 乾癬の病理病態についての歴史的な流れ

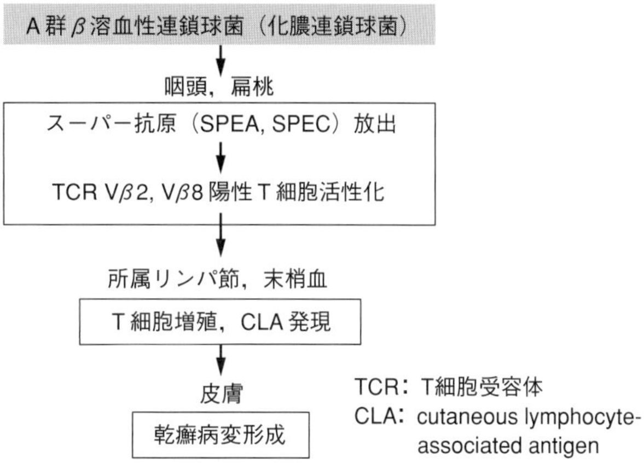


図 2 スーパー抗原の関与する病態：滴状乾癬

Vβ，Dβ，Jβ の 5 つのコンポーネントからなり，抗原提示細胞上の差し出し手である MHC によって提示された通常の抗原の認識は，この 5 つをすべて使う．しかしスーパー抗原の認識は，TCR の Vβ 部分のみを使う．反応に TCR Vβ しか関わらないため，数 % から 10% を越える T 細胞が活性化されることになり，非常に多くの T 細胞の反応が起こる．

乾癬には病巣感染が原因となっているという考えは古くからあり，扁桃摘出が行われたこともあった．スーパー抗原説が乾癬の病態とマッチしたのは滴状乾癬である．化膿連鎖球菌の咽頭感染は，滴状感染のトリガーとして知られる．滴状感染は化膿連鎖球菌の産生するスーパー抗原（SPEA や SPEC）によって活性化した T 細胞（Vβ2 や Vβ8 をもつ）が皮膚へのホーミング分子である CLA を発現し，皮膚に浸潤することにより発症する（図 2）．

この説の弱い点は，尋常性乾癬の多くの症例で感染が関わるわけではないことであり，現在では，スーパー抗原は滴状乾癬をはじめとする一部の乾癬のトリガーとなっていると考えられている．

いずれにしろ T 細胞が注目されるようになり，どのサブセットの T 細胞が重要かという観点に研究の中心は移っていった．それと相まって樹状細胞が注目され，近年の乾癬研究へと流れていくことになる．

## 3 乾癬の皮疹を形成する T 細胞の変遷

さて，乾癬の病態形成に重要とみなされた最初の T 細胞サブセットは，CD4 陽性の Th1 細胞であった（図 3）．これは今でも通用する概念ではある．その後，表皮内に浸潤する T 細胞は CD8 陽性の細胞であるという報告が相次ぎ，また化膿連鎖球菌由来のスーパー抗原に反応する T 細胞は $V\beta2^+$, $V\beta8^+$T 細胞であって，それらは CD8 陽性であるという知見が出され，CD8 陽性 T 細胞が注目された．しかし，その後，また CD4 が重要だとの寄り戻しが起こった．SCID マウスへ乾癬患者の皮膚と CD4 陽性 T 細胞を移入すると，乾癬病変を作ることができたからである[2)]．さらに，ここ数年は Th17 細胞が最も重要なポピュレーションとして表舞台に登場している．依然として，「乾癬は Th1 病である」という面をもっているのは事実であり，

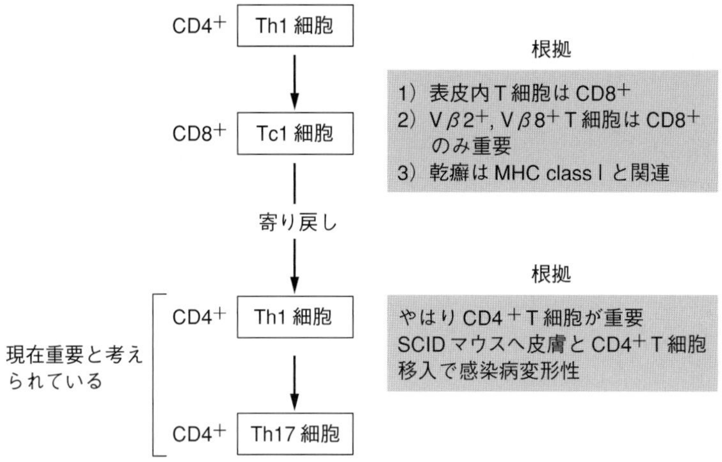


図 3　乾癬の皮疹を形成する T 細胞の変遷

現在では，「乾癬は Th17 細胞と Th1 細胞の関与する疾患である」という言い方が正しいといえよう．

## 4 Th17 細胞の登場

さて，Th17 細胞の登場は乾癬に対する考え方を大きく進展させた．Th1 細胞が病態に重要としても，Th1 サイトカインであるインターフェロン-γ（IFN-γ）自体には，ケラチノサイトを増殖させる能力はなし．ケラチノサイトを増殖に導くサイトカインは，IL-10 ファミリーあるいは IL-20 サブファミリーと称せられるサイトカインで，IL-19，IL-20，IL-22，IL-24，IL-26 がこれに当たる（図 4）．このなかで IL-22 は特に重要である．ケラチノサイトはこれらのサイトカインに対する受容体（IL-20R，IL-22R1 など）を発現している．IL-22 を産生する T 細胞は Th17 細胞であり，ケラチノサイト増殖における Th17 細胞の役割が明らかとなった．

本来 Th17 細胞は IL-17 を産生する T 細胞として，関節リウマチ，多発性硬化症，炎症性腸疾患など自己免疫疾患で注目された．“proinflammatory T cell”（前炎症性 T 細胞）というニックネームをもち，あるいは “from precursors to players in inflammation and infection”（炎症や感染で火付け役からエフェクター細胞まで演ずる）と表現される[3]．

Th17 細胞はヘルパー T 細胞の一つのサブセットであり（図 5），IL-17A, IL-17F，IL-22 を産生し，局所の炎症を起こす．IL-17 自体の働きは，ケラチノサイトの GM-CSF や IL-6 の産生促進，ケモカインである IL-8 や CXCL10 の産生促進，血管内皮細胞増殖因子（VEGF）の産生促進などがある（図 6）．最も重要なものは，IL-22 と共同して Stat3 を活性化し，ケラチノサイトを増殖に導くことである．IL-22 は上皮系細胞に働いて，サイトカイン，ケモカイン，抗菌ペプチドを産生させる．IL-17 と IL-22 は共同作用があり，とくにケラチノサイトからの IL-8 産生促進は相乗的である（図 7）．IL-8 は好中球に対するケモカインであることを考えると，Munro 微小膿瘍の機序になっていると考えられる．

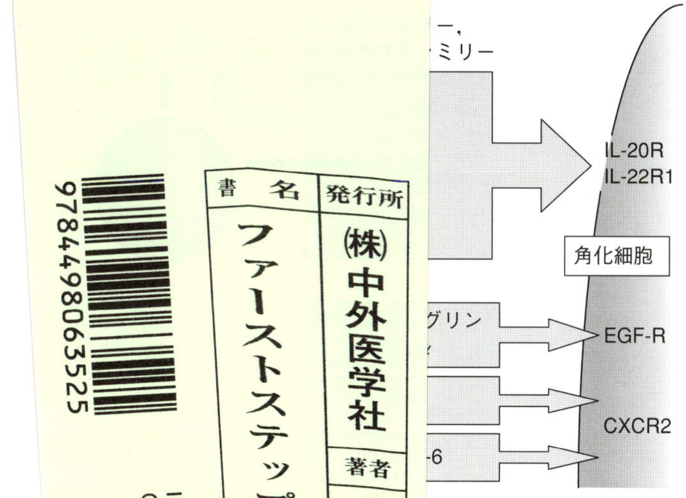


殖を促すサイトカイン

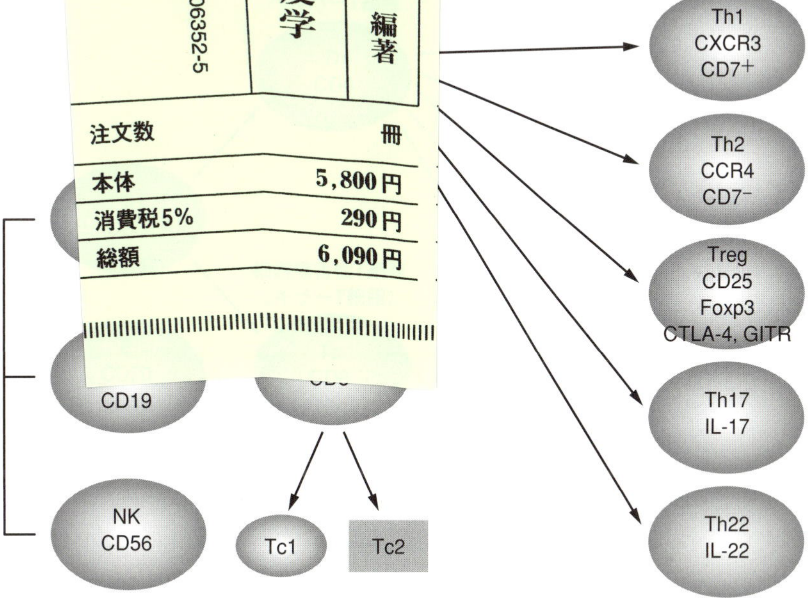


**図 5** 末梢血リンパ球

末梢血での Th17 細胞割合は，正常人 0.42±0.07% に対し，乾癬患者 1.30±0.20 と 3 倍である．また IFN-γ 産生細胞は，正常人 9.2±1.5% に対し，乾癬 41.7±10.6% とやはり約 3 倍である．IL-17 産生細胞割合と IFN-γ 産生細胞割合の間には有意な相関がある．

しかし，最近，IL-22 のソースとして Th22 や T22 も提唱されている[4]．IL-22 は Th17 細胞が産生するが，IL-17 を産生しない他の T 細胞サブセットも IL-22 を産生することが判明した．CD4 陽性細胞の場合は Th22 細胞とよぶべきであるが，実際には CD8 陽性細胞も

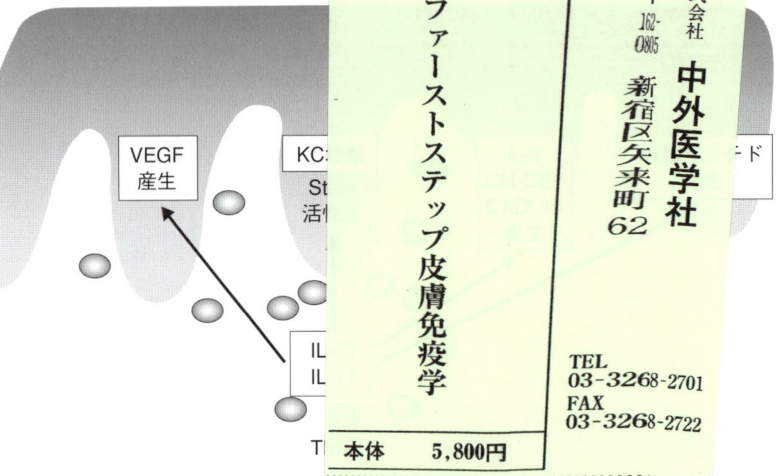


図6 Th17 細胞の表

図7 ケラチノサイトのサイトカイン，ケモカイン，増殖因子産生に対する IL-17 と IL-22 の増強作用

| | IL-17 | IL-22 | 相乗効果 |
|---|---|---|---|
| GM-CSF | ⇧⇧ | ⇧ | − |
| IL-8 | ⇧⇧ | ⇧ | ＋ |
| VEGF | ⇧⇧ | ⇧ | − |

GM-CSF：granulocyte/macrophage colony-stimulating factor
IL-8：interleukin-8
VEGF：vascular endothelial growth factor

IL-22 を産生するという観察から T22 細胞とよぶべきという考えもある．T22 細胞はむしろアトピー性皮膚炎における IL-22 産生細胞となっているかもしれず，乾癬における T22 細胞あるいは Th22 細胞の研究が注目されている．

## 5 IL-23（Th17 細胞維持サイトカイン）と IL-12（Th1 細胞維持サイトカイン）とどちらが重要か

乾癬にとって Th1 細胞と Th17 細胞のどちらがより重要であろうか．Th1 細胞の生存維持・増殖には IL-12 が必要である．一方，Th17 細胞の生存維持・増殖には IL-23 が必要である．抗 IL-12 抗体は乾癬に非常に有効であり，当初，Th1 細胞のほうが重要と考えられた．しかし，実は抗 IL-12 抗体は IL-23 を抑えて効いていることが判明した．IL-12 は p40 と p35 という 2 つの分子からできており，一方，IL-23 は p40 と p19 からなる．つまり IL-12 と IL-23 は

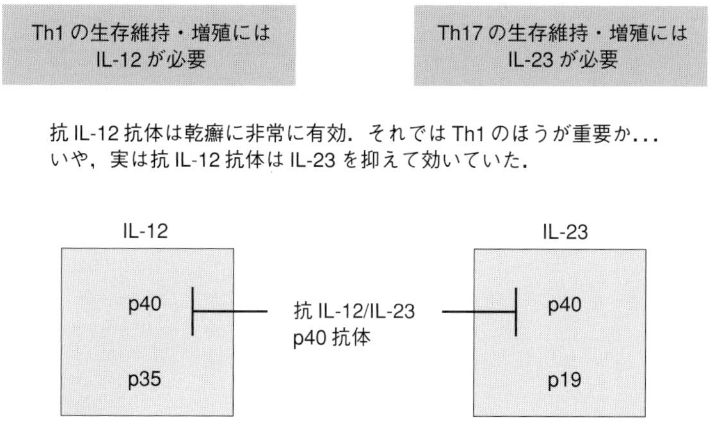
Th1 の生存維持・増殖には
IL-12 が必要
Th17 の生存維持・増殖には
IL-23 が必要
抗 IL-12 抗体は乾癬に非常に有効．それでは Th1 のほうが重要か...
いや，実は抗 IL-12 抗体は IL-23 を抑えて効いていた．
IL-12
p40
p35
抗 IL-12/IL-23
p40 抗体
IL-23
p40
p19

**図 8** 乾癬にとって Th1 細胞と Th17 細胞のどちらがより重要か

共通な p40 をもっている．抗 IL-12p40 抗体は IL-23 を阻害することによって効いていることが明らかとなった（図 8）．

## 6 IL-23 を産生する樹状細胞（dendritic cell：DC）

こうして Th17 細胞の生存維持・増殖には IL-23 が必要で，その IL-23 を阻害すれば乾癬に治療的効果を発揮するということが解明された[5]．では，IL-23 の産生細胞は何であろうか．可能性として，ケラチノサイト，真皮の DC，真皮のマクロファージなどがあげられるが，真皮の DC であることが明らかにされた．DC には myeloid DC と plasmacytoid DC がある．前者は $CD11c^{+}$，後者は $CD123^{+}CD4^{+}CD56^{+}$ である．IL-23 産生性の真皮 DC は，myeloid DC に属し，inflammatory myeloid DC または TIP-DC とよばれる DC に属する．TIP-DC は TNF-α and iNOS-producing DC の略であり，TNF-α と誘導性一酸化窒素合成酵素を産生する DC という意味である．この TIP-DC は正常人の真皮には少数しかいないが，乾癬病変部では約 30 倍浸潤している．TIP-DC は TNF-α を産生し，オートクライン機構で自己活性していると考えられている．

以上から乾癬の免疫学的病態のメインストリートは（図 9），1）TIP-DC が IL-23 を産生する，2）IL-23 によって Th17 細胞の生存維持・増殖が誘導される，3）Th17 細胞が IL-22 と IL-17 を産生してケラチノサイトの増殖や炎症反応を高める，ということになる．この機序に従ってなぜ生物学的製剤（バイオロジクス）が効くのかが理解できる．抗 TNF-α 抗体（infliximab，adalimumab），それから sTNF-α 受容体阻害薬（etanercept）は，TIP-DC の自己活性を抑制する．一方，抗 IL-12/IL-23p40 抗体（ustekinumab）は IL-23 を阻害して，Th17 細胞を結果的に抑制する．今後，抗 IL-17 抗体，抗 IL-17R 抗体，さらには抗 IL-22 抗体なども治療に利用されるようになろう．

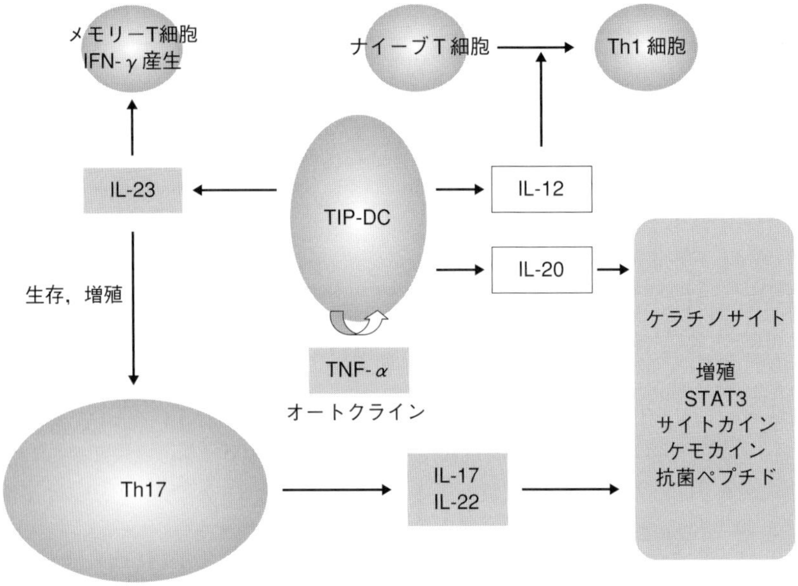


図 9　乾癬における IL-23 -Th17 -IL-22 軸と樹状細胞

## 7 Plasmacytoid DC と IFN-α

図 9 に示す乾癬の病態機序の別経路が存在する．乾癬では抗菌ペプチドの産生が亢進しているが，これが真皮 plasmacytoid DC の IFN-α 産生を促進させ，皮疹形成を導く（I．総論「2. 樹状細胞」参照）．

■文献


1) 戸倉新樹. 乾癬発症の引き金としての微生物. In：皮膚科診療プラクティス. 16. 乾癬にせまる. 東京：文光堂；2004. p. 56-60.
2) Nickoloff BJ, Wrone-Smith T. Injection of pre-psoriatic skin with $CD4^+$T cells induces psoriasis. Am J Pathol. 1999；155：145-58.
3) Korn T, Bettelli E, Oukka M, et al. L-17 and Th17 cells. Annu Rev Immunol. 2009；27：485-517.
4) Nograles KE, Zaba LC, Shemer A, et al. IL-22-producing "T22" T cells account for upregulated IL-22 in atopic dermatitis despite reduced IL-17-producing Th17 T cells. Allergy Clin Immunol. 2009；123：1244-52.
5) Lee E, Trepicchio WL, Oestreicher JL, et al. Increased expression of interleukin 23 p19 and p40 in lesional skin of patients with psoriasis vulgaris. J Exp Med. 2004；199：125-30.


〈戸倉新樹〉

# 4 接触皮膚炎の免疫学的メカニズム

## 1 はじめに

接触皮膚炎とはいわゆる“かぶれ”のことであるが，大きく一次刺激性接触皮膚炎とアレルギー性接触皮膚炎に分けられる．一次刺激性接触皮膚炎は化学熱傷と同一スペクトルに分類される病態で，アレルギー的な機序は関与しないため，本稿ではこれ以上とりあげない．アレルギー性接触皮膚炎（以下，接触皮膚炎と記載）の本態は湿疹であり，皮膚免疫応答のプロトタイプともいえる反応である．免疫記憶を容易に観察できるモデルとして古くから盛んに研究が行われ，そのメカニズムの大半は解明されていたかにみえたが，近年，通説と異なる知見が相次ぎ，再び注目を集めるモデルとなっている．本稿では病態の大枠から始め，次いで時間軸にそってメカニズムの詳細を概説していく．

## 2 接触皮膚炎の病態の流れ

接触皮膚炎は，皮膚内に侵入した外来異物（抗原）を捕捉・記憶し（感作相），再び同じ異物の皮膚内侵入に対して迅速に炎症を起こしてこれを取り除く（惹起相）反応である．概略は以下の通りである（図 1）[1]．

### a. 感作相

1）抗原が皮膚バリアを通過する．

2）皮膚内に侵入した抗原は，表皮 Langerhans 細胞，真皮樹状細胞をはじめとする抗原提示細胞に取り込まれる．

3）抗原提示細胞は所属リンパ節に移動し，T 細胞に抗原を提示する．

4）抗原特異的 T 細胞が増殖，活性化する．

5）活性化した T 細胞は末梢組織を巡回し，一部は皮膚内にとどまり新たな抗原の侵入に備える．

### b. 惹起相

1）感作が成立している個体の皮膚内に再び同じ抗原が侵入する．

2）抗原は抗原提示細胞により捕捉され，皮膚内にとどまっている，もしくは皮膚に巡回してきた T 細胞に提示される．

3）抗原特異的 T 細胞との結合が生じると，インターフェロン（IFN）-$\gamma$をはじめとするサイトカイン，あるい はケモカインが産生され炎症が誘導される．

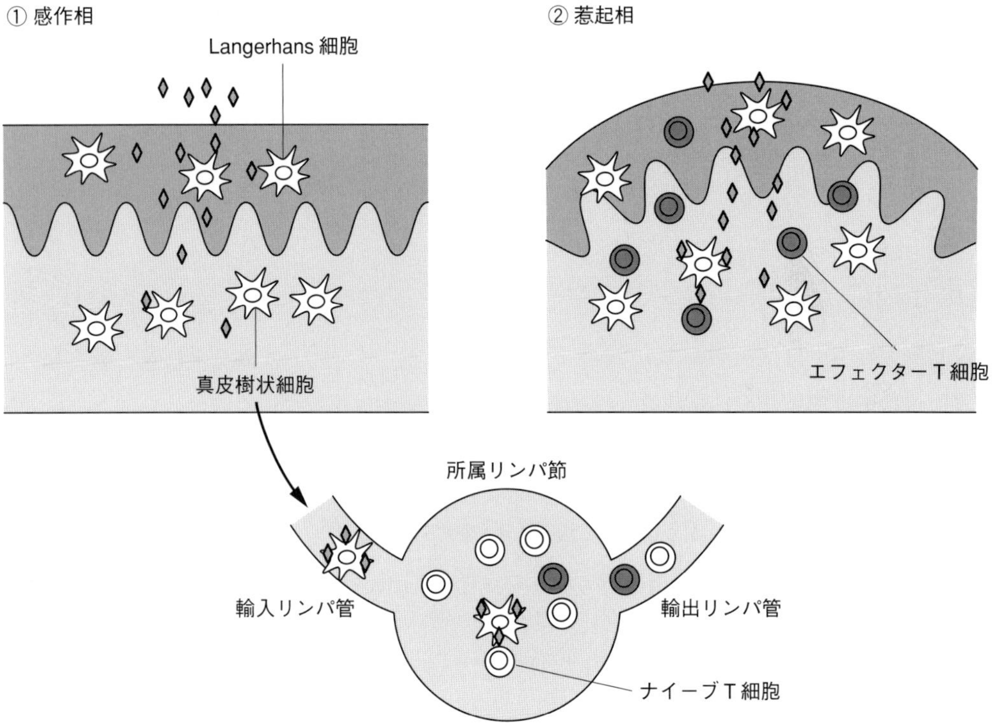


**図 1** 接触皮膚炎反応の概略

## 3 皮膚バリア機構と異物の経皮侵入経路

接触皮膚炎の発症機序を皮膚への異物の侵入経路から順に考えていく．皮膚の最外層は角層で覆われている．よくサランラップにたとえられる角層は，緻密に構成された物理的バリアであり，外来異物がこれを通過するのは容易ではない．そのため皮膚内に侵入する抗原の多くは，サランラップに開いた穴である毛包・汗腺といった皮膚付属器あるいは皮膚バリア損傷部位を経由すると考えられる．

従来の教科書には，1）分子量が約 1000 以上の物質は角層を通過できないこと，2）経皮的吸収の大部分は皮膚付属器を通じて行われること，が記載されてきた．しかしこれにはいくつか矛盾があることを指摘したい．分子量がおよそ 1000 以上の薬剤は外用薬になりえない（経皮吸収されない）ことから，サイズによるバリアが存在することは明らかである．しかし，もし分子量 1000 以下の物質が自由に角層を通過できるのであれば，なにも皮膚付属器を経由する必要がない．逆に経皮吸収のほとんどが皮膚付属器経由であるならば，分子量 1000 以下であっても角層を通過するのは困難ということになる．また，そもそも皮膚付属器には角層が存在しないため，バリアは何かという問題になる．近年，第二の皮膚バリアとして，隣り合う細胞の細胞膜同士をジッパーのように緊密に接着させるタイトジャンクションが注目されている（図 2）．タイトジャンクションは，毛包間表皮では顆粒層に存在し，テープストリッピングによって角層を取り除いた皮膚に蛋白抗原を密封貼付すると，タイトジャンクション直上まで抗

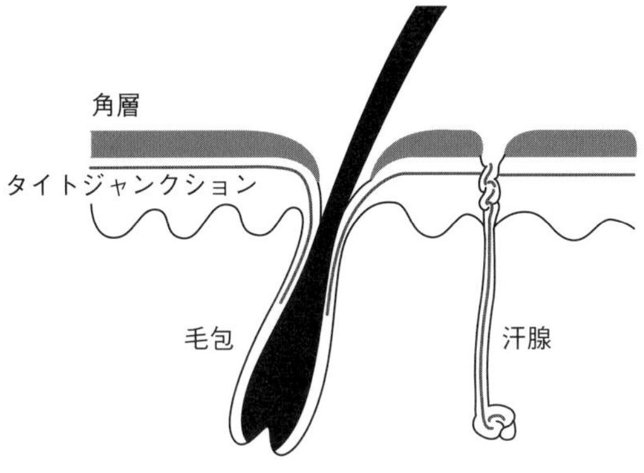

**図 2** 皮膚のバリア

**表 1** 様々な物質の分子量

| | |
|---|---|
| DNFB[1] | 186 |
| TNCB[2] | 247 |
| Oxazolone | 204 |
| FITC[3] | 389 |
| OVA[4]-peptide | 1,773 |
| OVA | 45,000 |
| タクロリムス水和物 | 822 |
| シクロスポリン | 1,202 |
| ウイルス | 1,000,000,000～ |

[1] 2,4-dinitrofluorobenzene
[2] 2,4,6-trinitorochlorobenzene
[3] Fluoresceinisothiocyanate
[4] Ovalbumin

原が侵入する像が観察される[2,3]．皮膚付属器におけるタイトジャンクションの詳細な観察，機能解析はまだ行われていないが，重要なバリアとして働いていることが予想される．これらを総合すると，「ほとんどの物質は正常な角層を通過できないため皮膚付属器を経由するが，およそ分子量 1000 以上の物質は第二のバリアであるタイトジャンクションを通過できない」というのが正しい理解であろう．

## 4 経皮感作の原因となる抗原

接触皮膚炎の原因となる抗原は，実際にはほとんどがハプテンであることが知られる．ハプテンとは低分子で，単独では抗原となりえないが，蛋白などの高分子物質と結合することで抗原性を示す物質のことである（表 1）．低分子であるため皮膚バリアを通過し，真皮にまで自由拡散で到達しうる．皮膚内に侵入したハプテンは Langerhans 細胞や真皮樹状細胞をはじめとする抗原提示細胞に捕捉されると考えられているが，1）何らかの蛋白と結合した状態で抗原提示細胞に取り込まれ，MHC class II 上に提示される可能性と，2）抗原提示細胞の MHC class II 上に乗っているペプチドにハプテンが直接結合する可能性が想定されている．

一方，皮膚バリアを通過できない蛋白などの高分子物質が経皮感作抗原になり得ないかというとそうではない．角層バリアに障害があるアトピー性皮膚炎患者の多くでダニ抗原などのパッチテストが陽性になることが知られている．またマウスを用いた実験で，テープストリッピング後に蛋白抗原を密封貼付することにより経皮感作を誘導できることが示されている[4]．高分子抗原が経皮的に取り込まれるメカニズムは不明であったが，これに Langerhans 細胞が関わっていることが近年明らかにされた[3]．タイトジャンクション直下に存在する Langerhans 細胞は，様々な刺激によりタイトジャンクションを超えて樹状突起を角層側に伸ばし高分子抗原を取り込むのである．すなわち，タイトジャンクションを超えられない高分子抗原の捕捉，提示には Langerhans 細胞が重要である可能性が示唆される．

## 5 接触皮膚炎の司令官としての樹状細胞

皮膚内には抗原提示細胞として，ヒトでは2つの樹状細胞サブセット（表皮Langerhans細胞と真皮樹状細胞），マウスでは少なくとも3つの樹状細胞サブセット（Langerhans細胞，ランゲリン陽性真皮樹状細胞，ランゲリン陰性真皮樹状細胞），およびマクロファージが存在する．接触皮膚炎において抗原の取り込み，提示を担う細胞は表皮に存在するLangerhans細胞が中心であるとこれまで考えられてきたが，その定説はLangerhans細胞を特異的に除去することが可能なマウスを用いた検討により覆されつつある[5,6]．詳細は「I．総論-2．樹状細胞」の項に譲るが，Langerhans細胞を取り除いても接触皮膚炎の反応には影響がないことが示されたのである．それどころかLangerhans細胞を取り除くことで接触皮膚炎反応が増強するとの報告もあり，Langerhans細胞が炎症に抑制的に働いている可能性も示唆されている[7]．しかしながら，ヒトにおける樹状細胞サブセット毎の役割の解明はなされておらず，今後解明すべき重要な課題といえる．

接触皮膚炎の開始においては，樹状細胞が，獲得した抗原を「異物（自己抗原ではない）と認識するかどうか」が最も重要である．その判断は，抗原獲得時にどのようなシグナル・外的環境に曝されているかによる．すなわち，1）周囲の細胞から産生された炎症性サイトカインであるinterleukin-1（IL-1），tumor necrosis factor-$\alpha$（TNF-$\alpha$）などのdanger signal，2）抗原刺激により活性化した周囲細胞との接触，3）抗原提示細胞上のToll-like receptorなどを介した抗原非特異的な病原認識機構の活性化，といった刺激の組み合わせにより，自己抗原なのか，細菌・ウイルスといった病原生物由来なのか，生体に害をなす物質なのかを樹状細胞が判断する．そういった意味では，樹状細胞が皮膚免疫応答の司令官であるといえよう．

生体に害のある物質を取り込んだと判断した樹状細胞は，MHC class IIを発現亢進させ，抗原提示能を増強させる一方，CD40，CD80，CD86といった共刺激分子の発現を上昇させる．ナイーブT細胞が活性化するには，T細胞受容体（T cell receptor：TCR）を介したシグナルと同時に，共刺激分子からのシグナルを受け取る必要がある．定常状態（皮膚に炎症が生じていない状態）でも一定割合の樹状細胞が所属リンパ節へ遊走していることが知られるが，これらの樹状細胞は獲得した抗原を自己抗原と判断しており共刺激分子を発現していない．共刺激分子を発現していない樹状細胞が提示する抗原に反応するナイーブT細胞は自己応答性と判断され，アネルギーもしくは制御性T細胞への分化が誘導されると考えられる[8]．

## 6 接触皮膚炎におけるケラチノサイトの重要性

ケラチノサイトは表皮の単なる構成細胞ではなく，重要な免疫担当細胞でもあることは論をまたない．詳細は「I．総論-3．ケラチノサイト」の項に譲るが，ケラチノサイトが産生する様々なサイトカインは樹状細胞の活性化に重要であり，皮膚免疫応答の方向性に影響を及ぼす．またIFN-$\gamma$などの刺激により，ケラチノサイトはMHC class Iの発現を上げるだけでなくMHC class IIを発現することも知られ，T細胞へ直接抗原提示を行うとも考えられている[9]．

## 7 抗原応答性を決定するT細胞

接触皮膚炎開始時の主役は抗原提示細胞であるが，免疫応答を実行する主役はT細胞である．T細胞は原則としてそれぞれ1種類のTCRをもち，1種類の抗原にしか反応しない．その活性化状態からナイーブT細胞とエフェクターT細胞に分けられる．ナイーブT細胞は二次リンパ組織（リンパ節，脾臓）内への移行に必要なCD62L，CCR7を細胞膜上に発現する一方，炎症局所への遊走に重要なP/E-セレクチンリガンドの発現を欠く．すなわち，血管と二次リンパ組織内だけを循環している．ナイーブT細胞は，二次リンパ組織内で特異抗原の提示を受けると活性化し，エフェクターT細胞へと分化する．エフェクターT細胞はCD62L，CCR7の発現を低下させ，P/E-セレクチンリガンドの発現を上昇させる．これにより末梢組織へ移行し，組織内での抗原のスキャニングが可能となる．すなわち接触皮膚炎における感作とは，膨大なナイーブT細胞というライブラリーから，特異抗原に反応するT細胞を取り出し，エフェクターT細胞として利用可能な状態にすることである．

## 8 免疫記憶の主体，セントラルメモリーT細胞

感作後増殖したエフェクターT細胞のほとんどは，再び抗原に出合わなければ数週間でそのほとんどがアポトーシスしてしまう．しかし一部はCD62Lの発現を維持もしくは取り戻すことが知られ，セントラルメモリーT細胞とよばれる．エフェクターT細胞とセントラルメモリーT細胞は，1）感作時に同時に生み出される並列の関係にあるのか，2）エフェクターT細胞の一部がさらに分化する直列の関係にあるのか，決着がついていない．セントラルメモリーT細胞は二次リンパ組織内，末梢組織いずれにも循環可能と考えられ，比較的長期間維持される．皮膚内にも長期間とどまり得るとされ，固定薬疹を引き起こす主体であると考えられている（「II．各論-9．薬疹」の項参照）[10]．

## 9 惹起相における抗原提示

惹起相においても感作相と同様に外来抗原の捕捉が行われるが，そのまま皮膚内で巡回してきたエフェクターT細胞，もしくは皮膚にとどまっているセントラルメモリーT細胞に抗原提示が行われると考えられている．当然，皮膚内での抗原提示は感作相でも行われているが，その時点ではその抗原特異的TCRをもつT細胞クローンはナイーブT細胞のライブラリーから取り出されていないため，皮膚内でのT細胞の活性化およびそれに引き続く皮膚炎は誘導されないのである．

惹起相においてもLangerhans細胞および真皮樹状細胞が主たる抗原提示細胞として働くとされる．しかし前述のようにハプテンはMHC上のペプチドに直接結合しうること，炎症部位のケラチノサイトはMHC class IIも発現するようになることから，皮膚内における抗原提示にはケラチノサイトもノンプロフェッショナル抗原提示細胞として働いている可能性がある．

## 10 抗原提示の場としてのリンパ節

ところで惹起相における抗原提示は皮膚内だけで行われるのであろうか．提示される抗原の種類は無数にあり，T細胞が巡回すべき体表面積もまた広大である．そのような状況下で抗原侵入部位に抗原特異的なエフェクターT細胞が到達する確率は，はたしてどれくらいあるのだろうか．これらに対する答えは想像の域を出ないが，以下の2つの可能性が想定される．一つは，ほんのわずかな，極端には1つの抗原特異的T細胞さえ皮膚に到達すれば，そのT細胞が産生するサイトカインなどによって近位の血管壁にP/E-セレクチンが発現誘導され，二次的に抗原非依存性にエフェクターT細胞が集積，活性化，皮膚炎が誘導されるというメカニズムである．体内を循環するエフェクター細胞の数には限りがあるので，おそらくこのシステムは働いているだろう．もう一つは，抗原提示はやはりリンパ節でも行われるという可能性である．皮膚に侵入した抗原は細胞間液からリンパ管に入り，そのまま所属リンパ節へ運ばれる．リンパ節に到達した抗原は，リンパ節内に網目状にめぐらされた導管によってリンパ節全体にいきわたる．これはコンジット（conduit：導管）システムとよばれる[11]．実際，皮膚に蛍光ハプテンを塗布すると，数分後には所属リンパ節が網目状に蛍光標識される．コンジット内の抗原はリンパ節内に滞在する（レジデントな）抗原提示細胞によって取り込まれ，リンパ節内のT細胞に提示される．リンパ節内のT細胞の大半はナイーブT細胞であるが，末梢組織からリンパ管を経由してリンパ節に入ったエフェクターT細胞や，セントラルメモリーT細胞も存在する．このうちセントラルメモリーT細胞は共刺激分子のシグナルなしに活性化し，効率よくエフェクターT細胞を生み出すことができる．リンパ節は広い末梢組織への抗原侵入を効率よくスキャニングするためのシステムであり，感作時においてもそれが利用されている可能性は高い．

## 11 惹起相におけるエフェクターT細胞

炎症を誘導するエフェクターT細胞が $CD4^+$T細胞なのか，$CD8^+$T細胞なのかは長らく議論の的となってきた．抗体を用いてそれぞれを除去すると，$CD4^+$T細胞除去では接触皮膚炎反応が増強，$CD8^+$T細胞除去では低下する[12]．またMHC class I欠損マウスでは接触皮膚炎反応が生じないこと，MHC class II欠損マウスでは反応が増強することから[13]，炎症を誘導するエフェクターT細胞は $CD8^+$T細胞が主体で，$CD4^+$T細胞は炎症を抑制する方向に働いていると考えられた．ところがその後CD4欠損マウスにおいて接触皮膚炎反応が抑制されるという結果が示され，接触皮膚炎の惹起相においては $CD8^+$T細胞，$CD4^+$T細胞の双方が炎症の誘導に重要であると現在では考えられている[14]．

$CD4^+$T細胞は産生するサイトカインの違いから，大きくTh1細胞，Th2細胞，Th17細胞，および制御性T細胞に，また，$CD8^+$T細胞は，Tc1細胞，Tc2細胞に分類される（「I．総論-1．リンパ球」の項を参照）．接触皮膚炎においてはIFN-$\gamma$を産生するTh1細胞やTc1細胞が重要であると考えられてきた．しかし，Th17細胞が産生するIL-17の欠損マウスで接触皮膚炎反応が低下すること[15]，制御性T細胞を除いたマウスでは接触皮膚炎反応が遷延することも報告されており[16)]，今後 Th1/Tc1 細胞以外の T 細胞サブセットの役割を解明することが重要であると考えられる．

## 12 おわりに

本稿では主にケラチノサイト，樹状細胞，および T 細胞の重要性について述べた．しかし，接触皮膚炎には B 細胞や NK 細胞，肥満細胞も関与すると考えられており，これらの細胞の役割は今後明らかにすべき課題である．また，感作相に比べ惹起相のメカニズム解明は遅れており，とくに抗原提示がどこで行われるのか，どの細胞が行うのかを同定することは重要であろう．接触皮膚炎は，誘導，観察が容易であり，複雑に絡み合う免疫反応を解き明かすのに適したモデルである．これからも新しい知見が生み出されていくことが期待される．

### 文献


1) Grabbe S, Schwarz T. Immunoregulatory mechanisms involved in elicitation of allergic contact hypersensitivity. Immunol Today. 1998; 19: 37-44.
2) Wang L, Bursch LS, Kissenpfennig A, et al. Langerin expressing cells promote skin immune responses under defined conditions. J Immunol. 2008; 180: 4722-7.
3) Kubo A, Nagao K, Yokouchi M, et al. External antigen uptake by Langerhans cells with reorganization of epidermal tight junction barriers. J Exp Med. 2009; 206: 2937-46.
4) Fallon PG, Sasaki T, Sandilands A, et al. A homozygous frameshift mutation in the mouse Flg gene facilitates enhanced percutaneous allergen priming. Nat Genet. 2009; 41: 602-8.
5) Bennett CL, van Rijn E, Jung S, et al. Inducible ablation of mouse Langerhans cells diminishes but fails to abrogate contact hypersensitivity. J Cell Biol. 2005; 169: 569-76.
6) Bennett CL, Noordegraaf M, Martina CA, et al. Langerhans cells are required for efficient presentation of topically applied hapten to T cells. J Immunol. 2007; 179: 6830-5.
7) Kaplan DH, Jenison MC, Saeland S, et al. Epidermal Langerhans cell-deficient mice develop enhanced contact hypersensitivity. Immunity. 2005; 23: 611-20.
8) Lutz MB, Schuler G. Immature, semi-mature and fully mature dendritic cells: which signals induce tolerance or immunity? Trends Immunol. 2002; 23: 445-9.
9) Gaspari AA, Jenkins MK, Katz SI. Class II MHC-bearing keratinocytes induce antigen-specific unresponsiveness in hapten-specific Th1 clones. J Immunol. 1988; 141: 2216-20.
10) Mizukawa Y, Yamazaki Y, Teraki Y, et al. Direct evidence for interferon-gamma production by effector-memory-type intraepidermal T cells residing at an effector site of immunopathology in fixed drug eruption. Am J Pathol. 2002; 161: 1337-47.
11) Roozendaal R, Mebius RE, Kraal G. The conduit system of the lymph node. Int Immunol. 2008; 20: 1483-7.
12) Gocinski BL, Tigelaar RE. Roles of $CD4^+$ and $CD8^+$ T cells in murine contact sensitivity revealed by in vivo monoclonal antibody depletion. J Immunol. 1990; 144: 4121-8.
13) Bour H, Peyron E, Gaucherand M, et al. Major histocompatibility complex class I-restricted $CD8^+$T cells and class II-restricted $CD4^+$T cells, respectively, mediate and regulate contact sensitivity to dinitrofluorobenzene. Eur J Immunol. 1995; 25: 3006-10.
14) Wang B, Fujisawa H, Zhuang L, et al. $CD4^+$Th1 and $CD8^+$type 1 cytotoxic T cells both play a crucial role in the full development of contact hypersensitivity. J Immunol. 2000; 165: 6783-90.

15) Nakae S, Komiyama Y, Nambu A, et al. Antigen-specific T cell sensitization is impaired in IL-17-deficient mice, causing suppression of allergic cellular and humoral responses. Immunity. 2002; 17: 375-87.
16) Tomura M, Honda T, Tanizaki H, et al. Activated regulatory T cells are the major T cell type emigrating from the skin during a cutaneous immune response in mice. J Clin Invest. 2010. pii: 40926. doi: 10.1172/JCI40926.

〈江川形平　椛島健治〉

# 5 痒みのメカニズム

## 1 はじめに

痒みは皮膚科診療でしばしば遭遇する患者愁訴の一つである．しかし，痒みを特異的に生じさせる実験法や実験動物が確立されなかったことから，痒みのメカニズムは長い間暗闇の中にあった．そのため，痒みは痛みとは別々の神経回路をもつとする特異説よりも，痒みは弱い痛みであるという強度説が有力であった．ところが，1990 年代後半に痒みに選択的な神経が同定されると，急速にそのメカニズムが理解されはじめた．現在では，皮膚から脳に至る痒みの神経回路が明らかとなり，痒みを感じる脳の領域も同定されつつある．

## 2 痒みと掻破

痒みを感じると掻破する．すなわち，痒みとはいますぐに掻破したいという欲求，または実際掻破を引き起こす，不快な皮膚の感覚である[1,2]．

一方，掻くとますます痒くなるというのも経験的によく知られた現象である．繰り返す掻破は，皮膚のバリア機能を破壊させ，障害された表皮細胞からは炎症性サイトカインやケモカインが放出される．同時に，軸索反射により神経終末からサブスタンス P が放出される．これらが肥満細胞，ケラチノサイト，血管内皮細胞などに働き，痒みを増幅し，二次的な皮膚病変をきたす．これは神経原性炎症とよばれ，“itch-scratch cycle” として知られる痒みと掻破の悪循環の仕組みである（図 1）．

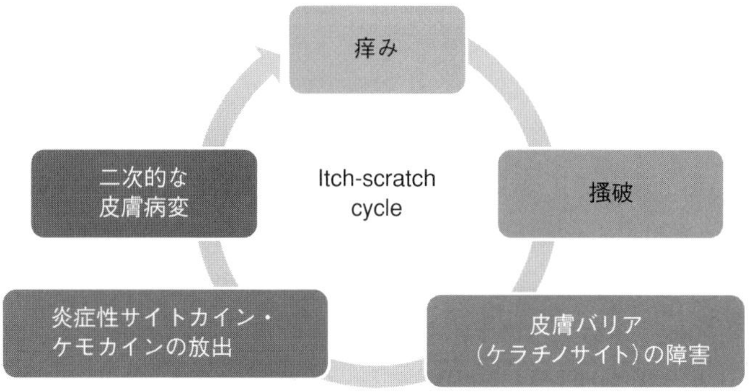


図 1 Itch-scratch cycle

## 3 痒みの分類

痒みは，神経生理学的に大きく末梢性と中枢性とに分けて理解される（図 2）．これに伴い，Twycross ら[3,4]は痒みを臨床的に 4 つに分類した．

最もよく遭遇する痒みは，皮膚疾患，すなわち皮膚に起因するものである．これらは末梢性瘙痒（pruritoceptive itch）といわれ，蕁麻疹，虫刺症，疥癬，接触性皮膚炎，アトピー性皮膚炎などの痒みである．2 つめは，中枢性瘙痒（neurogenic itch）であり，中枢に起因するが中枢神経の病変を伴わないもの，たとえば肝硬変や腎疾患などの全身疾患が相当し，オピオイド受容体などが関与する．これに加え，帯状疱疹後や多発性硬化症，脳腫瘍など，求心性の神経伝達路に病変があるために痒みを生じる神経障害性瘙痒（neuropathic itch），うつ病や寄生虫妄想に伴う心因性瘙痒（psychogenic itch）がある（表 1）．

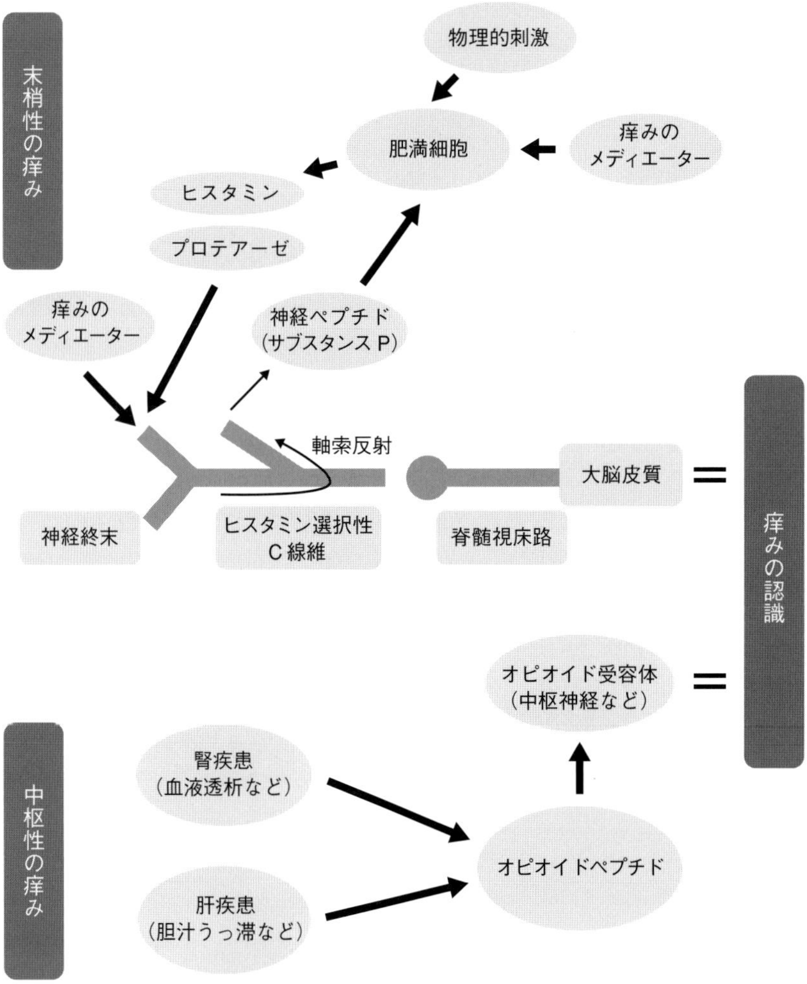


図 2 末梢性痒みと中枢性痒み

**表 1** 痒みの分類

| 分類 | 主なメディエーター | 疾患 | 主な治療 |
|---|---|---|---|
| 皮膚疾患に伴う痒み<br>(末梢性瘙痒)<br>(pruritoceptive itch) | ヒスタミン<br>プロテアーゼ?<br>サイトカイン | 蕁麻疹<br>虫刺症，疥癬<br>接触性皮膚炎<br>アトピー性皮膚炎 | 抗ヒスタミン薬内服<br>ステロイド外用 |
| 全身性疾患に伴う痒み<br>(中枢性瘙痒)<br>(neurogenic itch) | 内因性オピオイド | 慢性腎不全<br>肝硬変<br>アトピー性皮膚炎 | ナロキソン<br>$\kappa$オピオイド作動薬 |
| 神経障害性痒み<br>(neuropathic itch) | サブスタンス P | 帯状疱疹後瘙痒<br>多発性硬化症 | カプサイシン<br>ガバペンチン |
| 心因性痒み<br>(psychogenic itch) | セロトニン<br>ノルアドレナリン | 寄生虫妄想<br>うつ病<br>ストレス | 抗うつ薬<br>抗不安薬 |

## 4 痒みに選択的な神経回路

痒みを生じてから“痒みを感じる”まで，痒みはどのように伝達されるのだろうか．一般に，痒みは表皮真皮境界部に存在する求心性一次ニューロンであるC線維の神経終末が，局所でヒスタミンなどの起痒物質または物理的刺激を受けることに始まる．C線維を上行し，脊髄後角に達したシグナルはここでシナプスを変え，対側の脊髄視床路を上行して視床に到達し，さらに大脳皮質へ伝わって痒みとして認識される（図 3）．

C線維は，皮膚に分布する温痛覚に関係する末梢神経としてよく知られている（表 2）．このC線維の 80% は機械刺激にも熱刺激にも反応して痛みを伝えるとされる多刺激反応型（polymodal）であり，冒頭に述べたように，痒みの強度説では，痒みはこれら痛みの神経回路を弱いシグナルが伝わった時に生じると信じられてきた．

ところが，近年のマイクロニューログラフィーを用いた研究で，機械的刺激に反応しないC線維の中にヒスタミンに選択的に反応する神経線維があることが明らかになった[5)]（図 4）．ヒスタミン特異的でなく選択的とされるのは，炎症などのある条件下では機械的刺激にも反応しうるためである[6)]．その他にも，痒みのC線維は，電気刺激に対する反応閾値が高い，1ニューロンが支配する皮膚領域が大きい，伝達速度が遅い，自発活動が少ないという特徴をもち，痛みを伝達する神経線維とは異なる特徴をもつことがわかっている．

また，ネコの脊髄を用いた実験では，脊髄視床路でもヒスタミン感受性神経が発見され，やはり機械的刺激には反応しなかった[7)]．これらは，ヒスタミン感受性C線維の反応と一致し，外側視床の下後復側核（VPI）および後外側腹側核（VPL）に投影することも判明した．これは，痛みの神経が投影する視床内側とは異なる．

さらにヒスタミン感受性神経以外にも，複数の痒み神経経路の存在が示唆されている．ヒスタミンは痒みとともに軸索反射による紅斑を生じさせる．一方，cowhage（ハッショウマメ）の鞘の産毛状の棘は，皮膚に痒みを生じるが紅斑は伴わないことで知られる．このcowhage

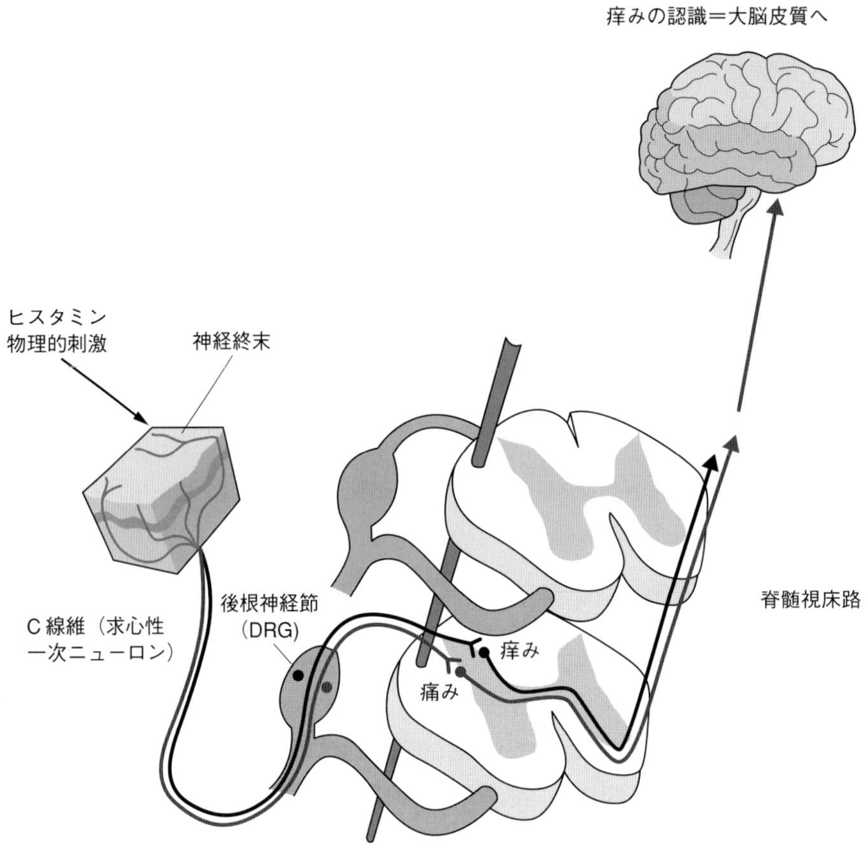


**図 3** 痒みの神経伝達路

**表 2** 末梢神経の分類

| 分類 | 髄鞘 | 平均直径 (μm) | 平均伝導速度 (m/s) | 役割 |
|---|---|---|---|---|
| A$\alpha$ | 有 | 15 | 100 | 骨格筋，腱からの感覚，骨格筋の運動 |
| A$\beta$ | 有 | 8 | 50 | 皮膚の触圧覚 |
| A$\gamma$ | 有 | 8 | 20 | 筋紡錘の錘内筋運動 |
| A$\delta$ | 有 | 3 | 15 | 部位が比較的明瞭な**皮膚の温痛覚** |
| B | 有 | 3 | 7 | 交感神経の節前線維 |
| C | 無 | 0.5 | 1 | 交感神経の節後線維，**皮膚の温痛覚** |


JCOPY 498-06352

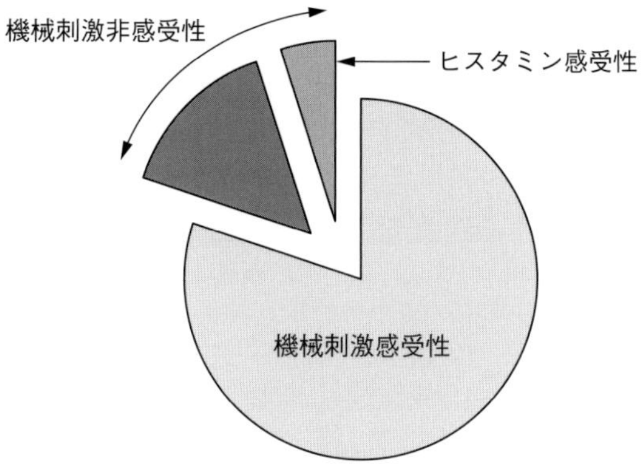


図 4　C 線維の内訳

を用いてヒトを対象にした実験では，cowhage とヒスタミンで生じる痒みの神経回路が異なることが示された[8]．また，サルの脊髄視床路でもヒスタミンと cowhage に反応する神経は異なっていた[9]．

## 5 脳における痒みの認知

最終的に痒みを感じるのは脳である．近年，痒みに特異的な脳の部位も明らかにされつつある．Functional MRI（fMRI）と脳磁図を用いた実験では，痒みの脳内認知については，痛みと共通部分もあるものの，痒みに特異的な機構が存在することが明らかになった．具体的には，痒みの認知には頭頂葉内側部楔前部（けつぜんぶ）とよばれる部位が重要であり，ここは体が受けた感覚情報をもとに情報処理する脳の部位で，痛み認知の時には活動がみられない[10]．

このように，皮膚から C 線維，脊髄，視床，大脳に至るまで，痒みに特異的な神経経路があることが明らかになった．痒みは単に痛みの一部なのではなく，独立した感覚であることが証明されつつある．

## 6 痒みメディエーターと瘙痒性疾患

現在では，瘙痒性疾患ごとに異なるメディエーターが複雑に関与して各病態を形成していると考えられており[2,4,11]，これまでに，ヒスタミン，神経ペプチド，プロテアーゼ，プロスタンジン，セロトニン，アセチルコリン，カンナビノイド，オピオイド，ブラジキニン，サイトカイン，biogenic アミン，神経伝達物質，イオンチャネルなどが知られている．また，受容体では，バニロイド，オピオイド，カンナビノイド受容体が痒みを修飾していると報告されている．痒みメディエーターとその働きについて表 3 にまとめた[2]．

ヒスタミンは半世紀以上前から知られる最も代表的な痒みのメディエーターである．ヒスタミンは肥満細胞から放出され，ヒスタミン感受性 C 線維を興奮させて痒みを伝達する．

プロテアーゼのひとつであるトリプターゼも肥満細胞から放出される．アトピー性皮膚炎の皮疹部の神経終末には protease activated receptor-2（PAR-2）が多数出現しており，皮内に PAR-2 アゴニストである SLIGRL-$NH_2$ を投与すると痒みが生じる．

**表 3** 痒みメディエーターとその働き

| メディエーター | 機能 |
|---|---|
| ヒスタミン | 肥満細胞が含有，$H_1$ 受容体を介して C 線維を直接刺激 |
| プロテアーゼ | 肥満細胞が含有，アトピー性皮膚炎の皮疹部に PAR-2 リガンドを投与すると痒みを生じる |
| 神経ペプチド | |
| サブスタンス P（SP） | 軸索反射に伴い神経終末から遊離，NK1 受容体をもつ肥満細胞，ケラチノサイト，血管内皮細胞，Langerhans 細胞などに作用し，炎症を増幅（神経原性炎症）．分解酵素である neutralendopeptidase（NEP）に分解される |
| ニューロキニン A | 神経終末から分泌，ケラチノサイトに NGF を産生させる |
| VIP | 神経終末から分泌，肥満細胞からヒスタミンを分泌させる |
| CGRP | 神経終末から分泌，SP による痒み抑制？　瘙痒皮膚では CGRP 線維が増殖？ |
| ロイコトリエン | $LTB_4$ |
| セロトニン | $5HT_3$ 受容体が関与．末梢では，肥満細胞からヒスタミンを遊離させ，中枢ではオピオイド系を介して痒みを生じさせる |
| アセチルコリン | 自律神経，ケラチノサイト，リンパ球，メラノサイトから分泌される．受容体は M3 ムスカリン受容体．アトピー性皮膚炎に皮内投与すると痒みを生じる |
| サイトカイン | |
| IL-2 | IL-2 大量投与に瘙痒を生じるが，機序についての詳細は不明 |
| IL-8 | アトピー性皮膚炎に関与する可能性 |
| IL-31 | Th2 細胞から放出．IL-31 受容体をもつケラチノサイトを介して C 線維を興奮させる説が有力（免疫系と神経系） |
| バニロイド TRPV1，2，3，4，8 | 主に神経に，その他ケラチノサイト，肥満細胞などに受容体があり，各々の温度に反応，末梢性の痒みを修飾する |
| オピオイド | $\mu$ オピオイド受容体は痒みを促進，$\kappa$ オピオイド受容体は痒みを抑制．したがって，$\mu$ オピオイド受容体アンタゴニスト，$\kappa$ オピオイド受容体アゴニストは中枢で瘙痒抑制作用あり（皮膚局所では作用しない） |
| 神経栄養因子 | |
| NGF | ケラチノサイト，肥満細胞，線維が細胞，好酸球から分泌，TrkA 受容体を介し，痒み過敏でみられる神経終末の表皮内伸長に関与 |
| キニン，カリクレイン | ブラジキニン受容体を介する |

神経ペプチドではサブスタンスＰが痒みメディエーターとして知られる．サブスタンスＰを皮内投与すると肥満細胞からヒスタミンが遊離される．神経ペプチドは直接神経終末を刺激するのではなく，肥満細胞や，ケラチノサイト，血管内皮細胞を介して，間接的に痒みを増幅しているようにみえる．

アセチルコリンはエクリン汗腺への交感神経終末から放出される．アトピー性皮膚炎の皮内に投与すると痒みを生じ，汗に伴う痒みに関与している可能性がある．

このように，瘙痒性疾患では，複数のメディエーターが関与していることから，痒みのコントロールを困難にすることがあると考えられる[12]．


JCOPY 498-06352

## 7 痒みを伝える神経と痒みに関与する皮膚構成細胞

皮膚には末梢神経がはりめぐらされ，通常皮膚では神経終末は表皮真皮境界部に認められる．神経は，活動電位の伝達するのはもちろん，表皮真皮の構成細胞と接触し，互いに作用し合っている．

皮膚すなわち末梢の痒みでは，神経ペプチドや神経栄養因子といった神経メディエーターとその受容体が重要な役割をする．たとえば，神経ペプチドであるサブスタンスＰは，神経から放出される他，表皮ケラチノサイトや肥満細胞，線維芽細胞および他の皮膚免疫細胞でも産生される[13)]．さらに，表皮ケラチノサイト，肥満細胞，線維芽細胞には，サブスタンスＰの受容体であるニューロキニン１受容体（neurokinin 1 receptor：NK1R）が発現している．また，神経栄養因子のひとつであるnerve growth factor（NGF）は，ケラチノサイト，線維芽細胞，好酸球，肥満細胞で産生され，神経終末を刺激し，神経閾値の低下や末梢神経の伸長に関わる[14)]．逆に神経反発因子は，神経の成長を阻害する働きをもつ．神経反発因子であるセマフォリン 3A は，ヒトのアトピー性皮膚炎の皮膚で発現が低下しており，さらにアトピー性皮膚炎マウスの皮膚に皮内投与すると掻破回数が減少する[15)]．これら神経栄養因子，神経反発因子は，次に述べる痒み過敏のメカニズムに関与している．

また，表皮の 95% 以上を構成する表皮ケラチノサイトについては，神経ペプチドやプロテアーゼ，サイトカインを分泌し，さらに受容体として H1R（ヒスタミンの受容体），PAR2, NK1R，TrkAR（NGF の受容体），TRPV1（イオンチャネル）などをもつ．このように，ケラチノサイトも皮膚由来の瘙痒に深く関与する．

したがって，皮膚では，神経終末だけでなく，肥満細胞，ケラチノサイト，Langerhans 細胞，線維芽細胞，メラノサイトなどが相互に作用し合い，末梢性瘙痒に関わる．

## 8 痒み過敏について

痒みの神経回路や痒みメディエーターの解明など，痒みのメカニズムの理解は大きく進展した．しかし，依然として痒み治療に難渋しているのが現実である．アトピー性皮膚炎は，慢性的に痒みを伴う湿疹であるが，慢性的な痒みは掻破をきたし，さらなる皮膚病変をきたすことから，アトピー性皮膚炎の治療においては，抗瘙痒治療が鍵となる．このアトピー性皮膚炎の痒みの特徴として，通常ならば痒くならないような軽い刺激により痒みを生じたり，通常の痒みで強い痒みを感じることがあげられる．この痒み過敏は各々 alloknesis, hyperknesis とよばれ，他の慢性瘙痒患者にもしばしばみられる現象である[16)]．

この痒み過敏には複数のメカニズムが明らかにされている．たとえば，神経終末の表皮内への伸長，末梢神経の痒み反応閾値低下，中枢神経における痒み反応閾値の低下などである[16)]．アトピー性皮膚炎の皮膚では，末梢神経の表皮内伸長が観察されている．

また，表 3 にも示したが，アセチルコリンやブラジキニンをアトピー性皮膚炎の皮膚に投与すると痒みを生じる．これらはいずれも，健常人に投与すると痛みを生じる物質である．また，セロトニンはヒスタミンよりも弱い痒み物質であるが，アトピー性皮膚炎では強い痒みを生じるといわれている.

このように，痛みを生じさせるが逆に痒みは抑制するような刺激や炎症性メディエーターが，痒み過敏状態においては痒みを生じる.

## 9 新しい痒み治療

中枢性の痒みにオピオイドが関与することはすでに述べた．なかでも血液透析患者では約60% に痒みを伴うとされ[17]，中枢性であるから抗ヒスタミン薬，抗アレルギー薬，外用ステロイド剤で効果が不十分である.

代表的なオピオイド系鎮痛剤であるモルヒネは，鎮痛作用とともに痒みを誘発する．このオピオイド系の受容体は，$\mu$（ミュー），$\delta$（デルタ），$\kappa$（カッパ），ORL-1 の 4 つあり，モルヒネは $\mu$ 受容体のアゴニストである．神経科学領域では，$\kappa$ オピオイド系が $\mu$ オピオイド系を抑制することが以前から知られており，さらに痒みに関しては，瘙痒の強い血液透析患者では血中の内因性 $\mu$ オピオイド/内因性 $\kappa$ オピオイド比が高いこと，相対的に $\mu$ 受容体が優位であることが明らかになった．血液透析患者の痒みには，$\mu$ 受容体の活性化が関与することが示唆され，2009 年 3 月には血液透析患者における瘙痒に対して，$\kappa$ 受容体アゴニストであるナルフラフィン塩酸塩が発売された.

■文献


1) Ikoma A, Steinhoff M, Ständer S, et al. The neurobiology of itch. Nat Rev Neurosci. 2006; 7: 535-47.
2) Steinhoff M, Bienenstock J, Schmelz M, et al. Neurophysiological, neuroimmunological, and neuroendocrine basis of pruritus. J Invest Dermatol. 2006; 126: 1705-18.
3) Twycross R, Greaves MW, Handwerker H, et al. Itch: scratching more than the surface. QJM. 2003; 96: 7-26.
4) Yosipovitch G, Greaves MW, Schmelz M. Itch. Lancet. 2003; 361: 690-4.
5) Schmelz M, Schmidt R, Bickel A, et al. Specific C-receptors for itch in human skin. J Neurosci. 1997; 17: 8003-8.
6) Schmelz M, Schmid R, Handwerker HO, et al. Encoding of burning pain from capsaicin-treated human skin in two categories of unmyelinated nerve fibres. Brain. 2000; 123: 560-71.
7) Andrew D, Craig AD. Spinothalamic lamina I neurons selectively sensitive to histamine: a central neural pathway for itch. Nat Neurosci. 2001; 4: 72-7.
8) Johanek LM, Meyer RA, Hartke T, et al. Psychophysical and physiological evidence for parallel afferent pathways mediating the sensation of itch. J Neurosci. 2007; 27: 7490-7.
9) Davidson S, Zhang X, Yoon CH, et al. The itch-producing agents histamine and cowhage activate separate populations of primate spinothalamic tract neurons. J Neurosci. 2007; 27: 10007-14.
10) Mochizuki H, Inui K, Tanabe HC, et al. Time course of activity in itch-related brain regions: a combined MEG-fMRI study. J Neurophysiol. 2009; 102: 2657-66.
11) Ständer S, Steinhoff M. Pathophysiology of pruritus in atopic dermatitis: an overview. Exp Dermatol. 2002; 11: 12-24.
12) 生駒晃彦. 基礎研究から痒みに迫る　最新版・痒み機序に迫る. Visual Dermatology. 2007; 6: 690-3.

13) Scholzen T, Armstrong CA, Bunnett NW, et al. Neuropeptides in the skin: interactions between the neuroendocrine and the skin immune systems. Exp Dermatol. 1998; 7: 81-96.
14) Yosipovitch G, Weinberger A. Cytokines. A unifying concept in the pathogenesis of clubbing. Med Hypotheses. 1991; 36: 122-5.
15) Yamaguchi J, Nakamura F, Aihara M, et al. Semaphorin 3A alleviates skin lesions and scratching behavior in NC/Nga mice, an atopic dermatitis model. J Invest Dermatol. 2008; 128: 2842-9.
16) 生駒晃彦. 皮膚からみた痒みのメカニズム. 臨床脳波. 2009; 5: 27-31.
17) Schwartz IF, Iaina A. Uraemic pruritus. Nephrol Dial Transplant. 1991; 14: 834-9.

〈深町晶子〉

# 6 金属アレルギー，汗アレルギー

## 1 金属アレルギー

### a. 金属アレルギーの分類

皮膚炎として生じる金属アレルギーは現在，①金属接触アレルギーと，②全身型金属アレルギーに大別される．①は接触部位のみの皮膚炎を症状とする局所型で，アクセサリー，時計，ベルトのバックルなどが接触する部位に症状が発現し，金属が原因であることが推測しやすい．患者からの金属アレルギーの訴えのほとんどは，おそらくこのタイプと考えられる．②は金属が，何らかの経路で血中に吸収され全身に症状をきたす全身性接触皮膚炎を呈するもの，また，場合によっては掌蹠のみに症状を示す掌蹠膿疱症や汗疱状湿疹，その他，扁平苔癬，貨幣状湿疹，痒疹，紅皮症，アトピー性皮膚炎様など様々な病態を呈する．Fisher[1]による systemic contact-type dermatitis の定義では，接触感作が成立した個体にアレルゲンが経皮的以外の経路で体内に吸収され症状を発現するとしている．全身型金属アレルギーのなかには，金属パッチテストが陰性でも，金属の経口摂取で症状誘発される症例[2]があり，systemic contact-type dermatitis の定義に当てはまらない例もある．足立ら[3]は全身的に摂取された金属により皮疹が惹起される症例を，接触感作の有無に関わらず，全身型金属アレルギーとよぶことを提唱している．本提唱に従うと上記の様々な病態も金属アレルギーに含めることができる．発症機序に関しては，金属に特異的に T 細胞が反応する機序の他，ニッケルアレルギーは $CD4^{+}CD25^{+}$regulatory T 細胞がうまく機能できないために発症するとの報告[4]もある．一方，金属により血管内皮細胞の ICAM-1 などの接着因子の発現が増強すること[5]，スズはナイーブ T 細胞から Th1 分化を抑制する一方，Th2 分化を促進し，その結果，Th1/Th2 バランスを Th2 にシフトさせ，皮疹を重症化させること[6]など，金属は非特異的な機序により皮膚炎を悪化させることも知られている．金属アレルギーの機序は様々な側面があり，一元的に説明することは困難なようである．

### b. 金属アレルギーの診断

#### ①パッチテスト

パッチテストが検査の基本となる．金属アレルゲンは刺激性が強いので至適濃度を十分検討する必要がある．臨床症状と合致するか確かめることが重要である．特に，全身型金属アレルギーではパッチテスト陰性の症例[2]があるためスクリーニングとしては用いることができ，パッチテストの結果をもって金属アレルギーではないと診断はできない．金属試薬は日本接触皮膚炎学会による Japanese Contact Dermatitis Research Group（JCDRG）スタンダードパッチテストシリーズや鳥居薬品製金属アレルゲンシリーズなどを用いて背部や上腕内側で48時間の貼付を行う．結果判定は，原則として48時間後（Day 2），72時間後（Day 3），168時間後（Day 7）に判定する．Day 2では剥がした直後は刺激で発赤しているので少なくとも30分以上経過してから判定する．

**②リンパ球刺激試験（LST）**

患者のリンパ球を使用して，*in vitro*で金属に対するLSTもしばしば実施されているが，設備や技術的な問題もあり施行可能な施設が限られている．LSTにおいても金属そのものが刺激性を有することで評価が困難な場合があるので判定は臨床症状と照らし合わせることが肝要である．

**③金属内服テスト**

全身型金属アレルギーの確定診断には内服テストが必要である．しかし，金属のなかには有毒性のものが多く，金，白金，水銀，ヒ素，鉛，カドミウム，アンチモンなどは人体に有害で内服テストに適さない．ニッケル，コバルト，クロム，亜鉛などの必須金属は食品中にも含有され内服テストが可能であるが，摂取量が多すぎると有害となるため注意が必要である．おおまかな目安としては，1日の食事中の金属量の10倍程度とされているが，金属内服テストについては足立[7]が詳細に記載しているので参考にされたい．

## c. 金属アレルギーの治療

**①金属接触アレルギー**

原因金属を含有する物質との接触を避けることにつきる．しかし，製品によっては含有金属

**表1 金属とその感作源**

| 金属（原子番号） | 感作源 |
|---|---|
| ニッケル：Ni（28） | 合金製装身具（バックル，腕時計，時計バンド，イヤリング，ネックレス，ガーターなど），ニッケルメッキ，ニッケル触媒，塗料（ペンキ，ニス），セメント，陶磁器，媒洗剤，乾電池，磁石 |
| コバルト：Co（27） | メッキ，合金工業，塗料（エナメル，ラッカー），青色系染着色，顔料，陶器うわぐすり，粘土，セメント，ガラス工業，乾燥剤 |
| クロム：Cr（24） | メッキ，青色印刷業，試薬，塗料（ペンキ，ニス），媒洗剤，陶磁器うわぐすり，皮なめし |
| 水銀：Hg（80） | アマルガム合金，消毒剤（チメロサール），農薬（水銀製剤），防腐剤，分析試薬，染料，皮革，皮なめし，フェルト，有機合成触媒（塩化ビニールなど），乾電池，写真工業，印刷業 |
| スズ：Sn（50） | 歯科用，合金，医薬品，顔料，感光紙，缶製品，衣類 |
| 金：Au（79） | 歯科用，貴金属装飾品，メッキ |
| 白金：Pt（78） | 歯科用，貴金属装飾品，メッキ |
| パラジウム：Pd（46） | 歯科用，眼鏡フレーム，腕時計，電気製品 |
| 亜鉛：Zn（30） | 歯科用セメント，化粧品，医薬品（亜鉛華軟膏），医薬部外品（脱臭剤），塗料，印刷インキ，絵具，顔料，陶磁器うわぐすり，錆び止め顔料，ガラス，アクリル系合成繊維 |

**表2** 各金属を高濃度で含有する食品

| | Ni | Co | Cr | Zn |
|---|---|---|---|---|
| 豆類 | すべて | すべて | | すべて |
| 木の実 | すべて | すべて | | すべて |
| 穀類 | 玄米，蕎麦，オートミール | | | 玄米，小麦，小麦胚芽 |
| 野菜 | ホウレン草，レタス<br>カボチャ，キャベツ | キャベツ | 馬鈴薯　玉葱 | |
| キノコ | マッシュルーム | | マッシュルーム | 椎茸 |
| 海草 | すべて | | | 海苔 |
| 肉類 | | 肝臓 | | 肝臓，牛肉 |
| 卵 | | | | 卵黄 |
| 魚介類 | 牡蠣，鮭，ニシン | ホタテ貝 | | 牡蠣，蟹，蛸，干鱈 |
| 香辛料 | すべて | すべて | すべて | すべて |
| 飲み物 | 紅茶，ココア，　ワイン | 紅茶，ココア，ビール，<br>コーヒー | 紅茶，ココア | 日本茶 |
| 菓子 | チョコレート | チョコレート | チョコレート | チョコレート |
| 嗜好品 | タバコ | | | |
| 薬剤 | 大黄末 | | | |

が判明し難い場合が多いので，患者にはそれぞれの金属を含有している感作源（表1）などを渡して説明したほうがよい．また，アトピー素因を有する方はたとえパッチテストで陰性であろうと，粘膜部位や発汗部位などに直接，長時間金属に接することは避けるべきである．Ion plating処理したアクセサリーが金属アレルギー患者における使用試験で良好な結果を示しており[8]，アクセサリーを使用したい患者の選択肢になり得るかもしれない．

**②全身型金属アレルギー**

全身型の場合は原因金属との接触の回避はもちろん，経口摂取の制限が必要となる症例が多い．まずは，金属との接触を徹底的に避けてもらうが，1カ月経過しても改善がみられない場合は摂取制限を行う．食品により金属含有量が異なるのでこちらも金属含有食品表（表2）を参照してもらい摂取制限を行う．厳格な金属制限食は微量元素の欠乏をきたすことがあるので注意が必要である．きちんと摂取制限を行っているにも関わらず症状が改善しない場合は中止すべきであるが，金属との関連がはっきりしていない場合は逆に原因として疑っている金属を多く含有する食品負荷を行うことが診断に役立つ場合もある．

**③薬物療法**

摂取制限をきちんと施行できない場合や効果不十分の際は，薬物を併用することがある．

(a) クロモグリク酸ナトリウム（インタール®）：腸管より吸収されずに腸管の肥満細胞を安定化し腸管粘膜の透過性を抑制することでアレルゲンの吸収を阻害する．治療初期より併用する例もある．

(b) 金属キレート剤：解毒薬（抗酒薬）として認可されているジスルフィラム（ノックビン®）は組織中の金属をキレートし，血中に遊出させる効果がある．気分不良，下痢，食欲不振，肝障害などの副作用も多い．テトラサイクリンも金属キレート作用を有する．

## 2 汗アレルギー

### a. 汗アレルギーとは

発汗により瘙痒が誘発されることはアトピー性皮膚炎患者に限らず，健常人においても認められる現象である．それゆえ，自己汗に対する刺激や瘙痒は，汗自体による刺激反応であると考えられがちであった．しかし，アトピー性皮膚炎などのアレルギー性皮膚疾患では汗は自己抗原のひとつであることが示されつつある．汗アレルギーの存在についてはかなり古くから認識されている．Sulzbergerら[9]は，アトピー性皮膚炎患者では汗に対する即時型反応を有すると50年以上前に報告している．しばらくの空白をおいて，アトピー性皮膚炎[10]とコリン性蕁麻疹[11]で自己汗に対する即時型アレルギーの存在が証明された．その後も汗アレルギーについての新たな知見が加わっている．アトピー素因を有するコリン性蕁麻疹患者では汗抗原は好塩基球からのヒスタミン遊離を誘導することが示されている[12]．汗中の何らかの成分に対する特異IgE抗体が患者血清中に存在することが明らかにされつつあり，近い将来，原因成分が特定されることも期待できる．

### b. アトピー性皮膚炎と汗アレルギー

汗がアトピー性皮膚炎の増悪因子であることはよく知られており，アトピー性皮膚炎の好発部位である肘窩や膝窩は汗がたまりやすい部位でもあり，臨床的にも汗が増悪因子であることを裏づけている．科学的実証としてアトピー性皮膚炎患者の血清では自己汗に反応する抗体を有することが示されている[13]．アトピー性皮膚炎患者の汗アレルギーの割合についてはいくつかデータがある．Adachiら[10]は自己汗に対する即時型皮内反応が健常人ではみられないが，アトピー性皮膚炎患者では45名中43名（95.6%）でみられたことを報告している．Hideら[14]はアトピー性皮膚炎患者の66名中56名（84.8%）で汗皮内反応陽性であったとしている．我々の報告[15]ではアトピー性皮膚炎患者24名中13名に自己汗の陽性反応を認めた．我々が行った検査では自己汗を生理食塩水で100倍に希釈したものでの陽性反応であり，過去の報告と比較して陽性率が低いのはより強い汗アレルギーを有する患者の割合を検出しているためと考えられる．ちなみに汗の原液で皮内テストを行うと健常人でも陽性反応がみられることがある．

### c. 汗アレルギーの検査

#### ①皮内テスト

自己汗を採取後，滅菌濾過フィルター（0.45 μm）で不純物を取り除いた後，生理食塩水で希釈する．50倍以上の希釈での陽性反応者を汗アレルギー患者と判断する（図1）．上述したようにアトピー性皮膚炎患者では高率に汗アレルギーを有するが，コリン性蕁麻疹患者でも17名中11名に自己汗の皮内テストで陽性反応がみられている[16]．パッチテストに関しては，アトピー性皮膚炎患者では自己汗パッチテストは陰性との報告[17]がある．

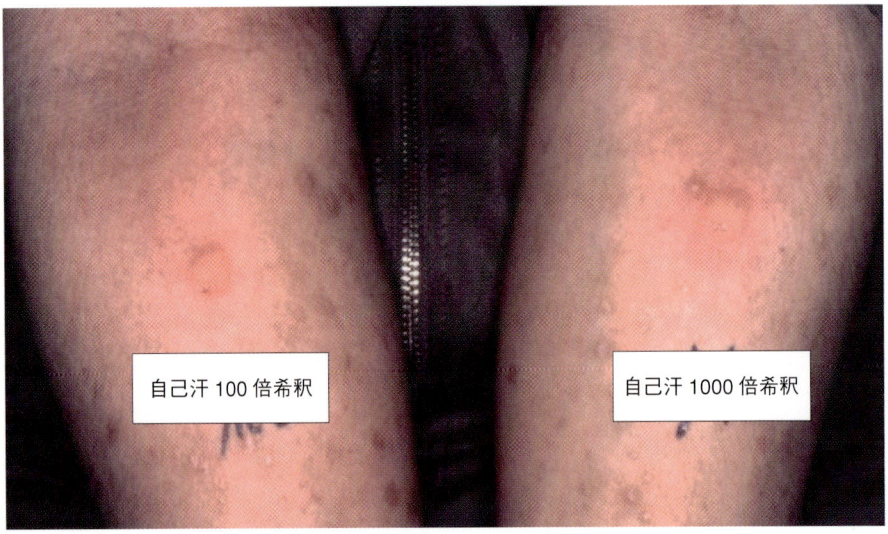


図 1　自己汗皮内テスト陽性反応

②ヒスタミン遊離試験

患者末梢血好塩基球を *in vitro* で自己汗と反応させることでヒスタミンの遊離が生じ，汗の皮内テストとヒスタミン遊離は相関することがわかっている[18]．

③特異的 IgE 抗体

アトピー性皮膚炎患者の汗に対する IgE 型の自己抗体の存在が報告されている[19]．Tanaka ら[20]は，汗からの粗精製抗原においてもヒスタミン遊離を起こすこと，その反応は高親和性 IgE 受容体を介すると報告している．

## d. 汗アレルギーの病態への関与

アトピー性皮膚炎患者の皮膚炎発症に汗がどのように関与するかについては他の増悪因子同様に明確な解答はまだない．汗が特異 IgE 抗体を介して，肥満細胞からヒスタミンの放出を促し，痒みから掻破行動を誘導することは想像できる．一方，高親和性 IgE 受容体を発現している Langerhans 細胞や inflammatory dendritic epidermal cell が T 細胞に抗原提示を行って皮膚炎を惹起する可能性もあげられている[16, 21]．コリン性蕁麻疹については通常は漏れることのない汗が,汗管から真皮へと漏出し，肥満細胞を刺激し，ヒスタミン遊離を誘導しているという説がある[22]．また皮膚表面に出た汗が，再度表皮から侵入し，上記の免疫応答細胞を刺激している可能性も考えられる．

## e. 汗による減感作療法

我々は，汗アレルギーを有するアトピー性皮膚炎患者を対象に自己汗による減感作療法を行い，瘙痒スコア，SCOR アトピー性皮膚炎（図 2）ともに有意に改善したことを報告している[15]．特に瘙痒スコアは，速やかな改善を示した．また，その治療効果は終了後も持続した．

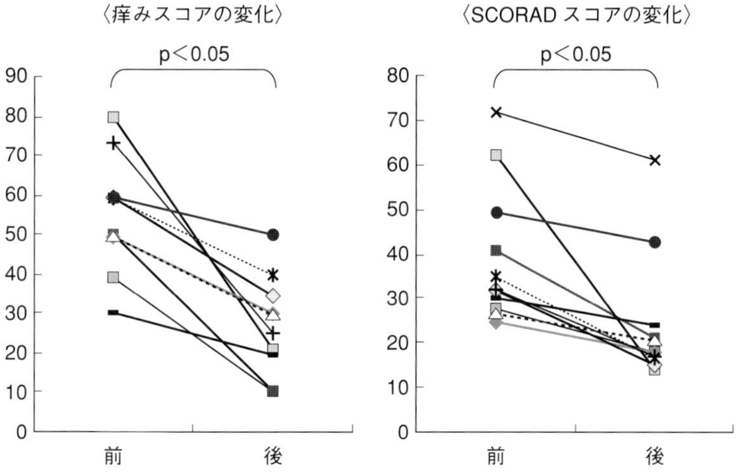


図 2　自己汗減感作療法の治療効果（文献15 より）

コリン性蕁麻疹においても汗による減感作療法の有効性が示されている[23]．汗アレルギーを合併する疾患の治療法として減感作療法は試みるべき治療と考えられる．ただし，アトピー性皮膚炎に関しては減感作療法のみで完治する症例はまれであり，あくまで選択肢の一つと考える．

### f. 汗と金属アレルギー

汗の大部分は水だが，他にも様々な成分を含む．抗菌ペプチド，プロテアーゼなどの蛋白成分も含み，微量成分として金属を含有する．体内に吸収された金属はほとんどが便中に排泄されるが，一部は汗や乳汁中にも排出される．上述したように通常，金属は皮膚に触れることなく，また血管外に漏れ出ることも考えにくく，金属と皮膚の接触は汗を介すると想像できる．汗疱状皮膚炎は手掌・足底など発汗の多い部位に皮膚炎を生じるが，しばしば金属の摂取制限で改善する場合もある．汗中の金属量は，摂取する食事などにも影響され個人差がある．金属を多く含む食事の摂取により増悪した汎発性湿疹の例[3]では，病変部の組織学的検討で，汗腺周囲にリンパ球浸潤がみられたことより，汗の成分に対してT細胞が応答している可能性が示唆されている．吸収した金属量の増加が特異的に反応するT細胞症状の誘発を促すと思われる．

アトピー性皮膚炎でも金属負荷試験により増悪した症例が報告されている[24]．我々は，アトピー性皮膚炎患者を血清IgEが正常域で，皮膚バリア機能が保たれている内因性アトピー性皮膚炎と，IgEが高く，皮膚バリア機能に問題がある外因性アトピー性皮膚炎に分類[25]し，汗もしくは金属アレルギーを有する患者を詳細に検討している．汗アレルギーの合併率は内因性と外因性では差はみられないが，内因性アトピー性皮膚炎患者は高率に金属アレルギーを合併する可能性が示されつつある．これらの患者はほとんどがニッケル，コバルト，クロムのいずれかに対するアレルギーであり，交差抗原性が影響していると考えられる．上記の金属は食事

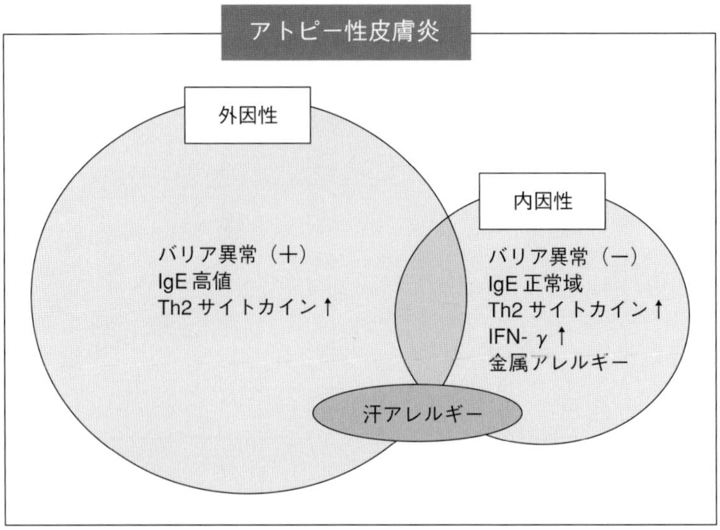


図 3　アトピー性皮膚炎の増悪因子の模式図

に含まれることが多く（表 2），それらを多く含む食品の摂取制限を実施することで症状改善例がみられることより，感作が成立した後は，経口摂取が皮膚炎の症状誘発に重要と考えられる．しかし，金属を含む食品は多種多様に存在し，厳格な制限は困難で，いつまで制限を続けるかについても見通しを立て難い．食事制限をせずに，汗の減感作療法が著効している症例もあり，減感作療法は，難治性アトピー性皮膚炎患者の治療の活路となる可能性を示している．

## 3 まとめ

金属アレルギーと汗アレルギーをひもとくとアトピー性皮膚炎の増悪因子として両アレルギーが深く関与していることがわかる（図 3）．汗アレルギーは，まだまだ不明な点も多い．アトピー性皮膚炎患者は発汗低下している場合も多く，また，汗アレルギー患者でも多汗部以外の部位に皮疹が目立つこともある．汗が免疫細胞へ曝露するためにはおそらく何種類かの経路が存在すると思われる．また，汗の抗原成分についても，汗に排出される金属の影響だけでなく，汗中には蛋白抗原成分が含まれることが示唆されている[4)]．金属アレルギーおよび汗アレルギーについての今後のさらなる研究によりアトピー性皮膚炎を代表とするアレルギー性皮膚疾患の病態解明や治療法の開発をもたらすことが期待される．

■文献

1）Fisher AA. Systemic contact-type dermatitis due to drugs. Clin Dermatol. 1986; 4: 58-69.
2）Veien NK, Hattel T, Justesen O, et al. Oral challenge with metal salts. (I) Vesicular patch-test-negative hand eczema. Contact Dermatitis. 1983; 9: 402-6.
3）足立厚子，堀川達弥．全身型金属アレルギー 食事制限の有効性について．臨床皮膚．1992; 46: 883-9.
4）Cavani A, Nasorri F, Ottaviani C, et al. Human $CD25^+$ regulatory T cells maintain immune tolerance to nickel in healthy, nonallergic individuals. J Immunol. 2003; 171: 5760-8.

5) Wildner O, Lipkow T, Knop J. Increased expression of ICAM-1, E-selectin, and VCAM-1 by cultured human endothelial cells upon exposure to haptens. Exp Dermatol. 1992; 1: 191-8.
6) 加藤琢磨. トリブチル錫によるTh1/Th2インバランス誘導. 臨床免疫. 2003; 39: 1-8.
7) 足立厚子. 金属接触アレルギーと全身型金属アレルギー. J Environ Dermatol Cutan Allergol. 2009; 3: 413-22.
8) 中山秀夫, 栗原誠一, 足立厚子, 他. Ion plating処理したネックレス (hypoallergenic necklace) の金属アレルギー患者における使用成績. 皮膚の科学. 2008; 7: 681-6.
9) Sulzberger MB, Harrmann F, Borota A, et al. Studies of sweating. VI. On the urticariogenic properties of human sweat. J Invest Dermatol. 1953; 21: 293-303.
10) Adachi K, Aoki T. IgE antibody to sweat in atopic dermatitis. Acta Derm Venereol Suppl (Stockh). 1989; 144: 83-7.
11) Adachi J, Aoki T, Yamatodani A. Demonstration of sweat allergy in cholinergic urticaria. J Dermatol Sci. 1994; 7: 142-9.
12) Takahagi S, Tanaka T, Ishii K, et al. Sweat antigen induces histamine release from basophils of patients with cholinergic urticaria associated with atopic diathesis. Br J Dermatol. 2009; 160: 426-8.
13) Förström L, Goldyne ME, Winkelmann RK. IgE in human eccrine sweat. J Invest Dermatol. 1975; 64: 156-7.
14) Hide M, Tanaka T, Yamamura Y, et al. IgE-mediated hypersensitivity against human sweat antigen in patients with atopic dermatitis. Acta Derm Venereol. 2002; 82: 335-40.
15) 尾藤利憲, 福永　淳, 大橋明子, 他. 自己の汗希釈液を用いたアトピー性皮膚炎患者に対する減感作療法. 日皮アレルギー. 2003; 11: 122-7.
16) 堀川達弥, 足立厚子. かぶれとアトピー. 皮膚アレルギーフロンティア. 2004; 2: 221-6.
17) Adachi J, Endo K, Fukuzumi T, et al. Negative patch test reactions to sweat in atopic dermatitis. Acta Derm Venereol. 1996; 76: 410-1.
18) Fukunaga A, Bito T, Tsuru K, et al. Responsiveness to autologous sweat and serum in cholinergic urticaria classifies its clinical subtypes. J Allergy Clin Immunol. 2005; 116: 397-402.
19) Valenta R, Seiberler S, Natter S, et al. Autoallergy: a pathogenetic factor in atopic dermatitis? J Allergy Clin Immunol. 2000; 105: 432-7.
20) Tanaka A, Tanaka T, Suzuki H, et al. Semi-purification of the immunoglobulin E-sweat antigen acting on mast cells and basophils in atopic dermatitis. Exp Dermatol. 2006; 15: 283-90.
21) Leung DY, Bieber T. Atopic dermatitis. Lancet. 2003; 361: 151-60.
22) Kobayashi H, Aiba S, Yamagishi T, et al. Cholinergic urticaria, a new pathogenic concept: hypohidrosis due to interference with the delivery of sweat to the skin surface. Dermatology. 2002; 204: 173-8.
23) 田中稔彦, 石井　香, 鈴木秀規, 他. 汗の減感作療法が奏効したコリン性蕁麻疹の1例. アレルギー. 2007; 56: 54-7.
24) Adachi A, Horikawa T, Takashima T, et al. Potential efficacy of low metal diets and dental metal elimination in the management of atopic dermatitis: an open clinical study. J Dermatol. 1997; 24: 12-9.
25) Tokura Y. Extrinsic and intrinsic types of atopic dermatitis. J Dermatol Sci. 2010; 58: 1-7.

〈尾藤利憲〉

# 7 アレルギーによる蕁麻疹

## 1 蕁麻疹の病態と病型分類

蕁麻疹は，皮膚毛細血管網の透過性が亢進し，血漿成分が組織に漏出することによる真皮上層の一過性の浮腫（膨疹）であり，毛細血管周囲に種々の程度に炎症細胞浸潤を伴う．その病態には，皮膚肥満細胞の活性化とそれに伴って放出される種々の生理活性物質が主要な役割をしている（図 1）．肥満細胞が産生する生理活性物質には，ヒスタミンのほか活性化の程度によりアラキドン酸代謝産物やサイトカインが含まれる（表 1）．ヒスタミンは，真皮上層の微細静脈のヒスタミン $H_1$ 受容体を介して一過性に毛細血管の透過性を亢進させ，膨疹を形成するとともに，知覚神経の受容体に存在する $H_1$ 受容体を介して痒みを起こす．また，活性化した皮膚肥満細胞ではアラキドン酸から主にプロスタグランジン $D_2$ とロイコトリエン $B_4$ が合成されるが，これらのメディエーターは病変部への顆粒球の集積を誘導し，膨疹の遷延化をもたらす[1)]．さらに，活性化皮膚肥満細胞は腫瘍壊死因子とインターロイキン 4 を産生し得るが，これらのサイトカインは，毛細血管内皮細胞に細胞接着因子の発現を誘導するとともに線維芽細胞を活性化し，二次的なサイトカイン産生を起こす．これらの分子の作用により，リンパ球浸潤とともに 1 日以上持続する紅斑が惹起される．肥満細胞から放出された生理活性物質は生体内では速やかに代謝され不活化されるため，毛細血管の透過性は短時間で正常化し，浮腫は消失する．

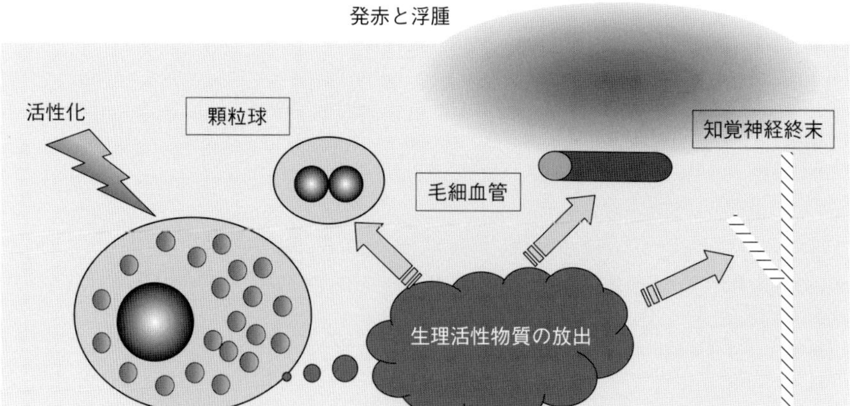


図 1　蕁麻疹の基本的な病態

**表 1** 皮膚肥満細胞の産生する生理活性物質と皮膚における薬理作用

| 生理活性物質 | 皮膚における主な薬理作用 |
|---|---|
| 1. 顆粒内生理活性物質 | |
| Histamine | 毛細血管拡張と血管透過性亢進，痒みの惹起 |
| Heparin | 増殖因子の結合・保持 |
| Tryptase | 上皮細胞や線維芽細胞の増殖 |
| Chymase | Interleukin-1 $\beta$ の活性化 |
| 2. 脂質メディエーター | |
| Leukotriene $B_4$ | 好中球，好酸球の遊走・活性化 |
| Prostaglandin $D_2$ | 毛細血管の拡張 |
| 3. サイトカイン・増殖因子 | |
| Interleukin-4 | 線維芽細胞の活性化 |
| Interleukin-8 | 好中球の遊走・活性化 |
| Tumor necrosis factor- $\alpha$ | 線維芽細胞・血管内皮細胞の活性化 |
| Vascular endotherial growth factor/ Vascular permeability factor | 血管新生・血管透過性亢進 |

（文献 1 より改変）

蕁麻疹の病態には前述の通り皮膚肥満細胞の活性化が重要な役割をしているが，その臨床症状は多彩である．日本皮膚科学会の蕁麻疹・血管性浮腫の治療ガイドラインでは蕁麻疹を 3 グループ 13 の病型に分け，各々の特徴と対処法がまとめられている[2)]．13 病型のうち，即時型アレルギー機序が関与する病型は，3．外来抗原によるアレルギー性の蕁麻疹，4．食物依存性運動誘発アナフィラキシーにおける蕁麻疹，および 9．接触蕁麻疹である．アレルギーによる蕁麻疹の基本的な病態は，外来抗原に対する特異的 IgE と抗原の結合により皮膚肥満細胞や末梢血好塩基球が活性化される場合である．外来抗原に対する特異的 IgE が産生され，組織の肥満細胞や末梢血好塩基球の高親和性 IgE 受容体に付着した状態は感作とよばれ，この状態では特に症状を起こさないが，IgE を架橋できる抗原が侵入，IgE と結合して架橋すると感作された肥満細胞や好塩基球は活性化され前述の種々の生理活性物質を遊離する．

## 2 IgE 産生機序

生体内に異物が侵入すると，貪食細胞により貪食され処理されるとともに Toll 様受容体に認識されると上皮構成細胞の活性化をきたし，ケモカインなど種々のサイトカインや抗菌ペプチドなどが産生され，異物の排除が起こる．こうした一連の反応は自然免疫とよばれる（I. 総論「7．自然免疫」参照）．異物はさらに抗原提示細胞に認識されるとヘルパー T 細胞に抗原情報が提示され，細胞性免疫あるいは液性免疫，またはその両者が誘導される（図 2）．通常は細胞性免疫が優位に誘導されるが，提示された抗原の種類あるいは個人の体質に依存して液性免疫が優位に誘導される．特殊な個体では抗原特異的 IgE が産生され，前述のごとく感作状態となる．IgE の産生しやすさは遺伝的に規定されていると考えられており，一般的にアトピー体質とよばれる．IgE の産生はタイプ 2 ヘルパー T 細胞（Th2）により惹起され，この

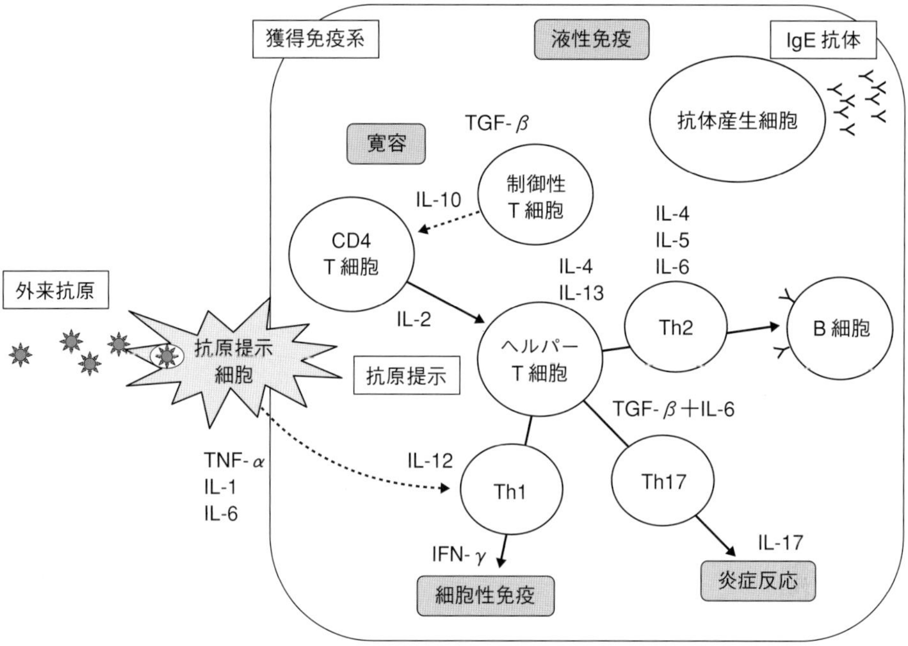


図 2　IgE 産生機序

応答はIL-4およびIL-13により増強され，IFN-γにより抑制される．このようにIgEの産生はサイトカインバランスにより巧妙に調節されていることが明らかになっており，アトピー体質はこのサイトカインの産生能力に主として依存していると考えられる．

## 3　アレルギーによる蕁麻疹の症状

医療機関を訪れる蕁麻疹患者のなかでは急性蕁麻疹と慢性蕁麻疹を含めた特発性蕁麻疹が全体の70%以上を占める．原因・誘因が見出される蕁麻疹は30%以下であり，アレルギー性の蕁麻疹は全体の5%程度である[3]．食物や薬剤による場合が多く，即時型アレルギー機序により発症する．

アレルギー性蕁麻疹の症状は，膨疹とよばれる紅斑を伴う円形・楕円形または地図状の扁平隆起が体の各所に多発する．ほとんどの場合強い痒みを伴う．時間の経過とともに拡大し，通常数時間以内に痕を残さず消失するが，1日以上持続する症例もある．膨疹の持続時間が長い場合はしばしば経過とともに中央部が消退して環状を呈する．顔面では，結膜充血や血管性浮腫とよばれる浮腫を伴うこともある．時に，呼吸困難感や腹痛などの消化器症状を伴う．意識消失などのアナフィラキシーショックに進展することもある．外来抗原によるアレルギー性蕁麻疹では，抗原が経口摂取される，あるいは昆虫などの刺入により生体内に運ばれ症状をきたす．

食物依存性運動誘発アナフィラキシーでは蕁麻疹がみられるが，加えて高率に気道症状，腹部症状，ショック症状を示す．

接触蕁麻疹は経皮あるいは経粘膜的に吸収された抗原が原因となり，即時型アレルギー機序により接触部位に膨疹を生じる病型である．抗原が体内に吸収されれば接触部位以外にも膨疹を生じる，さらにはアナフィラキシーショックに進展する場合があり接触蕁麻疹症候群とよばれる．原因として頻度の高いものは職業性の物質と食物である．ゴム製品によるラテックスアレルギーやフルーツによる口腔アレルギー症候群が含まれる．

## 4 食物依存性運動誘発アナフィラキシー

食物依存性運動誘発アナフィラキシーは食物アレルギーの特殊型と位置づけられる疾患である．本疾患の詳細については筆者の総説を参照いただきたい[4,5]．食物抗原による即時型アレルギーが病態の基本であるが，通常原因食品を摂取したのみでは症状はみられず，食後に運動負荷などの二次的要因が加わって発症することが多い．症状は必ずしも運動の強度とは関連がなく，また食後から発症までの時間も1〜3時間とばらつきがあるため，患者本人も食物が原因と認識していないことがある．学童期以降にみられる病型で，ヨーロッパでは野菜の頻度が高いが，国内では小麦による食物依存性運動誘発アナフィラキシー患者の割合が高く，約60%を占めている．また，アスピリンなど非ステロイド系消炎鎮痛薬を原因食品とともに摂取すると症状が誘発あるいは重篤化することが知られている．これは非ステロイド系消炎鎮痛薬と原因食品を併用すると，非ステロイド系消炎鎮痛薬による消化管粘膜の障害で食物抗原の吸収が促進される機序と非ステロイド系消炎鎮痛薬による肥満細胞の活性化を促進する機序が関わっていることが明らかにされてきた．

## 5 アレルギーによる蕁麻疹の診断と原因検索

患者が痒みを伴う赤い発疹が出ると訴えて来院する場合，診断にはその発疹の持続時間を問診することが大切である．前述したように蕁麻疹の病態は皮膚の一過性の浮腫であり，通常数時間，遅くとも1日程度で完全に消退する．したがって発疹の出現後数時間あるいは翌日に消失するようであれば，まず蕁麻疹と考えてよい．膨疹の出現が持続し，最初の発疹が消失する前に新たな発疹が他の部位に次々と出現して数日間にわたり出現と消退を繰り返す場合には，患者は何日も続くと訴えることがある．このような場合には，注意深くひとつの発疹の持続時間を聞き出すか，あるいは数時間で発疹の形が変化するかどうかを確認して判断する．

外来抗原によるアレルギー性の蕁麻疹では，詳細な問診に加えて，皮膚テスト，血清中抗原特異的IgEの検出，負荷試験など即時型アレルギーの一般的検査法を用いて原因抗原を同定する．

皮膚テストには，プリックテストおよび皮内テストが行われるが補助的な検査法であり，陽性になる抗原がすべて臨床症状の原因とは限らない[6]．詳細な病歴からまず原因抗原を推定し，皮膚テストで陽性結果が得られれば，血清中抗原特異的IgEの検出や後述する経口負荷試験にて原因を確認することも大切である．

食物アレルギーの診断におけるプリックテストの有用性については，これまで多くの報告がある．乳幼児で頻度の高い卵アレルギーにおけるプリックテストの感度は97%，特異度は

8%，陽性的中率は73.9%，陰性的中率は50%と報告されている[7]．皮膚テストの感度は高いが特異度は低く，皮膚テストが陽性であるからといって必ずしも臨床症状がみられるとは限らない．学童期以降の食物アレルギー患者におけるプリックテストの陽性率は乳幼児期に比べて低下するため，プリックテストが陰性となっても病歴から疑わしい場合には皮内テストにて確認する必要がある．また，市販のアレルゲンエキスには原因となる抗原蛋白質の含有量が低いため，偽陰性を示す場合がある．特に小麦依存性運動誘発アナフィラキシーでは，主要な原因抗原が$\omega$-5グリアジンなどのグルテン蛋白質であることが明らかにされているが，市販の鳥居アレルゲンエキス小麦粉は水可溶性蛋白質を使用しているためグルテンの含量がきわめて低く，患者でもしばしば陰性を示す[8]．

アレルギー性蕁麻疹では外来抗原に対する特異的IgEが産生され，肥満細胞や好塩基球に結合しているが，一部の特異的IgEは血流に存在する．このため抗原をペーパーディスクなどの支持体に結合させたものを血清中の特異的IgEと反応させ，さらに$^{125}$I-抗IgE抗体を用いて検出するradioallergosorbent test（RAST）が開発された．最近では，アイソトープの不便さから，蛍光標識した抗IgE抗体（蛍光酵素抗体法）や化学発光標識した抗IgE抗体（化学発光酵素抗体法）を使用する方法が一般化されている[9]．それぞれ蛍光強度や吸光度を定量化し，その価により陰性，偽陽性，陽性と判定される．

食物によるアレルギー性蕁麻疹では経口負荷試験が行われることがある．特に小児では，診断および寛解の判定に一般的に利用されている[10]．通常，少量の食物から摂取を開始し，15分間隔で倍量を投与する．アレルギー症状がみられた時点で陽性と判定する．皮膚症状は約90%にみられることから，判定の重要な指標となる．

食物依存性運動誘発アナフィラキシーでは原因食品の摂取のみでは通常症状がみられず，筆者らは運動やアスピリン負荷を組み合わせて誘発試験を行い，よい成績を得ている[11-13]．しかし，これらの誘発試験にて必ずしも症状が誘発されるわけではなく，症状が誘発されれば確定診断となるが誘発されないからといって否定されるわけではない．筆者らは食物依存性運動誘発アナフィラキシーにおける運動誘発の機序として腸管からの未消化食物抗原が吸収促進されると仮定し，微量な小麦グリアジンを検出可能なELISAを開発し血清中のグリアジンを測定した結果，小麦負荷のみでは血中のグリアジンは検出されないが，運動負荷やアスピリン摂取を加えると血中にグリアジンが検出されることを見出した[11-13]．このことは食後の運動やアスピリンなどの非ステロイド系消炎鎮痛薬の投与は，消化管上皮の透過性に影響し，未消化の蛋白質抗原の吸収をきたし，アレルギー症状を発症することを示している[13]．負荷条件が不十分な場合には，抗原の吸収が十分起こらず発症に至らない可能性もあり，こうした場合には症状が誘発された状況を忠実に再現すると誘発される場合も少なくない．一方，アスピリンは肥満細胞の抗原刺激による脱顆粒を促進する作用があることも明らかにされている．

納豆が原因となるアレルギー性蕁麻疹では納豆摂取後半日程度経過してアレルギー症状を示すとされるため，負荷試験による診断には注意が必要である[14]．これは納豆特有の粘稠物質に含まれるポリガンマグルタミン酸が徐放体として作用し，腸管内での抗原の吸収を遅らせているのではないかと推察されている．

## 6 アレルギーによる蕁麻疹の治療と日常生活指導

症状出現時の薬物療法は，症状発現の重要な生理活性物質がヒスタミンやプロスタグランジンであることから，抗ヒスタミン薬/抗アレルギー薬が第一選択薬となる．アナフィラキシーショックを伴う場合にはエピネフリンを筋注し，症状の遷延を抑制するためステロイドの全身投与を併用する[15]．

アレルギー性の蕁麻疹の場合は，原因となる食物や薬物を摂取しないよう指導するが，食物によっては原料が認識されていない場合や交叉反応する食品がみられるため注意が必要である．例えば小麦アレルギーでは，グルテンで作った麸なども避ける必要があり，また牛肉アレルギーでは多くの場合豚肉にも反応する．

食物依存性運動誘発アナフィラキシーでは食後の運動や非ステロイド系消炎鎮痛薬との併用で症状が誘発しやすくなり，重篤化することから食後の運動の禁止や原因食物の摂取時に非ステロイド系消炎鎮痛薬を服用させないことが重要である．アスピリン前投与で誘発される症例において，プロスタグランジン$E_1$製剤であるミソプロストール（サイトテック®）を併用すると発症が予防されることが知られてきた[16]．しかし，運動誘発による症状を抑制できるかどうかについては今後検討されなければならない．一方，食物アレルギー治療薬であるクロモグリク酸ナトリウム（インタール®）の予防効果は一定していない．オロパタジン（アレロック®）内服で原因食物摂取時の症状発現を予防できたとの報告がみられ，抗ヒスタミン薬の予防的服用はある程度の効果が期待できる[17]．この際，オロパタジンの服用は抗原の血中への移行はそれほど抑制しなかったとされることから，主としてヒスタミンなどの作用を抑制することで効果を発現していると推察されている．

### ■文献


1) 森田栄伸．肥満細胞と皮膚疾患．Monthly Book Derma. 2006；120：41-6.
2) 日本皮膚科学会蕁麻疹・血管性浮腫の治療ガイドライン作成委員会（委員長 秀　道広）．蕁麻疹・血管性浮腫の治療ガイドライン．日本皮膚科学会雑誌．2005；115：703-15.
3) 田中稔彦，亀好良一，秀　道広．広島大学皮膚科外来での蕁麻疹の病型別患者数．アレルギー．2006；55：134-9.
4) Morita E, Kohno K, Matsuo H. Food-dependent exercise-induced anaphylaxis. J Dermatol Sci. 2007；47：109-14.
5) Morita E, Matsuo H, Chinuki Y, et al. Food-dependent exercise-induced anaphylaxis-importance of omega-5 gliadin and HMW-glutenin as causative antigens for wheat-dependent exercise-induced anaphylaxis. Allergol Int. 2009；58：493-8.
6) 森田栄伸．In vivo 検査の解釈．Monthly Book Derma. 2010；162：10-6.
7) 小俣貴嗣，他．ブラインド法乾燥食品粉末食物負荷試験に関する検討（第1報）—非加熱全卵・卵黄負荷試験—．アレルギー．2009；58：524-36.
8) Morita E. Food-dependent exercise-induced anaphylaxis. Journal of Environmental Dermatology. 2006；13：1-6.
9) 森田栄伸．アレルギー検査法　IgERIST，RAST．In：宮地良樹，他 編．皮膚疾患診療実践ガイド．第2版．東京：文光堂；2009．p.131-2.

10）日本小児アレルギー学会食物アレルギー委員会作成. In：宇理須厚雄, 他 監修. 食物アレルギー経口負荷試験ガイドライン 2009. 東京：協和企画；2009.
11）森田栄伸, 河野邦江, 松尾裕彰 . 食物依存性運動誘発アナフィラキシーの運動負荷試験. 臨床皮膚科. 2008；62：64-7.
12）森田栄伸, 松尾裕彰 . 食物依存性運動誘発アナフィラキシーの抗原解析. 臨床免疫・アレルギー. 2009；51：371-6.
13）森田栄伸 . 食物依存性運動誘発アナフィラキシー. Pharma Medica. 2009；27：35-7.
14）Inomata N, Osuna H, Ikezawa Z. Late-onset anaphylaxis to *Bacillus natto*-fermented soybeans (natto). J Allergy Clin Immunol. 2004；113：998-1000.
15）森田栄伸. アナフィラキシー（FDEIA, OAS を含む）. 皮膚科の臨床. 2009；51：1357-61.
16）井上友介, 足立厚子, 上野充彦, 他. 小麦依存性運動誘発アナフィラキシー患者におけるアスピリン食前投与誘発に対するプロスタグランジン $E_1$ 製剤の抑制効果について. アレルギー. 2009；58：1418-25.
17）古田淳一. 小麦による食餌性蕁麻疹（成人）. Visual Dermatology. 2009；8：913-5.

〈森田栄伸〉

# 8 光アレルギーによる光線過敏症

## 1 光線過敏症の中での光アレルギーの位置

光線過敏症は，太陽光線に当たった皮膚が赤くなるなどの異常な反応を起こす疾患の総称である．光線過敏症の原因は多種多様であり，表1のように分けられる．ここで紹介する“光アレルギー”を起こす疾患は，外因性光感受性物質による疾患（光接触皮膚炎，薬剤性光線過敏症），慢性光線性皮膚炎，一部の日光蕁麻疹が中心となる（表1，下線）．通常のアレルギーには，薬疹，接触皮膚炎を代表とするように抗原物質が明瞭なものと，アトピー性皮膚炎，蕁麻疹などのように必ずしもアレルゲンを決定しえないものとがある．この事情はまさに光アレルギーについても同様であり，薬剤性光線過敏症，光接触皮膚炎は抗原となる光感受性物質が明らかであり，その他の疾患は明確ではない[1-3]．

光アレルギーのひとつの特殊性として，光がアレルギー症状発現に必須であるため，光が当たる臓器すなわち皮膚だけが病変形成の場となる．すなわち，光アレルギーの症状は皮膚炎の

**表1 光線過敏症の原因別分類**

1．外因性物質によるもの
　　光接触皮膚炎，薬剤性光線過敏症
2．内因性物質によるもの
　　骨髄性プロトポルフィリン症，晩発性皮膚ポルフィリン症，
　　ペラグラ，Hartnup 病
3．DNA 修復機構の異常
　　色素性乾皮症，Cockayne 症候群，など
4．EB ウイルス関連（T/NK 活性化）
　　種痘様水疱症（種痘様水疱症様皮疹）
5．I 型アレルギーまたはヒスタミン誘発性
　　日光蕁麻疹（一部）
6．メラニン色素減少による閾値低下
　　白皮症，フェニルケトン尿症
7．自己免疫性
　　慢性光線性皮膚炎（HIV 陽性者，ATLL 患者）
8．日光により増悪ないし誘発される疾患
　　エリテマトーデス
9．その他
　　多形日光疹（小丘疹性日光疹）

下線は少なくとも一部は光アレルギー機序で起こるもの

みである．別の見方をすれば光アレルギーは皮膚アレルギー獲得のメカニズムを比較的純粋に調べることのできるシステムということもできる．

## 2 外因性光アレルギー性物質の光抗原形成メカニズム

通常の抗原とは異なり，光アレルギー性物質が抗原となるには紫外線（UV）とくにUVAの照射が必要となる．このUVの作用による抗原性の獲得については古くよりいくつかの考えが提唱されてきたが，大きく2つの説に集約される[2-4]．ひとつはプロハプテンであり，もうひとつは光ハプテンという概念である（図1）．プロハプテン説は，光アレルギー性物質はUV照射により化学構造の変化が起き，通常のハプテンのごとくなり，蛋白との結合能力を獲得する，という単純明快な説である．一方，光ハプテン説は，紫外線照射がなされるとその化学構造の一部が光分解され，その分解と同時に近傍の蛋白と共有結合し完全抗原ができあがるという考えである．したがって予めUVAを照射した物質が蛋白と結合すればプロハプテン，一方，その物質と蛋白との共存下でUVAを照射し両者が共有結合すれば光ハプテンということになる．

多くの光抗原は光ハプテンとしての性格をもっている．したがって，当該物質が光線過敏症の原因になっているかを検証する時は，まず物質を皮膚に塗っておいて，そこに紫外線を当てる方法，すなわち光貼布試験（光パッチテスト）を行う．予め当該物質に紫外線を当てておいて，それを普通の貼布試験（パッチテスト）する方法，これはプロハプテンの証明方法であるが，この方法は通常とらない．

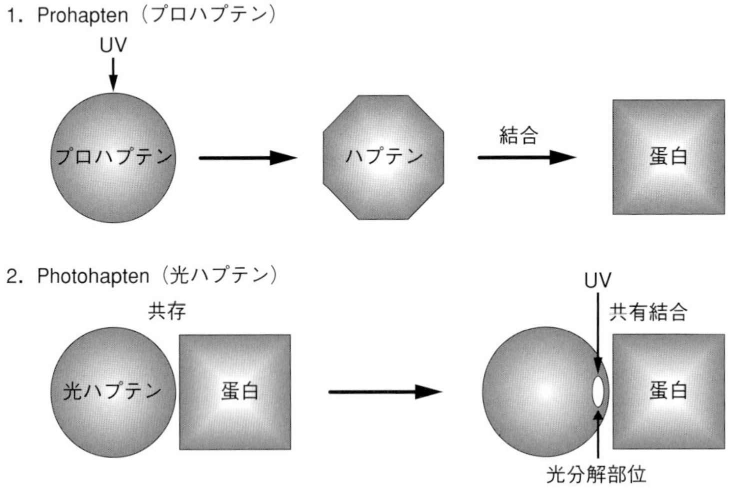


図1 光アレルギー性抗原形成についての2つの説

## 3 光接触皮膚炎

### a. 概念

接触皮膚炎はある物質が皮膚に接触し，それによって生ずる皮膚炎であり，俗にいう“かぶれ”である．皮膚炎が惹起されるのに，光を必要とするタイプのかぶれがあり，これを光接触皮膚炎とよぶ．すなわち，この“光かぶれ”では，ある物質が接触した皮膚に太陽などの光が照射され皮膚炎が生ずる．

通常の接触皮膚炎に，一次刺激性（毒性機序）とアレルギー性（免疫学的機序）のものがあるように，光接触皮膚炎にも光毒性接触皮膚炎，光アレルギー性接触皮膚炎の 2 つの型がある．光毒性とは物質に UV が当たり，それによって活性酸素が発生し組織・細胞傷害をもたらすものである．細胞の構成成分別には，DNA への損傷あるいは結合，脂質過酸化反応，蛋白への結合あるいは変性を起こす．したがって炎症は起こるであろうが，特異的免疫反応が起こったわけではなく，感作も必要としない．一方，光アレルギー性接触皮膚炎は光抗原特異的な免疫反応機序によって起こったものであり，感作を必要とし，T 細胞が媒介するものである．

### b. 臨床症状

一般に光線過敏症は，顔面，項部，上胸部 V 領域，手背などの露光部位に限局して皮疹がみられる．しかし光接触皮膚炎の場合，原因物質が塗布された部位にのみ症状が起こるため，こうした露光部位全般に皮疹がみられることは少ない．むしろこれらの一部にのみ皮疹が生ずる．例えば，前腕にスプロフェン軟膏を塗布した場合は前腕のみに，肩にケトプロフェン湿布を貼った場合にはその部位に四角形に（図 2）皮膚炎が認められる．皮疹の性状は紅斑が主体であるが，水疱を形成することもある．ケトプロフェン湿布剤による光接触皮膚炎は，同薬が貼られてからたとえ数週間以上経ても，貼布部位に紫外線が当たると強い皮膚炎が生ずるのが特徴である．症状が甚だしい場合は自家感作性皮膚炎に移行することがあり，元の塗布・貼布

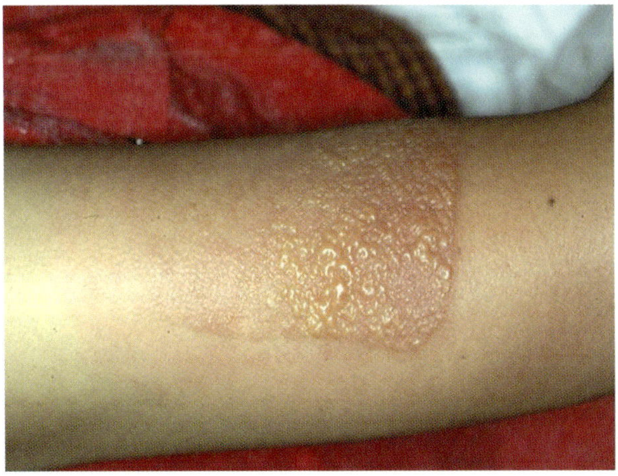

図 2 ケトプロフェンによる光接触皮膚炎

部位を越えて湿疹性病変が拡大，散布する．

### c. 原因物質

表 2 に光接触皮膚炎の原因物質を示す．これらの物質による光接触皮膚炎のほとんどは光アレルギー性機序で発症する．殺菌剤として掲げた化学物質の大部分はサリチルアニリド，とくにハロゲン化サリチルアニリドであり，TCSA が代表的な物質である．サリチルアニリドはソープ剤，シャンプーに含まれて過去広く使用された．香料であるムスクアムブレットによる患者も，一時期，主要な原因となった．日光から保護する目的で使用されるサンスクリーン剤は，皮肉なことに光接触皮膚炎の原因になり，現在でも時としてこうした患者をみかけ，歴史的にはベンゾフェノンが有名であった．現在，このサンスクリーン剤以上に問題となっているのが，治療用の非ステロイド外用剤であり，とくに湿布薬として使われるケトプロフェンや塗布薬としてのスプロフェンによるものが多い．

それぞれの光感受性物質が光毒性，光アレルギー性物質に排他的に分けられるものではない．TCSA は光アレルギー能が高いが，光毒性も強い．しかしそれぞれの物質において両性質の強さに偏重はあり，例えば光化学療法である PUVA 療法に使われるソラレンは，光毒性は強いが光アレルギー性反応は起こしにくい．光アレルギー性物質がアレルゲンすなわち抗原性を発揮するためには紫外線照射による構造の変化と蛋白との結合が必要であり，この変化に伴い多かれ少なかれ光毒性反応が起こる．したがって一般に光アレルギー性物質は光毒性も有している．しかし逆に光毒性物質が光アレルギーを惹起するとは限らない．

**表 2** 光接触皮膚炎の原因物質

| | |
|---|---|
| 非ステロイド系消炎鎮痛剤 | 殺菌剤 |
| Ketoprofen | ハロゲン化サリチルアニリド |
| Dexketoprofen | tetrachlorosalicylanilide（TCSA） |
| Piketoprofen | Chlorhexidine |
| Suprofen | Dichlorophene |
| Diclofenac | Sulfanilamide |
| Benzydamine | |
| | 香料 |
| サンスクリーン | Musk ambrette |
| Dibenzoylmethanes, such as butyl-methoxydibenzoylmethanes（Parsol 1789） | 6-methylcoumarin |
| Octocrylene | |
| Benzophenone（benzophenone-3=oxybenzone） | 毛染め |
| Para-amino-benzoic acid（PABA）and related compounds | Paraphenylenediamine（PPD） |
| Digalloyl trioleate | |
| Cinnamates（cinoxate） | |

### d. 免疫学的機序

光アレルギー性接触皮膚炎は免疫学的機序の根幹部分において普通の接触皮膚炎と同じであり，T 細胞が媒介する過敏症である[5]．皮膚に感作物質が接触し UVA が照射されると，表皮細胞であるケラチノサイトも Langerhans 細胞も，その細胞膜上の蛋白が感作物質と共有結合する．光抗原を担った Langerhans 細胞は，リンパ節に移動し T 細胞へ抗原提示をする．このように感作成立には一般の接触皮膚炎と同様に表皮 Langerhans 細胞が必要となる．この際，光抗原が Langerhans 細胞上の MHC クラス II 分子に直接光結合するのか，クラス II 分子によって表出された自己ペプチドに光結合するのかは明確にされていない．また光ハプテンは UVA 照射下で Langerhans 細胞に作用してその抗原提示能を促進させる変化，すなわち MHC クラス II 分子のみならず，CD54，CD80，CD86 といった共刺激分子の発現増強を引き起こす[6]．最終的な T 細胞の反応としては，通常の接触皮膚炎と同様に CD4 陽性 T 細胞も CD8 陽性 T 細胞も皮膚炎の惹起に関わっていると考えられる[7]．近年，Langerhans 細胞の機能は制御性であるともいわれており，Langerhans 細胞以外にも真皮樹状細胞の関与も考えられる．

マウスの TCSA アレルギー性接触皮膚炎は，特定の主要組織適合抗原複合体（MHC）遺伝子ハプロタイプをもったマウスの種類に誘導される．したがって本疾患の発症には個々人の HLA が関与していると考えられる[8]．

### e. 検査

光貼布試験を行う．これは通常の貼布試験の操作に続いて UVA 照射を加えたものである．被検物質の密封貼布を 24 時間（または 48 時間）行い，普通の貼布試験の判定を行ったあと，同部に紫外線を照射する．光アレルギー性接触皮膚炎の作用波長は UVA であることがほとんどであり，通常 UVA を 0.5～3J/cm$^2$ 照射する．24 時間後（または 48 時間後）に判定する．貼布解除時点での反応が陰性で，紫外線照射後陽性になった場合，光貼布試験陽性と判定する．対象として通常の貼布試験も併行して実施する．

### f. 治療

第一に皮疹部への日光曝露を避けるように指導する．特にケトプロフェン外皮用剤の場合は数カ月から半年の遮光を徹底する．薬物療法としては，ステロイド外用薬が基本である．症状に応じて抗ヒスタミン薬，抗アレルギー薬の内服を併用する．水疱形成が顕著であったり，また散布疹がみられ自家感作性皮膚炎に移行した場合はステロイドの内服を行う．

## 4 薬剤性光線過敏症

### a. 概念

内服薬剤と UV 照射によって起こる光線過敏症である．一方では薬疹という分類の観点からもとらえることができ，光線過敏型薬疹ともよぶ．両者は同義語である．

## b. 臨床症状と病理所見

年齢分布では60〜70歳台の高齢者に多い．通常，薬剤内服中に戸外で日光に曝露されたというエピソードがあって発症する．老人ではいつ日光に曝されたかはっきりしないことも多く，また病室の窓際にベッドが位置していたために起こることもある．皮疹の分布に特徴があり，顔面，口唇とくに下口唇，耳介，項部，上胸部V領域，手背（図3）などの露光部位に限局して皮疹がみられる．半袖，半ズボンで日光に曝露された時には，前腕伸側，下肢伸側にも皮膚炎は生じ，またサンダル，下駄履きの場合には，足背にも皮疹が生ずる．

光毒性反応は日焼け（サンバーン）様発疹をとり，光アレルギー性の場合は，浮腫性紅斑，水疱，扁平苔癬様皮疹などさまざまである．扁平苔癬様皮疹の性状は，紅斑ではあるが色が紫がかっていることにあり，急性反応的でないため，しばしば光線過敏症を思い浮かべることが難しい（図3，右上）．色素沈着と色素脱失が混在する病変は，白斑黒皮症と称される（図3，右下）．原因である薬剤内服を中止することが遅れ，長期に光線過敏性皮膚炎を患った患者に多い．すでに完成してしまっている状態では難治である．

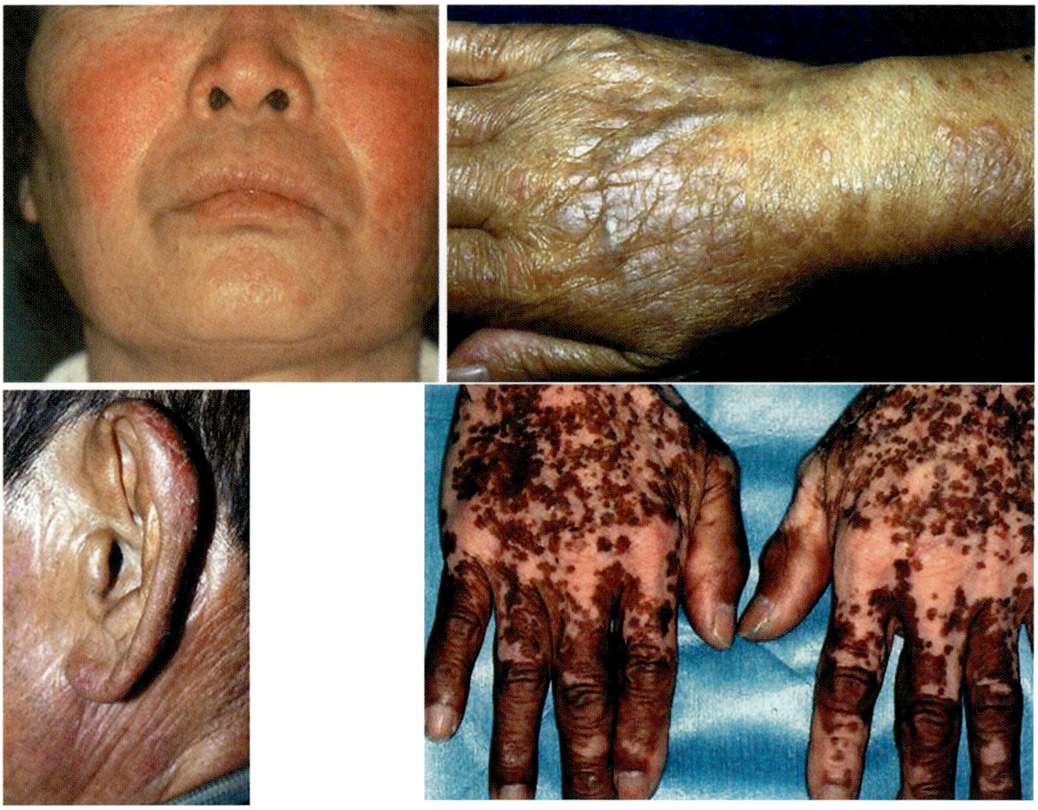

図3 薬剤性光線過敏症の臨床像

**表 3** 光線過敏症を起こす薬剤の頻度順位

| | | | | | |
|---|---|---|---|---|---|
| 1. | スパルフロキサシン | 104 | 15. | フロセミド | 9 |
| 2. | ピロキシカム | 85 | 15. | クロレラ | 9 |
| 3. | フレロキサシン | 50 | 17. | ドキシサイクリン | 8 |
| 4. | アフロクァロン | 37 | 17. | カルバマゼピン | 8 |
| 5. | グリセオフルビン | 35 | 19. | チアプロフェン | 6 |
| 6. | エノキサシン | 33 | 19. | ジルチアゼム | 6 |
| 7. | ロメフロキサシン | 31 | 19. | サラゾスルファピリジン | 6 |
| 7. | テガフール・テガフールウラシル | 31 | 22. | ヒドロクロロチアジド | 5 |
| 9. | アンピロキシカム | 25 | 22. | ダカルバジン | 5 |
| 10. | チリソロール | 22 | 22. | イソニアジド | 5 |
| 11. | メキタジン | 18 | 22. | ピリドキシン | 5 |
| 12. | メチクラン | 14 | 22. | プロメタジン | 5 |
| 13. | フルタミド | 11 | 22. | ジブカイン | 5 |
| 14. | クロルプロマジン | 10 | | | |

〔福田英三.「薬疹情報」1980～2002（23 年間）より渉猟. 数字は例数〕

### c. 原因薬剤

薬剤の使用に流行り廃れがあり，その頻度のランキングは数年単位で大きく変化することがある．例えば1980年代後半はアフロクァロンによる光線過敏症が多くみられたが，使用の低下に伴い頻度は減少した．古典的ではあるがピロキシカム，降圧利尿薬も頻度的に重要であり，5-FU，クロルプロマジン，トルブタミドなどとも併せ，現在でも原因となりうる光線過敏性薬剤である．グリセオフルビンは最近使用されなくなり，ほとんど同薬による光線過敏症をみない．チリソロール，メチクランは最近10年以内に話題になった．最近ではニューキノロン系抗菌剤によるものが多くみられる．最近のランキングを表3に示す．

### d. 発生機序（図4）

薬剤による光線過敏症は一般の光感受性物質と同様に，光毒性反応と光アレルギー性反応に分けられる．光毒性反応は感作期間を必要としないため，薬剤内服後，初回日光曝露でも皮疹が生ずる．光アレルギー性反応は感作が必要である．従来，光毒性機序が誇張されてきたが，これは光毒性を検知する方法が多くあるのに対し，光アレルギーを調べることが困難であったことによる．臨床的には光アレルギー機序で起こっていることが多い．光アレルギー性物質は光毒性をも併せもつことが一般的であり，ある薬剤による光線過敏症が光毒性機序で起こっているのか光アレルギー性であるのかは必ずしも明確には分けられないこともある．

作用波長は特にUVAが重要であるが，スルファニルアミド，ラニチジンなどごく一部の薬剤ではUVBが作用波長のことがある．ニューキノロンの作用波長も他の光線過敏性薬剤と同様にUVAであることが多く，UVBでは長波長部のみ作用波長に関わっている．しかしスパルフロキサシンの光毒性皮膚炎において，UVAとUVBの共同作用（photoaugmentation）により，顕著な紅斑を誘発することが判明している．一般に光毒性反応においては，作用波長は

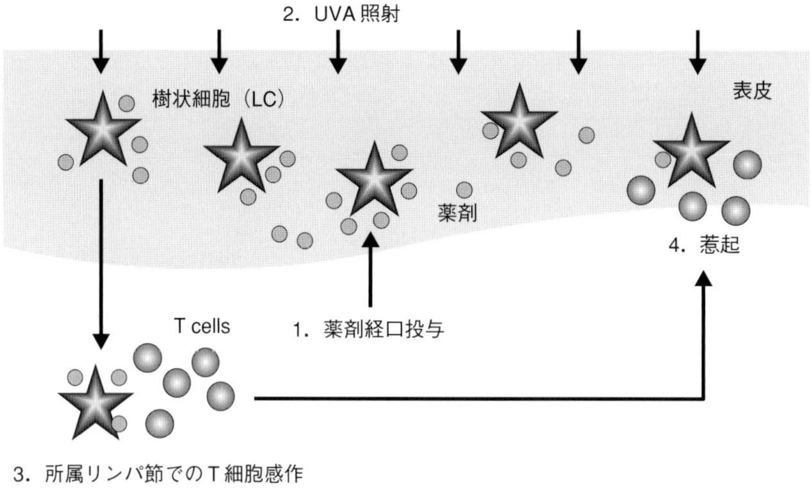


**図 4** 薬剤性光線過敏症のメカニズム

その薬剤の吸収波長に一致するが，光アレルギー反応では，作用波長は吸収波長より長波長域となる．

スルファニルアミドなどではプロハプテンであることが示唆されているが，光アレルギー性物質のかなりの部分は光ハプテンである．ニューキノロン[9-13]やアフロクァロン[14]は光ハプテンであることが確認されている．光ハプテン能の検討は光アレルギー性物質の性格を検討する上で最も重要である．ニューキノロンはリジンに光結合する選択性が高く，恐らくアミノ基に結合することが示唆される．したがって，リジン側鎖やN末端のアミノ基に光結合し，その抗原性を発揮すると考えられる．

マウスモデルを用いた検討によれば，全身投与された薬剤は表皮に到達し，UVA を照射すると薬剤光産物が表皮細胞上に形成される．すなわち薬剤は真皮側から表皮に拡散し，ケラチノサイトと Langerhans 細胞に達し，UVA 照射によりこれらの細胞は光抗原を担うことになる．このうち Langerhans 細胞が T 細胞の感作・惹起を導くことが明らかにされており，薬剤性光線過敏症においても光接触皮膚炎と同様に Langerhans 細胞は抗原提示細胞の役割を担っている．T 細胞の活性化により皮膚炎が起こるが，薬剤で光修飾されたケラチノサイトも標的細胞となり，種々の組織型を呈すると考えられる．

## e. 代表的薬剤の特徴

ニューキノロンは 6 位にフッ素があるため国外ではフルオロキノロン（fluoroquinolone）と一般的によばれている．光毒性と光アレルギー性を合わせもつ薬剤である．光毒性は 8 位のフッ素が貢献すると考えられ，これを有するものは光毒性が強い．光アレルギー性は光ハプテンであることによるが，7 位のピペラジン環が光分解を受け，蛋白と共有結合するために生じる可能性がある．臨床的にはほとんどの場合，光アレルギー反応である．しかしスパルフロキサシンは特殊性があり，光ハプテンとしての性格は他のキノロンほどではないが光毒性は非常に強い．同剤による光線過敏症の頻度が高いのはこの光毒性の強さによる．フレロキサシンは光ハプテンとプロハプテンの両方の性格をもっている．

光アレルギー性反応において，各ニューキノロン間では光交叉反応を起こすことが臨床的にも動物実験でも知られている．したがって，あるニューキノロンで光線過敏症を起こした場合，他のニューキノロンの使用も避けるべきである．またあるニューキノロンを内服して光線過敏症を生じた時，はたして感作もその薬剤が誘導したかはわからない．感作，惹起が別々の薬剤で引き起こされた可能性がある．

ピロキシカム，アンピロキシカムによる光線過敏症患者では，チメロサール，チオサリチル酸の接触皮膚炎を経験したことがある患者がおり，これら 2 剤あるいはどちらかに貼布試験で陽性になることが多い．ピロキシカム自体は光ハプテンとしての性格をもっており，予め UVA 照射したピロキシカムを患者皮膚に貼布しても陽性反応を得られない．しかしそのプロドラッグであるアンピロキシカムは，UVA を照射した後に患者に貼布試験をすることにより陽性反応を導く．このことはピロキシカムは光ハプテンであるのに対しアンピロキシカムはプロハプテンであることを示している．

テトラサイクリン系薬剤のなかでは，デメチルクロルテトラサイクリンとドキシサイクリンは特に強い光線過敏性物質であり，本邦では恐らく使用頻度が高いためドキシサイクリンの報告が多い．テトラサイクリンとオキシテトラサイクリンの光毒性はこれら 2 者より弱い．ミノサイクリンは光毒性がさらに弱いかあるいは検知できないため，光線過敏性皮膚炎はまず起こさない．

## f. 検査

内服照射試験は，薬剤を内服した後に紫外線の照射を行う．薬剤内服後，皮膚での濃度が最高値に達するまでの時間についてのデータはほとんどの薬剤でない．したがって，薬剤内服後，血中濃度が最高になる時間を参考に内服から照射までのタイミングを決める．通常，朝内服して午後に照射する．照射は UVA と UVB それぞれの人工光源を用いて行うが，前述のように UVA が作用波長であることがほとんどであり，UVA 照射で誘発されることが多い．通常 UVA を 0.5〜2J/cm$^2$ 照射する．しかし光毒性反応において，薬剤によっては UVA と UVB の両者を連続的に照射することにより紅斑が誘発されることがあるので注意を要する．

光貼布試験は，薬剤を皮膚に貼布してその部位に紫外線を照射する方法である．貼布試験と同様の要領で，皮膚に被検物質を密封塗布する．24〜48 時間貼ったあと剥がし，通常の接触皮膚炎を起こしていないことを確認するための判定を行う．判定後，貼った部分に光を当てる．作用波長は UVA であることが圧倒的に多いため，照射 24 時間，48 時間後に判定する．剥がした時の判定が陰性で，光を照射することによって増強した場合，光貼布試験陽性となる．

## g. 治療

原因物質を決定し除去することにより根本的な治療となる．しかし薬剤を中止してからも 2，3 カ月光線過敏症が持続することがある．過敏症状が消失するまで遮光が必要となる．急性期では抗アレルギー薬または抗ヒスタミン薬を内服する．ステロイド外用薬を症状の程度に合わせて塗布する．

白斑黒皮症ですでに色素沈着と色素脱失が完成してしまっている状態では有効な治療法はなく，年余の自然回復を待つ．紅斑性病変の段階がまだ残る時はステロイド外用剤を塗布する．

## 5 慢性光線性皮膚炎（chronic actinic dermatitis：CAD）

CAD は外因性光抗原を原因としない自己免疫性光線過敏症とよぶべき疾患である．この疾患のなかにはある物質に光貼布試験陽性を示す患者がおり，以前その物質に対する光接触皮膚炎であったものが，光アレルゲンなしに UV に感受性をもつようになってしまった状態と解される．同様に，ある薬剤による光線過敏症を示していた患者が，薬剤を中止しても光線過敏症が治癒することなく存続することもある．つまり引き金は光接触皮膚炎や薬剤性光線過敏症であっても，光抗原が除去されても存続して CAD になる症例もある．

こうした光抗原なくして光線過敏が起こるようになる機序は未だ明瞭ではない．古典的には光感受性物質が微量に皮膚に残っている可能性が考えられた．しかし，むしろ現在では UV が表皮細胞の表面に何らかの物質を誘導し，それを自己反応性 T 細胞が認識して皮膚炎を起こす可能性が考えられている．あるいは UV 照射が自己蛋白の修飾を行い，それがアジュバント効果を発揮することも考えられる．しかし，そもそもの過敏症を引き起こした光抗原反応性 T 細胞と自己反応性 T 細胞にはどんな関係があるのかは不明である．

重要な臨床的観察として，CAD が HIV 陽性患者に多く報告されていることがある．CAD の病変組織には CD8 陽性 T 細胞が浸潤し，苔癬型組織反応を形成していることが多い．一般に CD4 陽性細胞のなかには，Th2 や 制御性 T 細胞といった CD8 陽性細胞傷害性 T 細胞の機能を抑制する細胞がある．HIV 陽性者では CD4 陽性 T 細胞の数が減少し，これが結果的に CD8 陽性細胞傷害性 T 細胞を活性化させてしまい，CAD を誘導してしまうのかもしれない．成人 T 細胞性白血病（ATLL）に伴った CAD もあり，この場合でも CD4 陽性 T 細胞の機能障害を下地として，CD8 陽性細胞傷害性 T 細胞を活性化させてしまい，CAD を生じたと考えられる[15]．CAD の発症には，CD4 陽性細胞の制御が解かれている状態があるのかもしれない．

### ■文献


1) 戸倉新樹．光線過敏型薬疹．In：玉置邦彦，他 編．最新皮膚科学体系 第5巻．1版．東京：中山書店；2004. p.75-82.

2) Tokura Y. Photoallergy. Expert Rev Dermatol. 2009；4：263-70.

3) 戸倉新樹．光アレルギーの基礎と臨床．日本皮膚科学会雑誌．2001；111：1-12.

4) Tokura Y. Immune responses to photohaptens：implications for the mechanisms of photosensitivity to exogenous agents. J Dermatol Sci. 2000；23（Suppl）：6-9.

5) Tokura Y. Photocontact dermatitis：from basic photobiology to clinical relevance. J Environ Dermatol. 2005；12：71-7.

6) Nishijima T, Tokura Y, Imokawa G, et al. Photohapten TCSA painting plus UVA irradiation of murine skin augments the expression of MHC class II molecules and CD86 on Langerhans cells. J Dermatol Sci. 1999；19：202-7.

7) Imai S, Atarashi K, Ikesue K, et al. Establishment of murine model of allergic photocontact dermatitis to ketoprofen and characterization of pathogenic T cells. J Dermatol Sci. 2006; 41: 127-36.
8) Tokura Y, Satoh T, Takigawa M, et al. Genetic control of contact photosensitivity to tetrachlorosalicylanilide. I. Preferential activation of suppressor T cells in low responder H-2$^k$ mice. J Invest Dermatol. 1990; 94: 471-6.
9) Tokura Y. Quinolone photoallergy: photosensitivity dermatitis induced by systemic administration of photohaptenic drugs. J Dermatol Sci. 1998; 18: 1-10.
10) Tokura Y, Seo N, Fujie M, et al. Quinolone-photoconjugated MHC class II- bearing peptides with lysine are antigenic for T cells mediating murine quinolone photoallergy. J Invest Dermatol. 2001; 117: 1206-11.
11) Tokura Y, Seo N, Yagi H, et al. Cross-reactivity in murine fluoroquinolone photoallergy: exclusive usage of TCR V$\beta$13 by immune T cells that recognize fluoroquinolone-photomodified cells. J Immunol. 1998; 160: 3719-28.
12) Ohshima A, Seo N, Takigawa M, et al. Formation of antigenic quinolone photoadducts on Langerhans cells initiates photoallergy to systemically administered quinolone in mice. J Invest Dermatol. 2000; 114: 569-75.
13) Tokura Y, Iwamoto Y, Mizutani K, et al. Sparfloxacin phototoxicity: potential photoaugmentation by ultrabiolet A and B sources. Arch Dermatol Res. 1996; 288: 45-50.
14) Tokura Y, Nishijima T, Yagi H, et al. Photohaptenic properties of fluoroquinolones. Photochem Photobiol. 1996; 64: 838-44.
15) Sugita K, Shimauchi T, Tokura Y. Chronic actinic dermatitis associated with adult T-cell leukemia. J Am Acad Dermatol. 2005; 52: S38-40.

〈戸倉新樹〉

# 9 薬疹のメカニズム

## 1 はじめに

薬物療法が重要な戦略となっている医療では，薬剤の副作用に対する配慮も，医師におけるまたひとつの責務である．薬疹は，副作用のなかでも頻度の高い医原性疾患である．本章では，臨床的に紅斑丘疹型，多型紅斑型発疹およびStevens-Johnson症候群（SJS），中毒性表皮壊死融解症（TEN）や薬剤過敏性症候群（DIHS）などを呈するT細胞による皮膚を場とした免疫反応である“薬疹”に焦点をあて，そのメカニズムについて解説する．

## 2 薬疹の不思議

なぜ同じ薬によっても，重症や軽症があるのだろう．そもそも，なぜ薬疹は特定の人だけに起こるのだろうか．奇しくも，患者から投げかけられるシンプルなこの2つの問いは，薬疹の発症メカニズムの複雑性を暗示している．消炎鎮痛剤で軽い発疹が出現する人もいれば，同じ薬でTENを発症し，命拾いする人もいる．同一の薬剤が原因であっても，臨床のフェノタイプは，多種多様であり，ゆえに，皮膚科医は苦悩するわけである．溶連菌などの細菌感染症や，麻疹などのウイルス感染では，比較的パターン化した臨床症状を呈することと，非常に対比的に映る．

また，なぜ特定の人だけに，薬疹は起こるのだろう．薬剤による感作が，ある特定の条件下でのみ成立するということは，その抗原感作に患者特有の現象が生じていることを想起させる．抗原感作は，抗原が抗原提示細胞によって主要組織適応抗原複合体（MHC）上に提示され，それをT細胞がT細胞受容体によって認識することによって始まる．薬剤などの低分子が抗原となるためには，他の自己蛋白と結合し，ハプテン抗原となることが必要と考えられている．この過程で，反応するかしないかの違いを決定づける個体差があるはずに違いない．

本稿では，この2つの疑問に答えるべく，薬疹のメカニズムに関する知見について解説する．

## 3 活性化T細胞と臨床症状の多様性

薬疹のメカニズムは，リンパ球，とくにT細胞が関与するものが多い．薬疹の皮疹部や薬剤パッチテストの陽性部位に，多くのT細胞が浸潤すること，原因薬剤の判定法として薬剤添加によるリンパ球増殖反応試験が有用である点も，これに矛盾しない．薬剤とT細胞との相互作用の詳細は，これまでいくつかのグループから，樹立された薬剤特異的T細胞クローンの解析によって明らかにされている．

フェノバルビタール薬疹において，様々な臨床像を呈した患者から樹立された薬剤特異的T細胞の特性を調べると[1]，水疱を形成するSJSまたはTENなどの臨床像を呈する場合には，CD8陽性cutaneous leukocyte antigen（CLA）陽性T細胞の割合が多いのに対して，紅斑丘疹型（MPE）を呈するタイプは，CD4陽性CLA陽性T細胞の頻度が高い（図1A）．また，TEN水疱内のCD8陽性細胞は，末梢血中のCD8陽性細胞と異なり，CD16やCD56，KIRなどの通常ではNK細胞に発現するような分子を高頻度に発現し，強力に活性化している．したがって，表皮親和性の高い細胞傷害性CD8陽性細胞の活性化により，薬疹における表皮障害がもたらされているといえる（図1B）．

急性汎発性発疹性膿疱症（AGEP）は，多数の膿疱性皮疹が特徴的であり，皮疹部，特に表皮内には好中球の浸潤が顕著である．これからいえば，本病態には好中球の反応が原因であろうと考えやすいが，Britschgiら[2]は，AGEPの膿疱形成が，薬剤によって活性化したIL-8

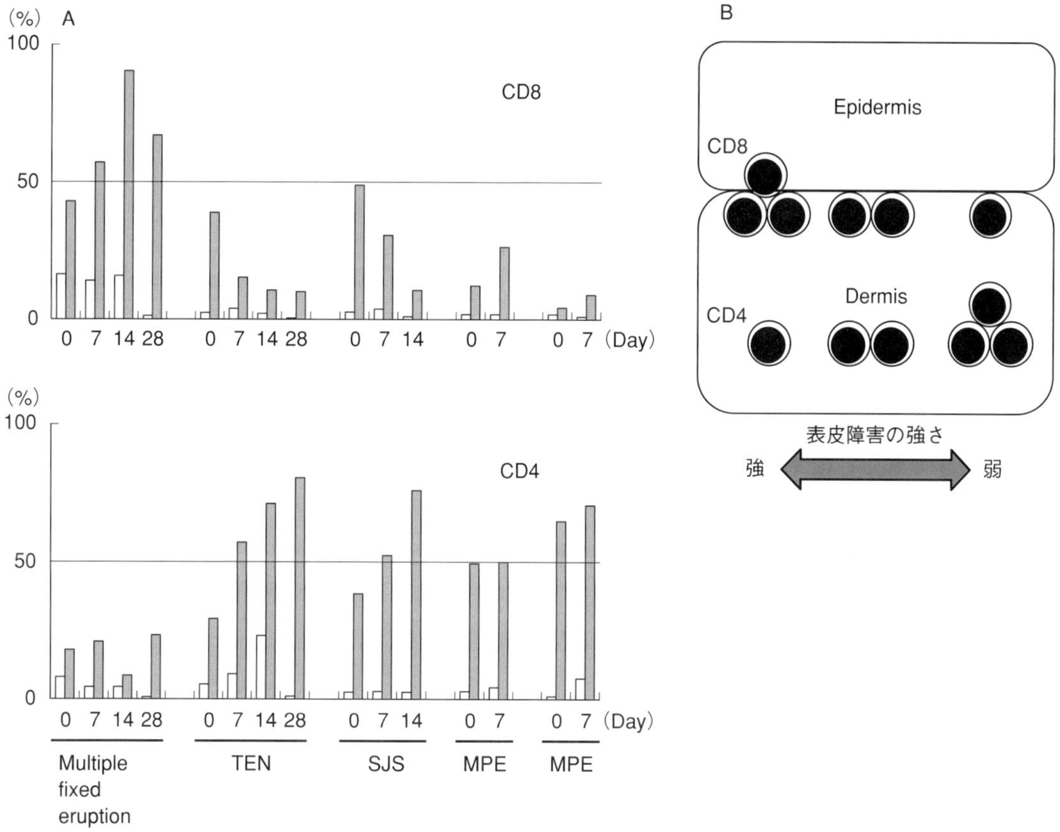


**図1** T細胞の活性化と臨床像

A：薬剤（フェノバルビタール）添加培養時の末梢血単核細胞のフェノタイプの推移．
X軸：培養日数（日），Y軸：培養細胞中の割合．白棒はそれぞれの分画のCLA陽性細胞の割合を示す（文献1より改変）．
B：表皮障害の程度と活性化T細胞の種類との関係．

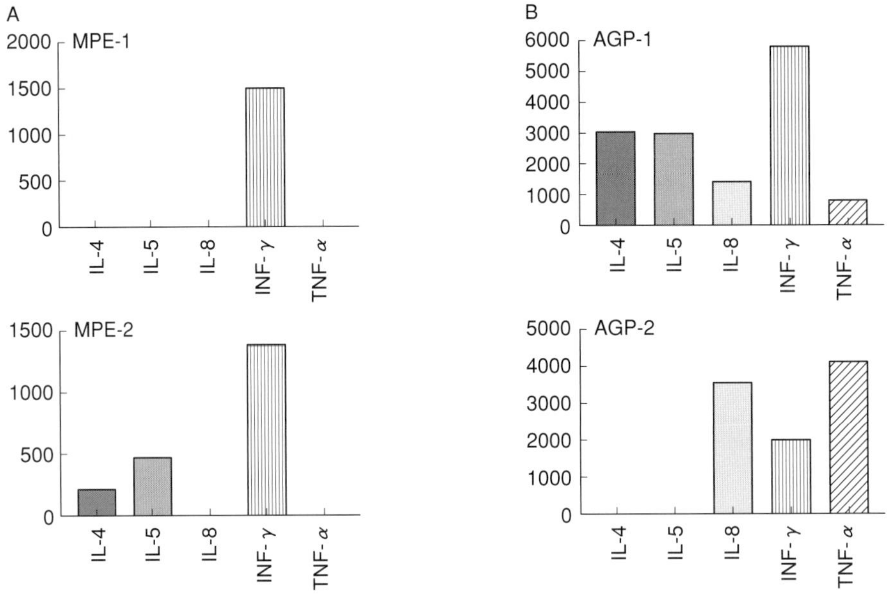


**図2** アモキシシリンによる紅斑丘疹型薬疹（MPE-1, MPE-2）およびAGEP型薬疹患者（AGP-1, AGP-2）から樹立されたT細胞クローンの産生サイトカイン解析

固相化抗CD3抗体で刺激2日後の細胞上清中の各サイトカイン量を測定した．数値はpg/m*l*.

(CXCL8) 産生T細胞によることを示した．アモキシシリンによる我々の経験したMPEおよびAGEPの2症例の患者の末梢血から樹立された，それぞれ2つずつの薬剤反応性T細胞クローンの産生サイトカインを比較した．MPEから樹立されたT細胞では，IFN-γ, IL-4, IL-5などの種々のサイトカイン産生がみられるが，TNF-αやIL-8の産生はほとんどみられない（図2A）が，AGEPから樹立されたT細胞では，IL-8, TNF-αの高産生がみられた（図2B）．同じ薬剤によって活性化されたT細胞でも，臨床症状を反映するように，そのサイトカイン産生能が異なることは興味深い．

薬剤によるT細胞の増殖反応とサイトカイン産生能は必ずしも一致せず，これまで用いられてきた薬剤刺激リンパ球増殖試験は，薬疹の原因薬剤を調べる手法として合理的ではないかもしれない．最近，薬剤刺激によるT細胞の機能的活性化に焦点を当てて，薬剤刺激によるT細胞のサイトカイン産生を，原因薬剤の検索に用いようとする試みがある[1,3,4]．

## 4 T細胞活性化の2つの経路

T細胞の活性化は，抗原提示細胞による抗原ペプチドの提示と，T細胞受容体との結合（第1シグナル）と，抗原提示細胞上に発現するCD80/CD86分子と，T細胞上のCD28分子との結合（第2シグナル）が必要である．したがって，第1シグナルの活性化を規定するのは，抗原ペプチド，MHCハプロタイプおよびT細胞受容体の相互間の構造的または電気的な結合力である．我々を含む複数のグループから，ある薬剤抗原の認識に関して，使用するT細胞


JCOPY 498-06352

受容体に統一した偏りがあることが報告された．すなわち，フェノバルビタール[1]やラモトリギン[5]，カルバマゼピン[6]の薬疹患者からは，高率にV$\beta$5.1陽性の薬剤反応性T細胞が樹立されたのである．理論的にはハプロタイプの異なる患者間において，同一のT細胞受容体を使用する可能性は少ないから，この現象はスーパー抗原でみられるような，特殊な反応様式を想像させる．

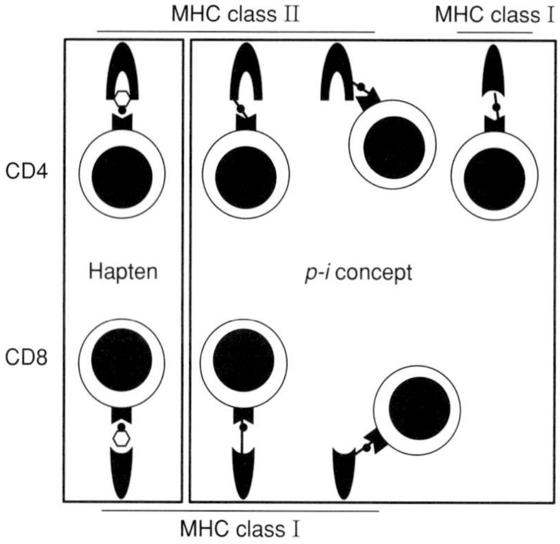


図3 ハプテン説と*p-i* concept

薬剤は低分子であることから，それ自身に免疫原性はなく，免疫を惹起させるためには，自己蛋白との共有結合が必須である（ハプテン抗原．図3左）．それが通常の抗原と同様に処理され，抗原提示細胞によって提示されて，ナイーブT細胞は感作される．最近，薬剤抗原反応には，このような抗原認識様式では説明し得ない奇妙な現象があることが明らかになった[7]．第1に，グルタルアルデヒドなどによって細胞を固定し，抗原プロセシングができない抗原提示細胞を用いても，薬剤特異的T細胞のなかには増殖反応を認めるものがあった．第2に，薬剤を添加した後，一度洗浄した抗原提示細胞によって，ある薬剤特異的T細胞では増殖反応はみられなかった．第3に，薬剤添加後の薬剤特異的T細胞のカルシウム流入反応は，通常の抗原反応に比べて著しく速いものがあった．第4に，MHCに対する抗体を用いた抑制試験では，奇異な結果が得られる場合があった．例えば，CD4陽性細胞であるのに，MHCクラスIに拘束され，CD8陽性細胞であるのに，MHCクラスIIに拘束されるような場合さえあったのである．前述した薬剤抗原認識に利用されるT細胞受容体の偏りと，これらの現象の謎を説明しようとすると，薬剤抗原はMHCの溝に嵌り込まずに弱い結合力しかもたず，また一方でT細胞受容体の共通部分に親和性をもつという構造的特徴を有していると想像される．Pichler[7]は，これを模式化して*pharmacological interaction*（*p-i*）conceptというモデルを提唱している（図3右）．この反応様式がユニークなのは，活性化するメモリーT細胞は必ずしも薬剤感作T細胞に限らないことであり，かつある特徴を有するT細胞を一斉に活性化させることが可能である点である．

T細胞受容体のレパートアは，様々なウイルスや細菌感染の個々の経験に基づいてshape-upされていく．換言すれば，メモリータイプT細胞の機能バリエーションは，個人の感染症の既往歴によって決定される．*p-i* conceptによって非特異的なメモリーT細胞の活性化が生じれば，メモリーT細胞プールの個人差から，皮疹の多様性が生じるとしても矛盾はない．

## 5 薬疹発症の決定因子

臨床医の願いは，薬疹発症の予防と予知である．この目的のために，個体差の存在するHLAハプロタイプ，薬剤の代謝機構などとの関連が，比較的古くから調べられている．スロー

**表 1** 遺伝子変異と重症薬疹

| 遺伝子 | 皮疹/原因薬剤 | 文献 |
|---|---|---|
| HLA DQB1*0601 | SJS | Power et al. Ophthamology.1996 |
| HLA A0206 | SJS | Ueta et al. Am J Ophthalmol. 2007 |
| FasL gene | SJS | Ueta et al. Br J Ophthalmol. 2008 |
| TNF-$\alpha$ promotor gene | carbamazepine | Primohamad et al. Neurology. 2001 |
| HLA B1502 | carbamazepine | Chung et al. Nature. 2004 |
| slow accetylator | sulfonamide | Spielberg et al. J Pharmacokinet Biopharm.1996 |
| slow accetylator | salazosulfapyrizine | Otani et al. BJD. 2003 |
| HLA B57 | abacavir | Hetherington et al. Lancet. 2002 |
| HLA B5701 | abacavir | Martin et al. PNAS. 2004 |
| HLA B5801 | alloprinol | Hung et al. PNAS. 2005 |

アセチレーターといわれる薬剤の代謝活性の低いヒトは，SJS や TEN などの危険性が高い．また，TNF や Toll-like receptor の genotype と SJS の発症とに関連を認めたという報告もある．

最近，重症薬疹と HLA ハプロタイプとに強い関連があることが見出された．アバカビル[8,9]，カルバマゼピン[10]，アロプリノール[11,12]の重症薬疹の発症には，表 1 に示すような特異的 HLA ハプロタイプとの強い関連がみられる．HIV 患者にみられる HIV 治療薬，アバカビルの薬疹は，きわめて重症で，時に致死的である．この薬疹が，HLA B5701 と強く関連することと同時に，本ハプロタイプのスクリーニングが統計学的に有効な予防策であることが証明された[13]．HLA B5701 分子の構造解析も行われている[14]．薬剤反応性 T 細胞と B5701 陽性の抗原提示細胞の *in vitro* による感作および惹起における研究では，薬剤抗原認識において抗原提示細胞の transporter associated with antigen presentation（TAP）および Tapasin 依存性で，いわゆる conventional な抗原提示が必要であることが判明している．また，この HLA によって形成されるポケットの構造解析から，116 番目のセリン残基の存在がアバカビルによる T 細胞活性化に重要であり，この部位にアバカビルまたはその代謝物が嵌り込む可能性があることが示唆されている．

薬剤抗原認識における HLA B1502 の役割についても，臨床的および分子生物学的に詳細な検討が行われている．本ハプロタイプは漢民族に多く，カルバマゼピンのみならず，ラモトリギンやフェニトインとも関連するが，いずれも SJS や TEN などの重症薬疹発症においてのみであり，通常経験される紅斑丘疹型とは関連しない．また，この HLA に結合活性をもつペプチドは多数の連続したセリン残基を有することが判明しているが，カルバマゼピンはこのペプチドに対して共有結合せず，*p-i* concept による緩やかな結合が推測されている[15]．本邦において B1502 を保有するものは 1% に満たないが，本剤による薬疹の頻度は少なくない．本邦においては，また別の機序が関与していると思われる．

薬疹発症に関して，薬剤と HLA ハプロタイプ構造解析に基づく研究はまだ新しい．薬疹発症が HLA のスクリーニングにより回避できる可能性や，薬疹を起こさない創薬や予防において，分子構造的解析は不可欠であり，今後の展開に期待を寄せたい．

## 6 制御性T細胞と薬疹

薬疹の発症には，薬剤によるT細胞の活性化が必要であるが，炎症の制御機構が障害されていれば，その頻度は増大し，炎症も増強すると考えられる．実際，SLE患者ではTENが高頻度に起こることが知られている．HIV患者において，特にCD4陽性細胞が減少するほど，薬疹の発症が多い．薬剤と同様，低分子である金属による接触性皮膚炎において，金属特異的制御性T細胞の機能不全がその原因であることが示されている．健常人においても，ニッケル反応性T細胞は存在する[16,17]．末梢単核細胞からCD25陽性細胞を除去すると，ニッケルの添加によって有意にT細胞は増殖する．健常人に行ったニッケルパッチテストの陰性部位では，ニッケル特異的なCD4陽性CD25陽性Foxp3陽性制御性T細胞が浸潤するのに対し，ニッケルアレルギー患者においては，この細胞による反応の抑制がみられず，CD4陽性およびCD8陽性細胞の浸潤を許してしまうのである．薬疹の発症においても，同様のメカニズムが想像される．すなわち，薬疹の既往がない患者であっても，投与されてきた薬剤に感作され，かつ制御性T細胞によって反応が抑制されている可能性である．

制御性T細胞の機能の破綻は，薬疹の病態を修飾する[18]．TENでは，制御性T細胞の機能が急速に低下し，皮疹の軽快とともに回復する．一方，DIHSにおいては，急性期に制御性T細胞は増加し，皮膚内に浸潤するが，皮疹消失後には機能を失い，免疫変調状態が持続する．DIHSは，回復後に1型糖尿病や甲状腺疾患，SLEなど自己免疫疾患を発症することが知られているが，免疫学的失調が基盤に存在することを示唆させる．

## 7 まとめ――薬疹はどうして起こるか

以上の知見から，薬疹のメカニズムをシェーマにしてみた（図4）．薬剤は個体差による代

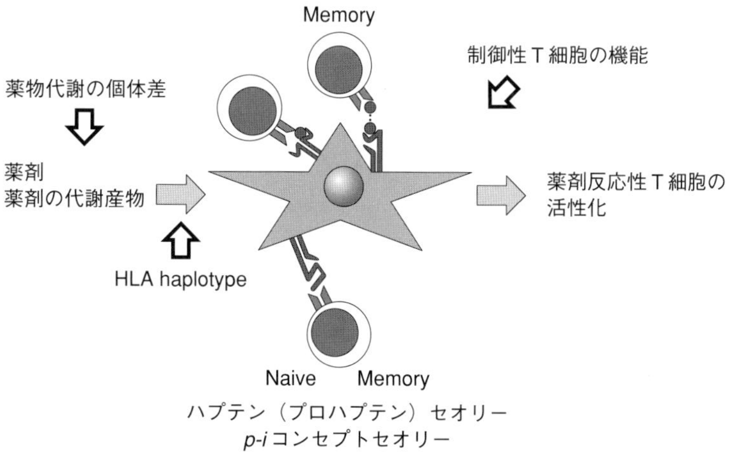


図4 薬疹のメカニズム

謝の違いやHLAハプロタイプの違いにより，抗原として認識されるかどうかが決定されると考えられる．この場合，薬剤ハプテン抗原として認識されるか，または薬剤自身のもつHLAまたはT細胞受容体との親和性（*p-i* concept）に基づいてT細胞は活性化され，その機能を反映し多様な臨床症状を呈してくる．*p-i* conceptに基づいて活性化するT細胞は，個々の感染症の経験によってshape-upされたT細胞受容体および機能に依存するため，臨床症状に個人差があると考えられる．一方，炎症を制御する制御性T細胞の機能により，薬疹の臨床症状は修飾を受けると考えられる．徐々に明らかになっている薬疹のメカニズムではあるが，まだまだ謎が多い．この分野のさらなる研究の発展に期待したい．

■文献


1) Hashizume H, Takigawa M, Tokura Y. Characterization of drug-specific T cells in phenobarbital-induced eruption. J Immunol. 2002; 168: 5359-68.
2) Britschgi M, Steiner UC, Schmid S, et al. T-cell involvement in drug-induced acute generalized exanthematous pustulosis. J Clin Invest. 2001; 107: 1433-41.
3) Zawodniak A, Lochmatter P, Yerly D, et al. In vitro detection of cytotoxic T and NK cells in peripheral blood of patients with various drug-induced skin diseases. Allergy. 2010; 65: 376-84.
4) Lochmatter P, Beeler A, Kawabata T, et al. Drug-specific in vitro release of IL-2, IL-5, IL-13 and IFN-gamma in patients with delayed-type drug hypersensitivity. Allergy. 2009; 64: 1269-78.
5) Naisbitt DJ, Farrell J, Wong G, et al. Characterization of drug-specific T cells in lamotrigine hypersensitivity. J Allergy Clin Immunol. 2003; 111: 1393-403.
6) Naisbitt DJ, Britschgi M, Wong G, et al. Hypersensitivity reactions to carbamazepine: characterization of the specificity, phenotype, and cytokine profile of drug-specific T cell clones. Mol Pharmacol. 2003; 63: 732-41.
7) Pichler WJ, Beeler A, Keller M, et al. Pharmacological interaction of drugs with immune receptors: the p-i concept. Allergol Int. 2006; 55: 17-25.
8) Watson ME, Pimenta JM, Spreen WR, et al. HLA-B*5701 and abacavir hypersensitivity. Pharmacogenetics. 2004; 14: 783-4; author reply 4.
9) Martin AM, Nolan D, Gaudieri S, et al. Predisposition to abacavir hypersensitivity conferred by HLA-B*5701 and a haplotypic Hsp70-Hom variant. Proc Natl Acad Sci USA. 2004; 101: 4180-5.
10) Chung WH, Hung SI, Hong HS, et al. Medical genetics: a marker for Stevens-Johnson syndrome. Nature. 2004; 428: 486.
11) Chung WH, Hung SI, Chen YT. Human leukocyte antigens and drug hypersensitivity. Curr Opin Allergy Clin Immunol. 2007; 7: 317-23.
12) Hung SI, Chung WH, Liou LB, et al. HLA-B*5801 allele as a genetic marker for severe cutaneous adverse reactions caused by allopurinol. Proc Natl Acad Sci USA. 2005; 102: 4134-9.
13) Mallal S, Phillips E, Carosi G, et al. HLA-B*5701 screening for hypersensitivity to abacavir. N Engl J Med. 2008; 358: 568-79.
14) Chessman D, Kostenko L, Lethborg T, et al. Human leukocyte antigen class I-restricted activation of $CD8^+$T cells provides the immunogenetic basis of a systemic drug hypersensitivity. Immunity. 2008; 28: 822-32.
15) Yang CW, Hung SI, Juo CG, et al. HLA-B*1502-bound peptides: implications for the pathogen-

esis of carbamazepine-induced Stevens-Johnson syndrome. J Allergy Clin Immunol. 2007; 120: 870-7.
16) Cavani A. Breaking tolerance to nickel. Toxicology. 2005; 209: 119-21.
17) Cavani A, Nasorri F, Ottaviani C, et al. Human CD25$^{+}$regulatory T cells maintain immune tolerance to nickel in healthy, nonallergic individuals. J Immunol. 2003; 171: 5760-8.
18) Takahashi R, Kano Y, Yamazaki Y, et al. Defective regulatory T cells in patients with severe drug eruptions: timing of the dysfunction is associated with the pathological phenotype and outcome. J Immunol. 2009; 182: 8071-9.

〈橋爪秀夫〉

# 10 強皮症，皮膚筋炎の症状と自己抗体

## 1 はじめに

膠原病において，抗核抗体がなぜ出現するのか？ 抗核抗体は何をしているのか？ は，いまだに謎である．にもかかわらず，特定の抗核抗体が特定の膠原病にきわめて特異的に出現すること（疾患特異抗体），そしてそれらは，それぞれの疾患の臨床的なサブセットと密接に相関していることは，研究の進歩に伴ってますます明らかになってきた．

全身性強皮症（systemic sclerosis：SSc）と皮膚筋炎（dermatomyositis：DM）において，疾患特異抗体はいくつかの大きな特徴をもっている．

①1人の患者で陽性になる疾患特異抗体は通常1種類だけである．
②発症に先行して陽性となり，抗体価は経過を通じてほぼ一定し，陰転化したり他の抗体に変化したりすることはない．
③抗体と病型・症状とがよく相関する．

したがって，それぞれの患者がどの特異抗体をもっているのか（あるいはもっていないのか）を明らかにすることがこれらの疾患の診療においてきわめて重要な点である．

SScとDMは非常に多様性のある疾患であり，それぞれの患者をサブセットに分けて捉えることが大切である．そのサブセットに分けるうえで抗核抗体が現在のところ最も有力な武器である．一方，抗体価の推移は一部の例を除いて活動性を反映することはないので，力価をフォローする必要はない．

## 2 全身性強皮症（SSc）

SScは，びまん皮膚型（dcSSc）と限局皮膚型（lcSSc）の2型に分類される．dcSScとlcSScは，皮膚硬化が肘・膝を越えて中枢側に及ぶか否かにより分類される．dcSScは発症後数年以内に広範囲な皮膚硬化をきたし，同時に，肺，消化管，腎，心病変が進行することが多い．一方，lcSScはRaynaud現象が長期間先行した後に四肢遠位に限局した皮膚硬化を呈し，逆流性食道炎や肺高血圧が主な合併症となる．このようにSScを大きく2型に分類することは非常に重要ではあるが，臨床的にはこれでは不十分で，もう少し細かいサブセットに分けて診療することが必要である．この際に特異抗体が，出現する症状や予後の予測や治療方針の決定に有用である．

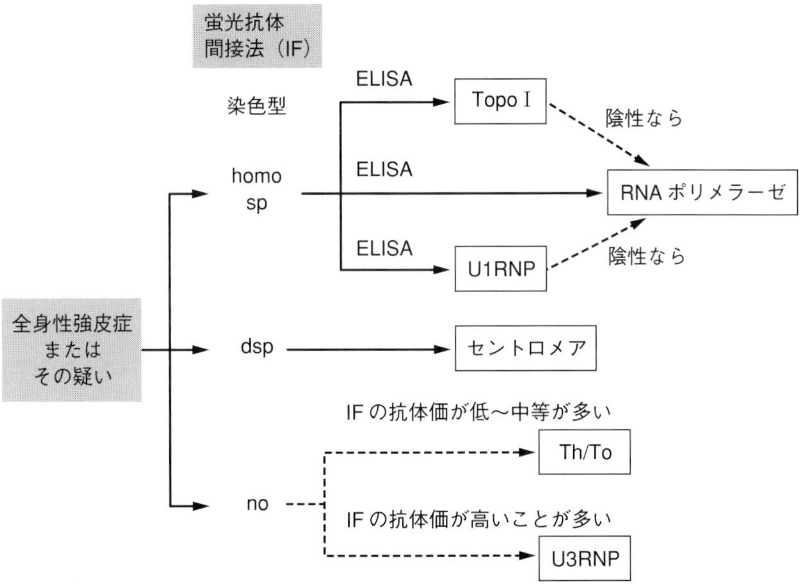


**図 1** 全身性強皮症におけるの代表的な特異抗体の検査の進め方

実線は検査による手順，点線は推測をあらわす．

SSc の 2 大特異抗体は，抗トポイソメラーゼ I（Topo I）抗体（抗 Scl-70 抗体）と抗セントロメア抗体であり，抗 RNA ポリメラーゼ（RNAP）抗体がこれに次ぐ．そのほかに，抗 Th/To 抗体，抗 U3RNP 抗体も SSc の特異抗体である．また，特異性は低いが抗 U1RNP 抗体もしばしば陽性となる．保険診療で測定できるのは，これまで抗 Topo I 抗体，抗セントロメア抗体，抗 U1RNP 抗体の 3 つであったが，最近抗 RNAP 抗体も測定できるようになった．

SSc の抗核抗体の検査を進める場合には，まず抗核抗体の蛍光抗体間接法を行う（図 1）．SSc の特異抗体はほとんどの場合抗体価が高く，40～80 倍といった低力価の場合には，ほぼ特異抗体は陰性と考えてよい．抗体価が高い場合には，染色型から抗体を推測する．離散斑紋（discrete speckled）型の場合は抗セントロメア抗体である．したがって，この場合 ELISA 法で抗セントロメア抗体を確認する．斑紋（speckled）型を示す場合は，抗 Topo I 抗体と抗 U1RNP 抗体を ELISA 法で検査する．なお，Topo I 抗体は均質型と判定されることもある．両方とも陰性の場合，すなわち「SSc であることは明らかで，抗核抗体が斑紋型で比較的高力価だが，抗 Topo I 抗体や抗 U1RNP 抗体が陰性」の場合には，抗 RNAP 抗体である可能性が高い．次に，核小体（necleolar）型の染色パターンは SSc 特異抗体であることが多い．抗 Th/To 抗体，抗 U3RNP 抗体の 2 つは SSc に特異性が高く，ほかに抗 NOR90（hUBF）抗体の場合がある．これらの抗体は図 2 に示すような臨床的特徴がある．

## a. 抗 Topo I 抗体（抗 Scl-70 抗体）

抗 Topo I 抗体陽性例は，間質性肺炎を高率に伴う皮膚硬化の強い dcSSc の病型である．手指屈曲拘縮や皮膚潰瘍もしばしば生じる．

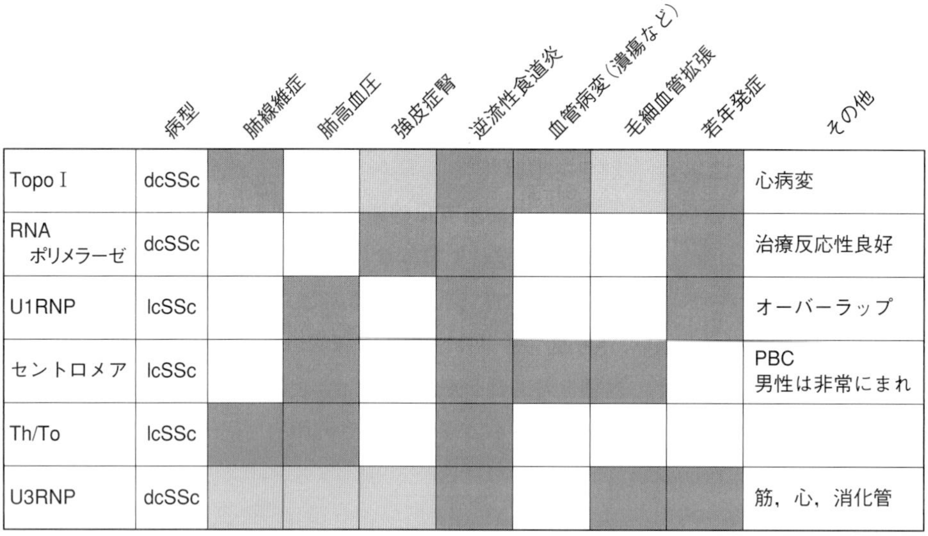
病型
肺線維症
肺高血圧
強皮症腎
逆流性食道炎
血管病変（潰瘍など）
毛細血管拡張
若年発症
その他
Topo I
dcSSc
心病変
RNA ポリメラーゼ
dcSSc
治療反応性良好
U1RNP
lcSSc
オーバーラップ
セントロメア
lcSSc
PBC
男性は非常にまれ
Th/To
lcSSc
U3RNP
dcSSc
筋，心，消化管

**図 2** 全身性強皮症の特異抗体と臨床症状との相関

色の違いはおおよその相対的な発現頻度をあらわす（濃い色＞薄い色＞色なし）.

### b. 抗セントロメア抗体

抗セントロメア抗体陽性例では，lcSSc の病型をとる．間質性肺炎はまれだが，肺高血圧を生じることがある．血管障害が強く，皮膚硬化が軽微な例でもしばしば難治性の皮膚潰瘍，壊疽を生じる．抗ミトコンドリア抗体が 10〜20％に共存し，軽症の原発性胆汁性肝硬変を合併することがある．

### c. 抗 RNAP 抗体

SSc における「3 番目の特異抗体」である．欧米では SSc の 25% に陽性となるが，本邦では 5〜10% である[1]．抗 RNAP I 抗体は核小体型の染色型を呈するが，RNAP II や III に対する抗体は斑紋型を示し，SSc では抗 RNAP I/III 抗体であることが多いので，多くの場合斑紋型として検出される．男性例がやや多く，皮膚硬化が広範囲で，強皮症腎のリスクが高いというのが大きな特徴である．そのため，本抗体陽性患者には自宅での血圧測定を徹底させる．

抗 RNAP 抗体陽性例は，皮膚硬化は高度で，しばしば抗 Topo I 抗体陽性例よりもさらに強い皮膚硬化を呈するが，末梢循環障害はそれほど強くなく[2]，皮膚潰瘍や壊疽は比較的少ない．間質性肺炎は認められないことも多く，ある場合でも抗 Topo I 抗体陽性群よりは軽症である．副腎皮質ステロイド内服がよく効くのも特徴であり，治療により皮膚硬化がほぼ完全に軽快することもある．ただし，抗 RNAP 抗体は強皮症腎のリスクが高く，ステロイド内服はそのリスクをさらに上げると考えられており，十分な注意が必要である．抗 RNA ポリメラーゼ抗体（ELISA）は，最近保険収載され，簡単に測定できるようになった．

### d. 抗 Th/To 抗体

抗核小体抗体である．SSc における頻度は 5% 以下であるが，特異性は高い．本抗体陽性例の 90% 以上は lcSSc で，中年以降の女性がほとんどである．抗セントロメア抗体とともに lcSSc の血清学的マーカーとなるが，肺高血圧のみならず間質性肺炎の合併がしばしばみられる点が異なる．一方，血管障害は一般に抗セントロメア抗体陽性例よりも軽症である．

### e. 抗 U3RNP 抗体

抗核小体抗体である．本邦での SSc における頻度は 5% 以下であるが，SSc に特異性が高い．同じく抗核小体パターンを呈する抗 Th/To 抗体に比べると，蛍光抗体法で抗体価が高いことが多い（主として 1280 倍以上）．抗 U3RNP 抗体陽性例は比較的若年での発症例が多く，約半数が dcSSc であるが，抗 Topo I 抗体や抗 RNAP 抗体の例ほど高度な硬化は呈さない[3-5]．筋病変，心病変，腎病変の頻度が高いと報告されている．欧米からの報告では間質性肺炎や肺高血圧の頻度も高く，予後が悪い例に多いが，自検例では重篤な例はむしろ少なく，人種によっても違いがあるかもしれない．びまん性色素沈着および毛細血管拡張が顕著である例が多い印象がある．

### f. 抗 U1RNP 抗体

SSc に特異的ではないが，しばしば陽性になる．MCTD やオーバーラップ症候群の病型をとることも，SSc 単独であることもある．lcSSc であることが多いが，時に皮膚硬化の強い例がある．肺高血圧が多いこと，炎症所見が強いことが特徴である．

### g. その他

近年，間質性肺炎を高率に伴う群として抗 U11/U12RNP 抗体が報告されている[6]．抗 NOR90（hUBF）抗体は，抗 Th/To 抗体と抗 U3RNP 抗体以外で核小体型を示すものの一つであり，疾患特異性はやや低いが，lcSSc の病型であることが多い．抗 Ku 抗体や抗 Pm-Scl 抗体は，筋炎とのオーバーラップ症候群の際に陽性になることがある．ただし，抗 PM-Scl 抗体は日本人ではきわめてまれである．このほか，抗ミトコンドリア M2 抗体は抗セントロメア抗体としばしばオーバーラップし，単独陽性例でも抗セントロメア抗体と同様の臨床像をとる．約半数に原発性胆汁性肝硬変を呈するが，多くの場合軽度の異常にとどまる．抗セントリオール抗体も lcSSc 患者に陽性となることがあり，特に肺高血圧のマーカーとなる印象をもっている．

## 3 皮膚筋炎（DM）

DM も SSc 以上に多様性に富む疾患である．まず，小児発症例と成人発症例ではいろいろな違いがある．筋症状にも，筋力低下の強い定型的なものから筋症状をほとんど呈さないものまであるし，皮膚症状も定型的なものから軽微で非定型的なものまである．さらに，合併症として悪性腫瘍や間質性肺炎の有無によってもサブセットが分けられる．間質性肺炎も均一ではなく，きわめて予後の悪い急速進行性肺炎を呈する例もあるし，慢性で再燃を繰り返すようなタイプもある．DM でも SSc と同様に抗体によるサブセットに分けることが重要である．

しばらく前までは，DM では自己抗体検査はあまり有用なツールではなかった．なぜなら，一般的に検査可能な特異抗体は抗 Jo-1 抗体だけであり，しかもその陽性率も高くないこと，蛍光抗体間接法による抗核抗体は陰性のことが多い上，陽性であってもしばしば抗体価が低く本当に陽性なのか偽陽性なのかはっきりしないためである．

ところが，近年になって，DM の新しい特異抗体とその臨床的相関が次々に明らかになり，いずれかの特異抗体が陽性になる率はかなり高いこと，さらにその特異抗体と臨床病型とが密接に相関することが明らかになってきた．DM で検出される主な特異抗体は，①抗アミノアシル tRNA 合成酵素（ARS）抗体群，②抗 Mi-2 抗体，③抗 CADM140 抗体，④抗 155/140 抗体である．蛍光抗体法では，抗 Mi-2 抗体と抗 155/140 抗体は抗核抗体，抗 ARS 抗体群と抗 CADM140 抗体は抗細胞質抗体である．これらの抗体は現在のところ一部の施設を除いては測定できないが，蛍光抗体法の所見や臨床症状からある程度測定することができる（図 3）．これらの抗体は図 4 に示すような臨床的特徴がある．

DM の特異抗体には冒頭に述べたもの以外に，SLE や SSc と異なる次のような特徴がある．

①抗細胞質抗体が多い：SLE や SSc では，90% 以上の患者で抗核抗体が陽性になるが，PM/DM では抗核抗体の陽性率は 50% 前後である．抗 Jo-1 抗体にしても抗細胞質抗体で

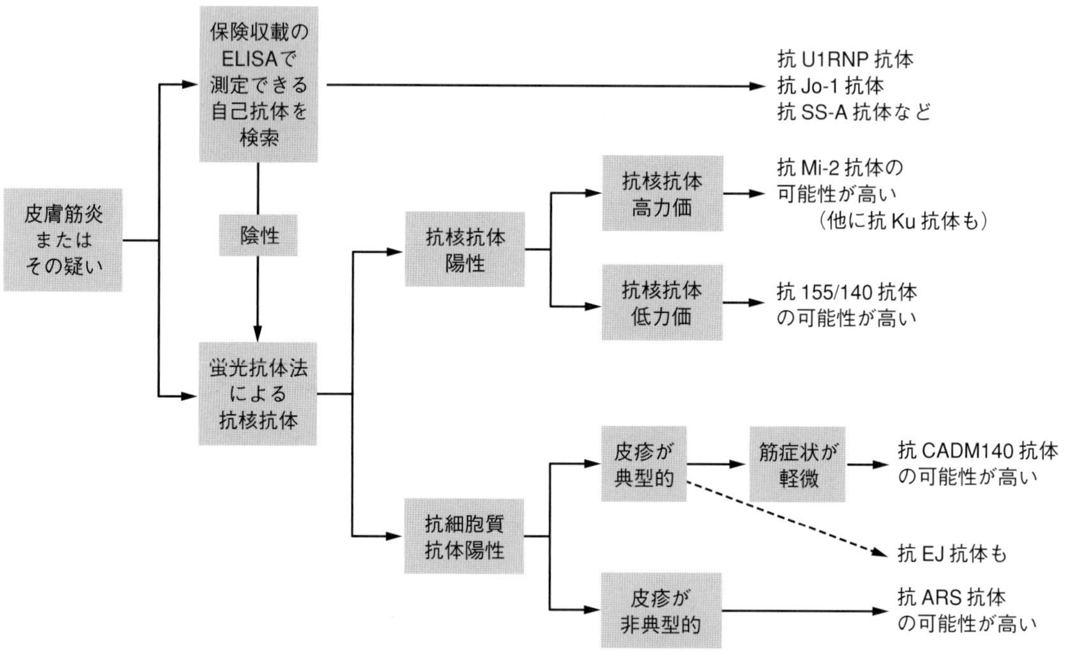


図 3　皮膚筋炎における代表的な特異抗体の検査の進め方

| | 小児 | 成人 | 定型的皮疹 | 急速進行性IP | 慢性IP | 悪性腫瘍 | 再燃 |
|---|---|---|---|---|---|---|---|
| ARS | | ■ | | ■ | | | ■ |
| Mi-2 | ■ | ■ | ■ | | | ■ | ■ |
| CADM140 | | ■ | ■ | | | | |
| 155/140 | ■ | ■ | ■ | | ■ | | |

**図 4** 皮膚筋炎の特異抗体と臨床症状との相関

（灰色で示したものが相関のあるもの）

あり，抗核抗体は陽性にはならない．

②抗核抗体の場合，力価の低い場合も多い：SLE や SSc では大多数で蛍光抗体間接法での抗核抗体の力価が高い（160〜320 倍以上）が，DM では抗核抗体が陽性であっても力価が低い（80 倍など）ことも多い．

### a. 抗 ARS 抗体

アミノアシル tRNA 合成酵素（ARS）とは tRNA にアミノ酸を結合させる酵素で，たとえばヒスチジル tRNA 合成酵素はヒスチジンと tRNA を結合させる．このような酵素はアミノ酸 20 種類それぞれに存在し，そのうち 8 つに対して自己抗体が存在することがこれまでに報告されており，抗 ARS 抗体と総称される．最もよく知られているものが抗 Jo-1 抗体で，ヒスチジル tRNA 合成酵素に対する自己抗体である．このほか，抗 PL-7（スレオニル tRNA 合成酵素）抗体，抗 PL-12（アラニル tRNA 合成酵素）抗体，抗 EJ（グリシル tRNA 合成酵素）抗体，抗 OJ（イソロイシル tRNA 合成酵素）抗体などがある．重要なことは，これらの抗 ARS 抗体が陽性になる例はおおよそ臨床症状に共通性があることであり，抗 ARS 抗体症候群とよばれている[7]．抗 ARS 抗体症候群は筋症状，皮膚症状，間質性肺炎の 3 つの要素が種々の程度で混ざっているが，それ以外に関節炎，発熱をはじめとした炎症所見がしばしば認められる[8]．抗 EJ 抗体陽性例を除いて，皮膚症状は非定型的であることが多く，はっきりした Gottron 徴候やヘリオトロープ疹を認めることはむしろまれである．一方，Raynaud 現象，手指の軽度の腫脹，Mechanic's hand がしばしばみられる．間質性肺炎は，急速進行性のタイプは起きないが，慢性の間質性肺炎が高率に生じる．ステロイド反応性は良好であるが，再燃も多く，免疫抑制剤の併用が必要となることが多い．悪性腫瘍の合併はまれである．

### b. 抗 Mi-2 抗体

抗 Mi-2 抗体は，ヒストン脱アセチル化酵素を主要対応抗原とする抗核抗体で，蛍光抗体法で抗体価が高いことが多い．抗 Mi-2 抗体陽性例のほとんどは，定型的な皮疹をもつ DM で，悪性腫瘍・間質性肺炎は低率であり，予後が良好なサブセットである[9]．治療にはよく反応することが多いが，しばしばステロイドだけでは不十分で，免疫抑制剤の併用が必要となる．治療前の筋原性酵素の値が高いほど治療抵抗性である傾向がある．

### c. 抗 CADM140 抗体

DM の生命予後を大きく左右する因子に急速進行性の間質性肺炎がある．この治療抵抗性で予後不良の急速進行性間質性肺炎は，典型的な DM の皮疹は呈するものの筋症状がない（amyopathic DM）あるいは軽微な（hypomyopathic DM）例にしばしば出現する．

抗 CADM140 抗体は，このように筋症状が軽微な amyopathic DM や hypomyopathic DM（まとめて clinically ADM：CADM とよばれる）に陽性となる抗細胞質抗体である[10]．対応抗原は MDA5（melanoma-differentiation associated gene 5）である[2]．抗 CADM140 抗体は急速進行性間質性肺炎合併群のマーカーであり[10]，その出現率は 50～75% である．発熱，フェリチンの上昇がしばしば認められることが報告されている[11]．急速進行性間質性肺炎は，欧米では東洋人に比べて少ないとされるが，抗 CADM140 抗体自体が少ないのか，あるいは抗 CADM140 抗体が陽性でも発症しないのかは今後の検討が必要と考えられる．

### d. 抗 155/140 抗体

DM に悪性腫瘍が合併することはよく知られており，生命予後に関わる因子のひとつである．抗 155/140 抗体が悪性腫瘍合併 DM のマーカーになる．この抗体は，われわれが抗 155/140 抗体として，米国の Targoff ら[12, 13]が抗 p155 抗体としてほぼ同時期に報告し，両者は同一のものであることが確認された．Targoff ら[14]は，この抗原を transcriptional intermediary factor 1-$\gamma$ と報告している．抗 155/140 抗体は蛍光抗体間接法で均質型ないし斑紋型として検出されるが，気をつけるべき点は抗 Mi-2 抗体とは対照的に蛍光抗体法での抗体価が低いことである．したがって，蛍光抗体法による抗核抗体価が 40～80 倍程度であっても本抗体が存在する可能性がある．

悪性腫瘍は，成人 DM の本抗体陽性例の 50～75% に認められるが[12, 13, 15]，臓器や組織型との関連はない．一方，間質性肺炎はまれである．

抗 155/140 抗体は，小児皮膚筋炎にも高頻度で陽性になる．アメリカからの報告[13]では小児 DM の 29%，イギリスからの報告[16]では 23% に陽性であった．われわれは，小児 DM での頻度は検討していないが，抗 155/140 抗体は成人の悪性腫瘍合併 DM および小児 DM の両方の病型に相関すると考えられる．

### ■文献

1) Kuwana M, Okano Y, Pandey JP, et al. Enzyme-linked immunosorbent assay for detection of anti-RNA polymerase III antibody: analytical accuracy and clinical associations in systemic sclerosis. Arthritis Rheum. 2005; 52: 2425-32.

2) 村田真希，加治賢三，濱口儒人，他．当科における抗 RNA ポリメラーゼ抗体陽性全身性強皮症の臨床的特徴．皮膚臨床．2008; 50: 323-7.

3) Aggarwal R, Lucas M, Fertig N, et al. Anti-U3 RNP autoantibodies in systemic sclerosis. Arthritis Rheum. 2009; 60: 1112-8.

4) 濱口儒人，藤本　学，長谷川稔，他．抗 U3RNP 抗体陽性全身性強皮症 8 例の臨床的特徴について．日皮会誌．2009；119：1837-43.
5) Satoh T, Ishikawa O, Ihn H, et al. Clinical usefulness of anti-RNA polymerase II antibody measurement by enzyme-linked immunosorbent assay. Rheumatology（Oxford）. 2009：48(12)：1570-4.
6) Fertig, N, Domsic R T, Rodriguez-Reyna T, et al. Anti-U11/U12 RNP antibodies in systemic sclerosis：a new serologic marker associated with pulmonary fibrosis. Arthritis Rheum. 2009；61：958-65.
7) Targoff IN. Laboratory testing in the diagnosis and management of idiopathic inflammatory myopathies. Rheum Dis Clin North Am. 2002；28：859-90, viii.
8) Matsushita T, Hasegawa M, Fujimoto M, et al. Clinical evaluation of anti-aminoacyl tRNA synthetase antibodies in Japanese patients with dermatomyositis. J Rheumatol. 2007；34：1012-8.
9) Komura K, Fujimoto M, Matsushita T, et al. Prevalence and clinical characteristics of anti-Mi-2 antibodies in Japanese patients with dermatomyositis. J Dermatol Sci. 2005；40：215-7.
10) Sato S, Hirakata M, Kuwana M, et al. Autoantibodies to a 140-kd polypeptide, CADM-140, in Japanese patients with clinically amyopathic dermatomyositis. Arthritis Rheum. 2005；52：1571-6.
11) Nakashima R, Imura Y, Kobayashi S, et al. The RIG-I-like receptor IFIH1/MDA5 is a dermatomyositis-specific autoantigen identified by the anti-CADM-140 antibody. Rheumatology（Oxford）. 2010；49：433-40.
12) Kaji K, Fujimoto M, Hasegawa M, et al. Identification of a novel autoantibody reactive with 155 and 140 kDa nuclear proteins in patients with dermatomyositis: an association with malignancy. Rheumatology（Oxford）. 2007；46：25-8.
13) Targoff IN, Mamyrova G, Trieu EP, et al. A novel autoantibody to a 155-kd protein is associated with dermatomyositis. Arthritis Rheum. 2006；54：3682-9.
14) Targoff IN, Trieu EP, Levy-Neto M, et al. Autoantibodies to transcriptional intermediary factor 1-gamma in dermatomyositis. Arthritis Rheum. 2006；54：S518.
15) Chinoy H, Fertig N, Oddis CV, et al. The diagnostic utility of myositis autoantibody testing for predicting the risk of cancer-associated myositis. Ann Rheum Dis. 2007；66：1345-9.
16) Gunawardena H, Wedderburn LR, North J, et al. Clinical associations of autoantibodies to a p155/140 kDa doublet protein in juvenile dermatomyositis. Rheumatology（Oxford）. 2008；47：324-8.

〈藤本　学〉

# 11 エリテマトーデスの臨床像とメカニズム

## 1 はじめに

全身性エリテマトーデス（systemic lupus erythematosus：SLE）の病態は，自己抗原に対するトレランスの破綻により，それらへの自己抗体の過剰産生，つづく免疫複合体形成，補体活性化での組織障害が特徴とされる．この病態は，apoptosis，自然免疫，紫外線，regulatory T細胞などの面から解明されつつあり，近年標的細胞や分子を特定した抗体医薬が注目されている．

## 2 SLEとapoptosis

SLEでの自己抗体産生機序にかかわる重要な概念に，apoptosis異常の存在が提示されている．

Fas Lなどの外因刺激やDNA障害などの内因要素で細胞がapoptosisに陥ると，細胞縮小，caspaseなどの活性化でのDNAやRNAなどの分解，細胞上にacetylationなど修飾を受けたクロマチンやsmall nuclear RNPなどを入れたapoptosis小体の形成がみられる．

通常apoptosis細胞は食細胞に速やかに除去される．一部のlupus-proneマウスではFas，Fas L，Bcl2などの発現異常でapoptosis異常が生じている．加えてSLEではapoptosis細胞の除去低下があり，両者によりapoptosis細胞の蓄積がもたらされる．除去されないためapoptosis細胞外に放出される修飾されたクロマチンの繰り返す抗原刺激で自己抗体が産生され，自己抗原と自己抗体の複合体が組織を障害する．例として，基底膜に免疫複合体が沈着して糸球体腎炎の原因となるモデルが考えられる[1]．

## 3 SLEと自然免疫—Toll-like receptor（TLR）とinterferon（IFN）—

通常，ウイルス感染時にはTLRが関与する自然免疫が機能し，plasmacytoid dendritic cell（DC）からType I IFNが産生される．一方SLEでは血中IFN-αが高値で疾患活動性と相関し[2,3]，血中IFN-regulated genes（IFN signature）の発現が増加しており[4]，末梢血中のplasmacytoid DCは減少しているが皮膚病変には集積している[5]．これより，TLRを介した核酸の自己抗原刺激がplasmacytoid DCにIFN-αを産生させ，IFN-αがトレランスの破綻と免疫細胞の活性化に貢献すると考えられる．

その機序としては，apoptosis細胞の蓄積で細胞外に漏出した核酸とこれに対する自己抗体の複合体が，DCのFcγ受容体IIaと結合しエンドソームに輸送され，DNAはTLR9と，RNAはTLR7と結合し，MyD88依存性シグナル伝達によりIFN-αやproinflammatory cytokineが産生される．IFN-αは，DCのMHCや共刺激分子の発現を促進して自己反応性T細胞への抗原提示能を上昇させ，また自己反応性B細胞の活性化や抗体のスイッチングを促進する．核酸と自己抗体の複合体は，B細胞にもB細胞受容体と結合し細胞内に取り込まれ，TLRを介して増殖・分化・クラススイッチなどに影響する[6-8]．活動性SLEではTLR9を発現するB細胞の割合が増加し抗dsDNA抗体と相関するとも報告されている[9]．しかしlupus-proneマウスでの研究では，TLR9欠損MRL/lprマウスはより重篤になり死亡率が高まる一方，TLR7欠損MRL/lprマウスではRNAへの自己抗体が産生されないなど，不明な点も残る[7]．

将来の治療標的としてIFN-αやplasmacytoid DCが考慮され，すでに抗IFN抗体の第Ⅰ相試験が報告されている．

## 4 SLEと紫外線

日光過敏はSLEの特徴の一つで，SLEの30〜50％にみられる．紫外線曝露によりSLEの皮膚病変は増悪し，SLEの全身症状も悪化しうる．紫外線曝露で誘導されるLEの皮膚病変の増悪には数週間かかる場合があるため，日光過敏の既往がないことは必ずしも日光過敏の存在を否定しない．

このようなLEの日光過敏で生じる皮膚病変の機序にSS-A/Roが関与しているモデルがある．

紫外線曝露で，皮膚ケラチノサイトはapoptosisに陥り，その細胞表面に核酸などが断片化や修飾を受けてapoptosis小体，bleb内にクラスター化する．SS-A/Roもapoptotic bleb内に局在しており，この自己抗原を標的に抗SS-A/Ro抗体が結合する．紫外線曝露は，内皮細胞のE-selectinやICAM-1の発現も誘導し，結果真皮内にrecruitした細胞傷害性リンパ球がantibody dependent cellular cytotoxicityでケラチノサイトを傷害する[10,11]．

SLEでの紫外線曝露による皮膚障害の機序をTLRやDCで説明するモデルも考えられている．

紫外線，特にUVBは，DNAや蛋白に吸収されて直接障害したり活性酸素種による障害などで皮膚ケラチノサイトをapoptosisに誘導する．通常角層からの脱落，マクロファージやLangerhans細胞に取り込まれるなどの機序で除去される．一方SLEではapoptosis異常や除去異常でapoptosis細胞が蓄積している．このapoptosis細胞と修飾クロマチンなどへの自己抗体が，オプソニン化しFcγ受容体Ⅱaを介して，またDNAなどと自己抗体の免疫複合体がFcγ受容体Ⅱaを介し細胞内のTLR7やTLR9を通じて，真皮plasmacytoid DCが刺激されIFN-αが産生される．IFN-αは，線維芽細胞などのCXCL9，CXCL10，CXCL11の発現を誘導し，CXCR3を発現するmemory T細胞やplasmacytoid DCをrecruitする．またFcγ受容体を介し相互作用したマクロファージからproinflammatory cytokineが放出され炎症を惹起する[12-15]．

このモデルの背景には，cutaneous lupus erythematosus（CLE）では紫外線照射後apoptosis細胞除去が低下し蓄積することがある[16]．一方Reefmanらは，非活動性のSLEではUVB照射後皮膚の apoptosis 誘導[17]および apoptosis 細胞除去[18]は健常人と変わらないとも報告しており，SLE と CLE では一致しない点もある．

## 5 SLE と regulatory T 細胞

自己抗原への反応を制御し，自己免疫反応を妨げる仕組みが多く存在する．自己反応性 T 細胞の多くが胸腺で除去される中枢性トレランス，中枢性トレランスを受けず末梢に出た自己反応性 T 細胞を免疫寛容に誘導する末梢性トレランスもこれにあたる．末梢性トレランスでは，アネルギーや activation-induced cell death への誘導に加え，抑制性 T 細胞などでの自己反応性細胞の抑制などがみられる．

抑制性 T 細胞には，$CD8^+$ T 細胞，IL-10 産生 $CD4^+$ T 細胞（T regulatory 1），TGF-$\beta$ 産生 $CD4^+$ T 細胞（Th3）などが含まれるが，SLE で最も研究されているのは $CD4^+CD25^+$ regulatory T 細胞（Tregs）である．Tregs には，CD25 は活性化 $CD4^+$ T 細胞も発現しているが，転写因子 forkhead/winged helix transcription factor（Foxp3），Tregs 機能分子 cytotoxic T-lymphocyte-associated antigen-4（CTLA-4），glucocorticoid-induced TNF-receptor（GITR）などの特異的な発現がみられる．

Tregs は胸腺由来の natural Tregs と，末梢で naïve T 細胞から抗原提示細胞，IL-2，TGF-$\beta$ 存在下で分化する adaptive Tregs に大別される．両者とも Foxp3 発現維持のため IL-2，TGF-$\beta$ を必要とするが，SLE ではこれらが減少しており，Tregs の異常に関与している．Tregs の抑制機序は，① Tregs 上の CTLA-4，lymphocyte-activation gene 3（LAG 3）を介し抗原提示細胞を通じて effector T 細胞を抑制，② CTLA-4 を介し抗原提示細胞のトリプトファン異化に作用し結果 effetor T 細胞を抑制，③ IL-10，TGF-$\beta$ など抑制性サイトカイン産生で抗原提示細胞や effector T 細胞抑制，④ perforin，granzyme による細胞傷害で抗原提示細胞や effector T 細胞抑制などが報告されている[19, 20]．また B 細胞や natural killer 細胞なども抑制しうる．このような抑制能で Tregs は自己寛容や免疫の恒常性を維持している．その異常は自己免疫疾患や炎症性疾患の原因になりえる．例えば，1 型糖尿病や関節リウマチなどで末梢血中の $CD4^+CD25^+$Tregs 数の異常や抑制能の低下が報告されている[21-23]．

Lupus-prone マウスである（New Zealand Black × New Zealand White）F1（BWF1）マウスや（SWR × New Zealand Black）F1（SNF1）マウスでは，糸球体腎炎発症前 $CD4^+CD25^+$ Tregs が減少しており[24-26]，BWF1 マウスの Tregs の減少が糸球体腎炎発症を促進する[26]．また BWF1 へ $CD4^+CD25^+$細胞の移入により発症を遅らせることができる[24]など，Tregs が発症を防止することが報告されている．

SLE の報告の多くは，活動性のある SLE では総 T 細胞数が減少しているなか，$CD4^+CD25^{high}Foxp3^+$Tregs [27-29]または $CD4^+CD25^{high}$ Tregs[30-32]の割合の低下が指摘されており，$CD4^+CD25^{high}Foxp3^+$や $CD4^+CD25^+$細胞の割合と疾患活動性の逆相関[27, 30, 33]，治療による Tregs 数の減少の回復[34, 35]が報告されている．機能的にも $CD4^+CD25^{high}$Tregs の Foxp3 mRNA 発現低下[33]，抑制能の低下 [27, 33]が報告されている．Tregs の数的減少が Tregs の Fas 介在性 apoptosis 感受性上昇によるとする報告がある[30]．一方 $CD4^+CD25^{high}$ Tregs 数が健常人と同等[36]，

Tregsの割合は低下しているが抑制能は正常[30]などの報告もあり，結果は一定していない．effector 細胞であるSLE患者由来 $CD4^{+}CD25^{-}$T細胞のほうにTregsによる抑制への抵抗性があるとする報告もある[37]．

CLEでは，SLEで報告されているような末梢血中の $CD4^{+}CD25^{+}$Tregsに減少はみられないが，皮疹の $CD4^{+}Foxp3^{+}$T細胞がアトピー性皮膚炎や乾癬など炎症性疾患と比較して減少していることが報告されている[38]．CLEのTregsの抑制能や数的障害がみられないことからもSLEでのTregsの関与とは異なる機序があるかもしれない．

## 6 SLEと抗体医薬

Lupus-prone マウスでの抗CD40L抗体投与による自己抗体産生低下，B細胞にCD40Lを異所性発現させたB6マウスの自己抗体産生，SLE症例でのCD40L活性化などから，SLEの病態形成にはトレランスの破綻した自己反応性T細胞と自己反応性B細胞の相互作用が必要であるとされる．本来共刺激分子のシグナルが欠けるために自己反応性B細胞はapoptosisに陥りトレランスが維持されるが，CD40Lなどの共刺激分子の刺激およびB細胞受容体を介した自己抗原刺激の共存で活性化し，形質細胞へ分化し自己抗体を産生する．また活性化した自己反応性B細胞は自己反応性T細胞の活性化，抗原提示などの作用を及ぼす．

近年SLEでも，サイトカインや，B細胞や共刺激分子を標的とした複数の抗体医薬の臨床試験がなされている．

### a. 抗CD20抗体

CD20はpre-B細胞からmemory B細胞までに発現するB細胞特異的な表面抗原で，形質細胞には発現していない．

キメラ型抗CD20抗体rituximabは，抗体依存性，補体依存性細胞傷害またはapoptosis誘導を起こすことで，CD20陽性B細胞を除去しうる[39]．共刺激分子を発現するmemory B細胞が優先的に除去されることで，B-T細胞間相互作用が制御される．除去後未熟B細胞やnaïve B細胞数が回復し再構築が生じ，自己抗体産生B細胞への分化制御が起こり[40]，活動性を抑制しうる．

本邦の中等度・重症SLEへの第Ⅰ/Ⅱ相試験は14例中9例で有効であった[41]．しかし，米国の第Ⅲ相EXPLORER試験は不調で終り，第Ⅲ相LUNAR試験も効果不十分とされた．評価方法の問題や人種差の存在が指摘されており，今後のさらなる臨床試験結果が待たれる．

ヒト化抗CD20抗体ocrelizumab，ヒト型抗CD20抗体ofatumumabなども開発され，SLEなどで第Ⅰ相や第Ⅱ相試験が行われている．

### b. 抗CD22抗体

CD22は成熟B細胞に特異的に発現し，形質細胞に分化すると消失する．B細胞受容体の抑制性共受容体であり，B細胞活性化を抑制する．

完全ヒト化抗CD22抗体epuratuzumabは，海外で第Ⅲ相試験が進行している．Apoptosis

誘導や細胞傷害活性でのB細胞除去も効果機序として想定されるが，epuratuzumabとCD22の結合でinternalizationを起こし，negativeなシグナル伝達によりB細胞活性化が制御されると考えられる[42]．

### c. 抗BAFF抗体・TACI-Ig

BAFFは活性化T細胞やマクロファージの膜貫通型蛋白で，細胞外領域が切断され可溶型BAFFとして分泌される．APRILは，T細胞や樹状細胞などに発現，分泌される．BAFFの受容体にはBAFF-R，BCMA，TACIがあるが，1対1対応ではない．BAFF-Rは未熟B細胞以降の分化段階に発現し，APRILとは結合しないがBAFFと結合する．BCMA，TACIは成熟B細胞から形質細胞に発現し，BAFFとAPRIL両者と結合する．BAFFの関与するシグナルは，apoptosisに拮抗的に作用するBcl-2を誘導してB細胞の分化生存に関わり，クラススイッチを誘導し抗体産生に関与する．血中BAFFレベルと疾患活動性や抗二本鎖DNA抗体価が相関するとされている[43]．SLEなどでは，過剰なBAFFのシグナルにより自己反応性B細胞が生存し，末梢トレランスが破綻していると考えられる[44]．

完全ヒト型抗BAFF抗体belimumabは，膜型・可溶性BAFFともに結合しBAFFシグナルを阻害し，自己反応性B細胞をapoptosisに誘導する．TACIの細胞外領域を含む融合蛋白ataciceptは，膜型・可溶性BAFF，APRILに結合し，TACIを介したシグナルを阻害する．各々末梢B細胞数や免疫グロブリンの減少が認められており，第Ⅲ相試験が進行中である．

### d. CTLA-4 Ig

共刺激シグナルの一つに，抗原提示細胞上のCD80，CD86とT細胞上のCD28の結合がある．また共刺激シグナルの維持修飾のためT細胞上のCD40Lと抗原提示細胞上のCD40の結合が必要である．活性化T細胞上に発現するCTLA-4はCD28より強力な親和性でCD86と結合し，活性化T細胞に負のシグナルを伝達し，その増殖を制限する．活性化T細胞に発現誘導されるICOSは抗原提示細胞のICOS-Lと結合し，T細胞の増殖を促進する．

CTLA-4の細胞外領域を含む融合蛋白abataceptは，海外では関節リウマチへの適応が承認されている．ミコフェノール酸モフェチルとステロイド投薬下での活動性ループス腎炎に対する有効性，安全性を検討する第Ⅱ/Ⅲ相試験が行われている．他に抗CD40L抗体や抗ICOS抗体などが開発されている．

B細胞や共刺激分子以外にも，infliximabなどサイトカインを標的とする薬剤，補体を標的とする薬剤が開発され，SLEへの有効性が試されている．抗体医薬による特異的な治療法は，ステロイドや免疫抑制剤による非特異的な治療法とは異なる新たな選択肢であり，SLEでの臨床応用が期待される．

## ■文献


1) Dieker JW, van der Vlag J, Berden JH. Deranged removal of apoptotic cells: its role in the genesis of lupus. Nephrol Dial Transplant. 2004; 19: 282-5.
2) Bengtsson AA, Sturfelt G, Truedsson L, et al. Activation of type I interferon system in systemic lupus erythematosus correlates with disease activity but not with antiretroviral antibodies. Lupus. 2000; 9: 664-71.
3) Ytterberg SR, Schnitzer TJ. Serum interferon levels in patients with systemic lupus erythematosus. Arthritis Rheum. 1982; 25: 401-6.
4) Baechler EC, Batiwalla FM, Karypis G, et al. Interferon-inducible gene expression signature in peripheral blood cells of patients with severe lupus. Proc Natl Acad Sci USA. 2003; 100: 2610-5.
5) Farkas L, Beiske K, Lund-Johansen F, et al. Plasmacytoid dendritic cells (natural interferon-alpha/beta-producing cells) accumulate in cutaneous lupus erythematosus lesions. Am J Pathol. 2001; 159: 237-43.
6) Baccala R, Hoebe K, Kono DH, et al. TLR-dependent and TLR-independent pathways of type I interferon induction in systemic autoimmunity. Nat Med. 2007; 13: 543-51.
7) Kim WU, Sreih A, Bucala R. Toll-like receptors in systemic lupus erythematosus; prospects for therapeutic intervention. Autoimmun Rev. 2009; 8: 204-8.
8) Means TK, Latz E, Hayashi F, et al. Human lupus autoantibody-DNA complexes activate DCs through cooperation of CD32 and TLR9. J Clin Invest. 2005; 115: 407-17.
9) Paradimitraki ED, Choulaki C, Koutala E, et al. Expansion of toll-like receptor 9-expressing B cells in active systemic lupus erythematosus: implications for the induction and maintenance of the autoimmune process. Arthritis Rheum. 2006; 54: 3601-11.
10) Furukawa F, Kashihara-Sawami M, Lyons MB, et al. Binding of antibodies to the extractable nuclear antigens SS-A/Ro and SS-B/La is induced on the surface of human keratinocytes by ultraviolet light (UVL): implications for the pathogenesis of photosensitive cutaneous lupus. J Invest Dermatol. 1990; 94: 77-85.
11) Furukawa F, Itoh T, Wakita H, et al. Keratinocytes from patients with lupus erythematosus show enhanced cytotoxicity to ultraviolet radiation and to antibody-mediated cytotoxicity. Clin Exp Immunol. 1999; 118: 164-70.
12) Barrat FJ, Meeker T, Gregorio L, et al. Nucleic acids of mammalian origin can act as endogenous ligands for Toll-like receptors and may promote systemic lupus erythematosus. J Exp Med. 2005; 202: 1131-9.
13) Bijl M, Kallenberg CG. Ultraviolet light and cutaneous lupus. Lupus. 2006; 15: 724-7.
14) Reefman E, Dijstelbloem HM, Limburg PC, et al. Fc gamma receptors in the initiation and progression of systemic lupus erythematosus. Immunol Cell Biol. 2003; 81: 382-9.
15) Meller S, Winterberg F, Gillet M. Ultraviolet radiation-induced injury, chemokines, and leukocyte recruitment: an amplification cycle triggering cutaneous lupus erythematosus. Arthritis Rheum. 2005; 52: 1504.
16) Kuhn A, Herrmann M, Kleber S, et al. Accumulation of apoptotic cells in the epidermis of patients with cutaneous lupus erythematosus after ultraviolet irradiation. Arthritis Rheum. 2006; 54: 939-50.
17) Reefman E, Kulper H, Joukman MF, et al. Skin sensitivity to UVB irradiation in systemic lupus erythematosus is not related to the level of apoptosis induction in keratinocytes. Rheumatology (Oxford). 2006; 45: 538-44.
18) Reefman E, de Jong M, Kulper H, et al. Is disturbed clearance of apoptotic keratinocytes responsible for UVB-induced inflammatory skin lesions in systemic lupus erythematosus? Arthritis

Res Ther. 2006; 8: R156.
19) Miyata M, Sakaguchi S. Natural regulatory T cells: mechanisms of suppression. Trends in Molecular Medicine. 2007; 13: 108-16.
20) Wing K, Sakaguchi S. Regulatory T cells exert checks and balances on self tolerance and autoimmunity. Nature Immunol. 2010; 11: 7-13.
21) Lindley S, Dayan CM, Bishop A, et al. Defective suppressor function in CD4 (+) CD25 (+) T-cells from patients with type 1 diabetes. Diabetes. 2005; 54: 92-9.
22) Cao D, Malmström V, Baecher-Allan C, et al. Isolation and functional characterization of regulatory $CD25^{bright}CD4^{+}$ T cells from the target organ of patients with rheumatoid arthritis. Eur J Immunol. 2003; 33: 215-23.
23) Valencia X, Stephens G, Goldbach-Mansky R, et al. TNF downmodulates the function of human $CD4^{+}CD25^{hi}$ T-regulatory cells. Blood. 2006; 108: 253-61.
24) Scalapino KL, Tang Q, Bluestone JA, et al. Suppression of disease in New Zealand Black/New Zealand White Lupus-Prone Mice by adoptive transfer of ex vivo expanded regulatory T cells. J Immunol. 2006; 177: 1451-9.
25) Hsu WT, Suen JL, Chiang BL. The role of CD4CD25 T cells in autoantibody production in murine lupus. Clin Exp Immunol. 2006; 145: 513-9.
26) Hayashi T, Hasegawa K, Adachi C. Elimination of CD4 (+) CD25 (+) T cell accelerates the development of glomerulonephritis during the preactive phase in autoimmune-prone female NZB × NZW F mice. Int Exp Pathol. 2005; 86: 289-96.
27) Lyssuk EY, Torgashina AV, Soloviev SK, et al. Reduced number and function of $CD4^{+}CD25^{high}FoxP3^{+}$ regulatory T cells in patients with systemic lupus erythematosus. Adv Exp Med Biol. 2007; 601: 113-9.
28) Barath S, Aleksza M, Tarr T, et al. Measurement of natural ($CD4^{+}CD25^{high}$) and inducible ($CD4^{+}$ IL-$10^{+}$) regulatory T cells in patients with systemic lupus erythematosus. Lupus. 2007; 16; 489-96.
29) Bonelli M, von Dalwigk K, Savitskaya A, et al. Foxp3 expression in $CD4^{+}$ T cells of patients with systemic lupus erythematosus: a comparative phenotypic analysis. Ann Rheum Dis. 2008; 67: 664-71.
30) Miyara M, Amoura Z, Parizot C, et al. Global natural regulatory T cell depletion in active systemic lupus erythematosus. J Immunol. 2005; 175: 8392-400.
31) Mellor-Pita S, Citores MJ, Castejon R, et al. Decrease of regulatory T cells in patients with systemic lupus erythematosus. Ann Rheum Dis. 2006; 65: 553-4.
32) Lee HY, Hong YK, Yun HJ, et al. Altered frequency and migration capacity of $CD4^{+}CD25^{+}$ regulatory T cells in systemic lupus erythematosus. Rheumatology (Oxford). 2008; 47: 789-94.
33) Valencia X, Yarboro C, Illei G, et al. Deficient $CD4^{+}CD25^{high}$ T regulatory cell function in patients with active systemic lupus erythematosus. J Immunol. 2007; 178: 2579-88.
34) Suárez A, López P, Gómez J, et al. Enrichment of $CD4^{+}$ $CD25^{high}$ T cell population in patients with systemic lupus erythematosus treated with glucocorticoids. Ann Rheum Dis. 2006; 65: 1512-7.
35) Baráth S, Soltész P, Kiss E, et al. The severity of systemic lupus erythematosus negatively correlates with the increasing number of $CD4^{+}CD25(high)FoxP3^{+}$ regulatory T cells during repeated plasmapheresis treatments of patients. Autoimmunity. 2007; 40: 521-8.
36) Yates J, Whittington A, Mitchell P, et al. Natural regulatory T cells: number and function are normal in the majority of patients with lupus nephritis. Clin Exp Immunol. 2008; 153: 44-55.
37) Vargas-Rojas MI, Crispin JC, Richard-Patin Y, et al. Quantitative and qualitative normal regu-

latory T cells are not capable of inducing suppression in SLE patients due to T-cell resistance. Lupus. 2008; 17: 289-94.
38) Franz B, Fritzsching B, Riehl A, et al. Low number of regulatory T cells in skin lesions of patients with cutaneous lupus erythematosus. Arthritis Rheum. 2007; 56: 1910-20.
39) Reff ME, Carner K, Chambers KS, et al. Depletion of B cells in vivo by a chimeric mouse human monoclonal antibody to CD20. Blood. 1994; 83: 435-45.
40) 斎藤和義, 田中良哉. Rituximab による SLE の治療. リウマチ科. 2009; 41: 257-62.
41) Tanaka Y, Yamamoto K, Takeuchi T, et al. A multicenter phase I/II trial of rituximab for refractory systemic lupus erythematosus. Mod Rheumatol. 2007; 17: 191-7.
42) Dörner T, Kaufmann J. Initial clinical trial of epratuzumab (humanized anti-CD22 antibody) for immunotherapy of systemic lupus erythematosus. Arthritis Res Ther. 2006; 8: R74.
43) Petri M, Stohl W, Chatham W, et al. Association of plasma B lymphocyte stimulator levels and disease activity in systemic lupus erythematosus. Arthritis Rheum. 2008; 58: 2453-9.
44) Mackay F, Browning JL. BAFF: a fundamental survival factor for B cells. Nat Rev Immunol. 2002; 2: 465-75.

〈池田高治　古川福実〉

# 12 脱毛症のメカニズムと治療

## 1 はじめに

脱毛症は先天性脱毛症と後天性脱毛症の2つに大別されるが，後天性脱毛症患者が大半である．後天性脱毛症もその病因，症状により，さらにさまざまな脱毛症に分類されるが，本稿ではそのなかで頻度の高い円形脱毛症と男性型脱毛症についてその症状，メカニズム，治療について詳述する．

## 2 円形脱毛症[1,2]

### a. 症状，重症度分類

円形脱毛症では円形から斑状の脱毛斑が頭部に単発することが最も多いが，表1に示すように脱毛斑が複数生じる多発型や，脱毛巣が全頭部に拡大する全頭脱毛症や脱毛が眉毛，睫毛，髭などに拡大する汎発型脱毛症，頭髪の生え際が帯状に脱毛する蛇行性脱毛症などの症状を呈することもある．性別，年齢にかかわらず発症し，初期から活動期には毛が容易に抜け，感嘆符毛とよばれる特徴的な所見を示す．

爪甲変化は成人の円形脱毛症患者の3.3%，小児の12%にみられ，点状陥凹が最も多い．そのほか，甲状腺疾患，尋常性白斑，SLEなどを合併することがある．Down症では円形脱毛症の発生率は6～9%と高い．

また，小児例の約35%にアトピー性皮膚炎の合併を認め，重症型ではより高頻度になる．

重症度は米国の円形脱毛症評価ガイドラインにそって脱毛巣面積の割合（S）と，頭部以外の脱毛の程度（B）により，決定されている（表2）．

**表1** 円形脱毛症の臨床的分類

| |
|---|
| 1．通常型 |
| 　単発型：脱毛斑が単発のもの |
| 　多発型：複数の脱毛斑を認めるもの |
| 2．全頭脱毛：脱毛巣が全頭部に拡大したもの |
| 3．汎発型脱毛：脱毛が全身に拡大するもの |
| 4．蛇行性脱毛：頭髪の生え際が帯状に脱毛するもの |

**表2** 円形脱毛症の重症度分類

| |
|---|
| S0：脱毛がみられない |
| S1：脱毛巣が頭部全体の25%未満 |
| S2：脱毛巣が25～49% |
| S3：脱毛巣が50～74% |
| S4：脱毛巣が75～99% |
| S5：100%（全頭）脱毛 |
| B0：頭部以外の脱毛なし |
| B1：頭部以外に部分的な脱毛がみられる |
| B2：全身すべての脱毛 |

## b. 円形脱毛症の病理組織像

円形脱毛症の急性期の成長期毛や退行期初期では，毛包内部や毛球部周囲に著明な swarm of bees とよばれるリンパ球浸潤が観察される（図 1）．浸潤リンパ球は CD4 陽性細胞が 60～80% で，CD8 陽性細胞が 20～40% である．さらに，CD4 陽性細胞の内訳をみると CD4 陽性 CCR5 陽性細胞が CD4 陽性 CCR4 陽性細胞より有意に多く，Th1 細胞が優位である（図 2）[3]．慢性期では浸潤しているリンパ球数は少ない．

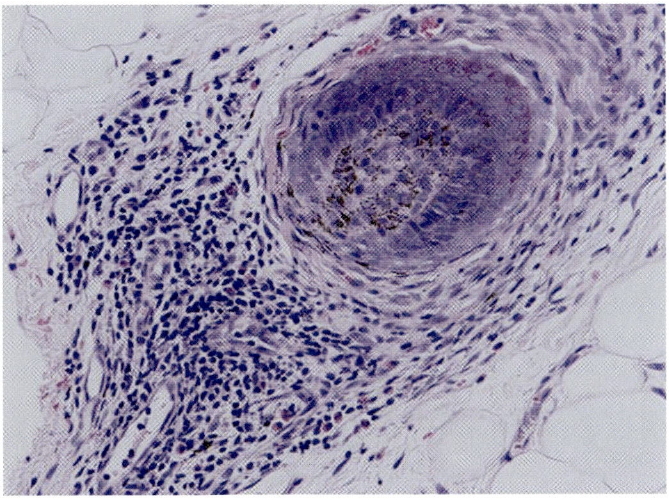

**図 1** 円形脱毛症

活動期円形脱毛症患者病理像．毛球周囲に密なリンパ球を主体とした細胞浸潤を認める（swarm of bees）．

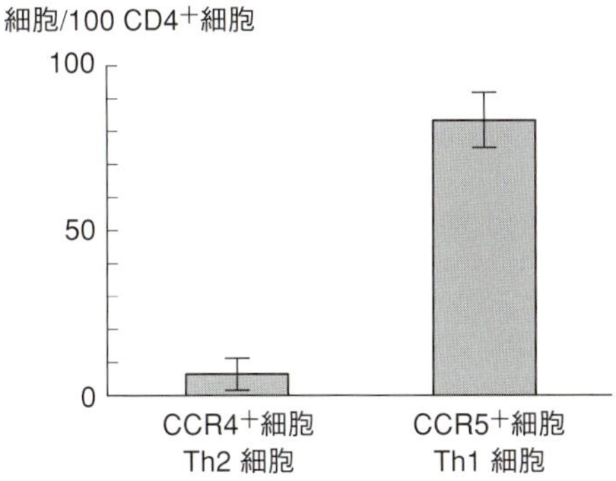


**図 2** 円形脱毛部に浸潤している $CD4^{+}CCR5^{+}$細胞

円形脱毛症の活動期では Th1 型反応が起こっていることが示唆される．

## c. 円形脱毛症の遺伝性[4)]

円形脱毛症患者の3～40%に遺伝性があり，一卵性双生児では55%に双方とも発症する．アメリカを中心とした連鎖解析では，第6，10，16，18染色体に円形脱毛症発症にかかわる遺伝子座が存在することが示唆されている[5)]．このうち第6染色体には*HLA*遺伝子があり，*HLADQB1*03*が円形脱毛症，全頭脱毛症患者に多い[6)]．*AIRE*（autoimmune regulator）遺伝子は第21染色体にあり，円形脱毛症の発症と関連しているとする論文[7)]もあるが，否定する論文[8)]もある．

## d. 円形脱毛症の発症メカニズム

円形脱毛症の原因は自己免疫性脱毛とする考えが有力である．

成長期毛の外毛根鞘や毛母細胞ではMHC class Iの発現が低く，免疫的に寛容である．ところが，円形脱毛症では何らかの誘因によってIFN-$\gamma$が産生され，成長期毛の外毛根鞘や毛母細胞ではMHC class Iの発現が上昇し，免疫寛容が破綻し，自己反応性CD8陽性T細胞が浸潤し，退行期へ移行する．

## e. 円形脱毛症の治療

円形脱毛症の治療については日本皮膚科学会円形脱毛症診療ガイドラインが現在作成されている．この診療ガイドラインでは治療法についての論文情報につき，内容の科学的根拠の水準を考え，詳細な検討を加え，今般までの治療内容や歴史などを勘案しながら科学的根拠に基づき推奨度を決定した．

表3に示すように，治療法は，行うよう勧められるB群と，行ってもよいが十分な根拠はないC1群と，行わないほうがよいC2群と，行うべきではないD群に分類される．

さらに，図3，4に示すように16歳以上の成人と16歳未満の患者に分け

**表3 円形脱毛症治療の推奨度**

B群：行うよう勧められる
- （CQ1）ステロイド局注
- （CQ2）局所免疫療法

C1群：行ってもよいが十分な根拠はない
- 内服・注射
  - （CQ3）ステロイド内服
  - （CQ4）点滴静注ステロイドパルス療法
  - （CQ5）抗アレルギー剤内服
  - （CQ6）セファランチン内服
  - （CQ7）グリチロン内服
- 外用
  - （CQ8）ステロイド外用
  - （CQ9）塩化カルプロニウム外用
  - （CQ10）ミノキシジル外用
- 各種・処置
  - （CQ11）冷却療法
  - （CQ12）スーパーライザー療法（直線偏光近赤外線照射療法）
  - （CQ13）PUVA療法
- その他
  - （CQ22）カツラ

C2群：行わないほうがよい
- 内服（CQ14）シクロスポリンA
  - （CQ15）漢方薬
  - （CQ16）精神安定剤
- 外用（CQ17）アンスラリン外用
- その他
  - （CQ18）星状神経節ブロック
  - （CQ19）催眠療法

D群：行うべきではない
- （CQ20）鍼灸治療
- （CQ21）分子標的治療薬

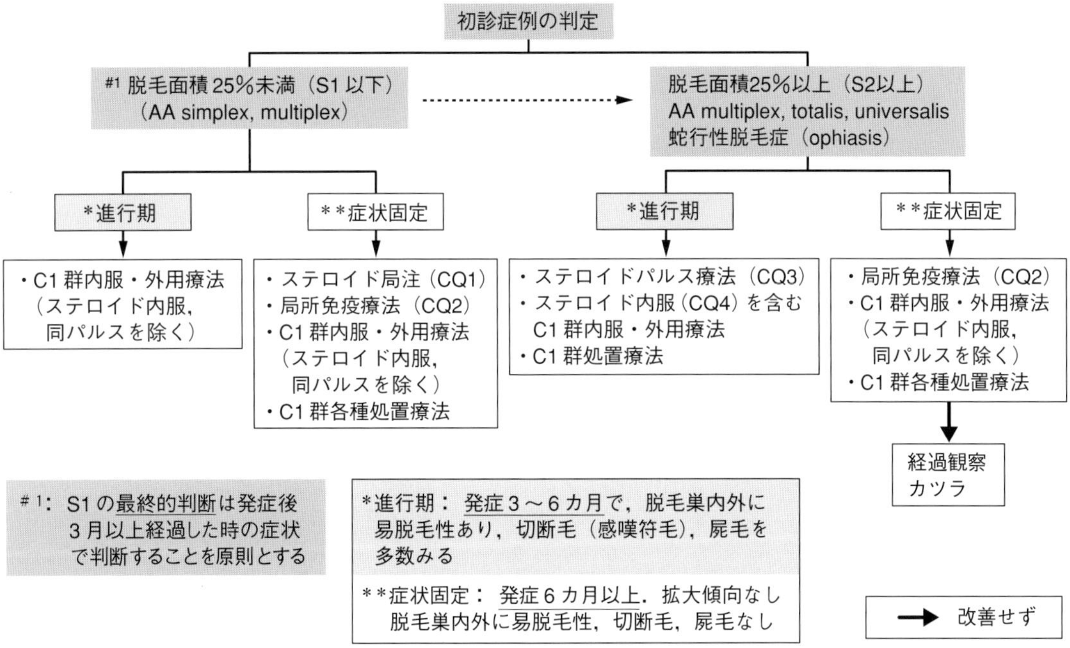


**図 3** 円形脱毛症治療のアルゴリズム：成人（16 歳以上）の患者の場合

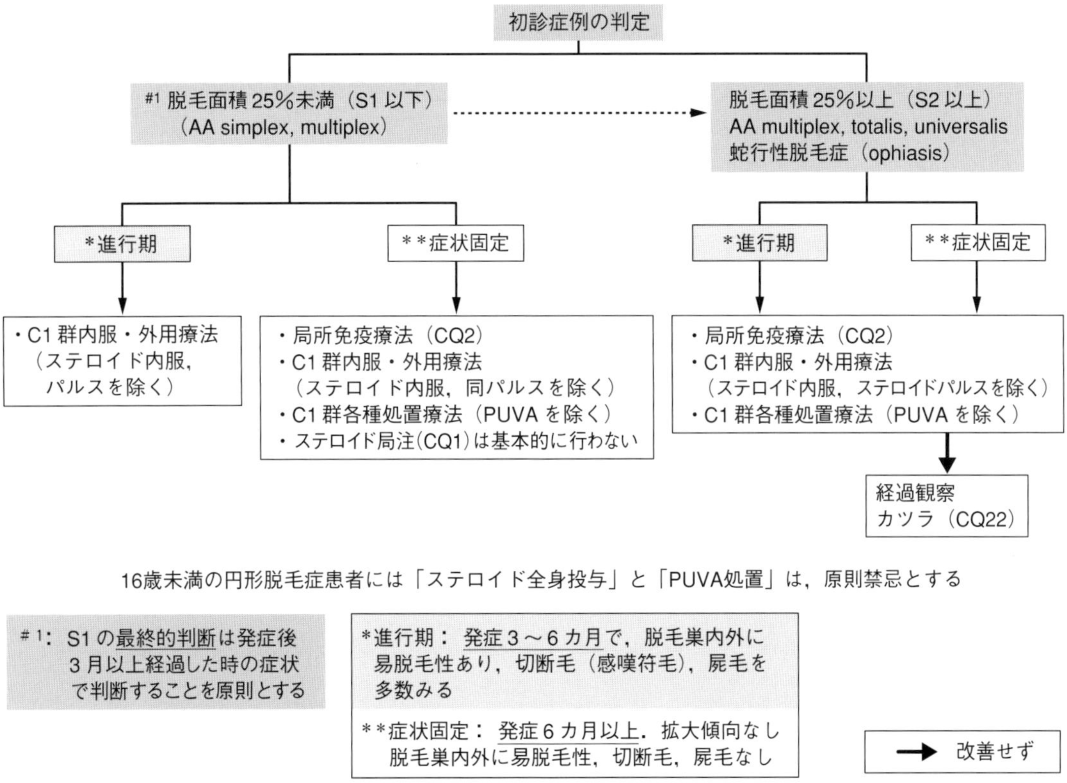


**図 4** 円形脱毛症治療のアルゴリズム：成人（16 歳未満）の患者の場合

て，円形脱毛症治療のアルゴリズムが作成された．まず，脱毛面積が25%未満と25%以上かで重症度を分け，さらに発症6カ月以内か以上かで進行期か症状固定期かに分類し，図に示すような治療法が推奨されている．

## 3 男性型脱毛症[9)]

### a. 症状

頭部，頭頂部のいずれかあるいは双方から毛が細く短くなる軟毛化が進行し，脱毛する．後頭部，側頭部は侵されにくい．

日本人男性の男性型脱毛症の発症頻度は20歳代で約10%，30歳代で20%，40歳代で30%，50歳代以降で40数%と年齢とともに高くなる[10)]．

男性ホルモンはひげや胸毛は濃くするが，前頭部や頭頂部の毛包では軟毛化を引き起こす．前頭部や頭頂部の毛包の毛乳頭部でテストステロンはII型5$\alpha$-リダクターゼの働きにより，さらに活性の高いジヒドロテストステロン（DHT）に変換され受容体に結合する．TGF-$\beta$などを誘導し，成長期を短縮させ，軟毛化させるが，髭や胸毛では逆にIGF-1などを誘導し，成長期を延長させる[11)]．

遺伝的背景を伴い，男性型脱毛症の家族歴があることが多い．

女性においても起こることがあり，特に閉経後の女性によくみられる．

### b. 男性型脱毛症の遺伝性[4)]

男性型脱毛症においても男性型脱毛症の家族歴があることが多い．X染色体上にある*AR*（androgen receptor）遺伝子のエクソン1のCAG，GGCリピートの短さと男性型脱毛症の発症あるいは若年発症との相関が報告されている[12,13)]．またテストステロンを毛包においてDHT（dihydrotestosterone）に変換する2型5$\alpha$還元酵素の遺伝子*SRD5A2*のあるバリアントでは男性型脱毛症を発症しやすい[14)]．さらに最近第20染色体に新たな疾患関連遺伝子の存在を示唆する報告がされた[15)]．

### c. 男性型脱毛症の治療

男性型脱毛症の治療については日本皮膚科学会男性型脱毛症診療ガイドラインが作成された．

表4に示すように治療法は，行うよう強く推奨するA群と，行うよう勧められるB群と，行ってもよいが十分な根拠はないC1群と，行うべきでないD群に分類される．

さらに，図5に示すように男性型脱毛症治療のアルゴリズムが作成された．まず，男性と女性の患者に分け，次に軽症か中等症，重症に分類し，図に示すような治療法が推奨されている．

**表 4** 男性型脱毛症治療の推奨度

| | |
|---|---|
| A群 | ・ミノキシジル外用（男性・女性）<br>・フィナステリド内服（男性） |
| B群 | ・自毛植毛術 |
| C 1群 | ・塩化カルプロニウム外用<br>・医薬部外品・化粧品の外用育毛剤 |
| D群 | ・フィナステリド内服（女性） |

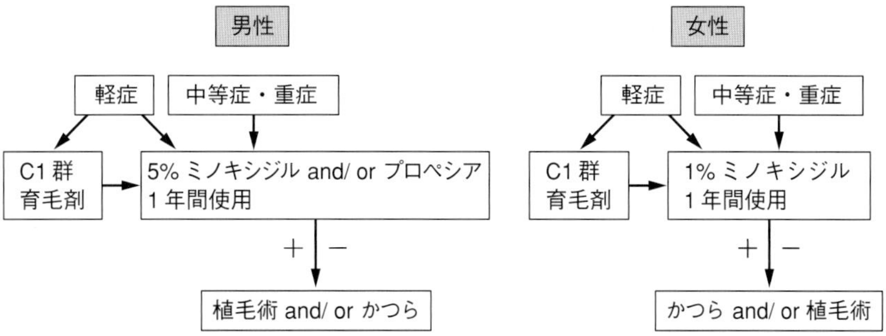


**図 5** 男性型脱毛症治療のアルゴリズム

■文献


1）伊藤泰介. 円形脱毛症はなぜ起こる. In: 板見　智, 他 編. 毛の悩みに応える皮膚科診療. 1 版. 東京: 文光堂; 2006. p.117-30.

2）渡辺力夫. 円形脱毛症. In: 高森建二, 他 編. 症例から学ぶ あなたにもできる脱毛外来. 1 版. 東京: 診断と治療社; 2007. p.2-11.

3）Nakamura M, Jo J, Tabata Y, et al. Controlled delivery of T-box21 small interfering RNA ameliorates autoimmune alopecia（alopecia areata）in C3H/HeJ mouse model. Am J Pathol. 2008; 172: 650-8.

4）中村元信. 遺伝からみた毛髪（円形脱毛症, 男性型脱毛症）. In: 高森建二, 他 編. 症例から学ぶ あなたにもできる脱毛外来. 1 版. 東京: 診断と治療社; 2007. p.91.

5）Martinez-Mir A, Zlotogorski A, Gordon D, et al. Genomewide scan for linkage reveals evidence of several susceptibility loci for alopecia areata. Am J Hum Genet. 2007; 80: 316-28.

6）Welsh EA, Clark HH, Epstein SZ, et al. Human leukocyte antigen-DQB1*03 alleles are associated with alopecia areata. J Invest Dermatol. 1994; 103: 758-63.

7）Tazi-Ahnini R, Cork MJ, Gawkrodger DJ, et al. Role of the autoimmune regulator（*AIRE*）gene in alopecia areata: strong association of a potentially functional *AIRE* polymorphism with alopecia universalis. Tissue Antigens. 2002; 60: 489-95.

8）Pforr J, Blaumeiser B, Becker T, et al. Investigation of the p.Ser278Arg polymorphism of the autoimmune regulator（*AIRE*）gene in alopecia areata. Tissue Antigens. 2006; 68: 58-61.

9）荒瀬誠治. 男性型（壮年性）脱毛症. In: 勝岡憲生, 他 編. 毛と爪のオフィスダーマトロジー. 1 版. 東京: 文光堂; 1999. p.61-9.

10）板見　智. 日本人成人男性における毛髪（男性型脱毛）に関する意識調査. 日本医事新報.

2004；4209：27-9.
11) Itami S, Inui S. The role of androgen in mesenchymal epithelial interactions in human hair follicle. J Invest Dermatol Symp Proc. 2005；10：209-11.
12) Ellis JA, Stebbing M, Harrap SB. Polymorphism of the androgen receptor gene is associated with male pattern baldness. J Invest Dermatol. 2001；116：452-5.
13) Martinez-Mir A, Zlotogorski A, Gordon D, et al. Genetic variation in the human androgen receptor gene is the major determinant of common early-onset androgenetic alopecia. Am J Hum Genet. 2005；77：140-8.
14) Hayes VM, Severi G, Padilla EJD, et al. 5α-reductase type 2 gene variant associations with prostate cancer risk, circulating hormone levels and androgenetic alopecia. Int J Cancer. 2006；120：776-80.
15) Hillmer AM, Brockschmidt FF, Hanneken S, et al. Susceptibility variants for male-pattern baldness on chromosome 20p11. Nat Genet. 2008；40：1279-81.

〈中村元信〉

# 13 紫外線と免疫

## 1 光の存在と生命の適応

"*Dixitque Deus: "Fiat lux!" Et facta est lux.*"．旧約聖書の一文である．訳すと，『神は云った．「光あれ」．すると光が出来た』である．どうやら神はまず天と地をつくり，次に光を作ったようだ．この一文をみてもわかるように，古代の人間からしても光は身近にありふれているものであり，かつ神秘的な存在を自覚させる因子であったようである．視点を皮膚科学的に戻して考えると，皮膚は人間が生活する上で常に様々な外部因子にさらされている．なかでも「光」は，地球から生命が誕生して50億年，常にその周囲に存在している．光のなかでも紫外線に焦点を当てて考えてみると，生物に対するその性質としては科学的な作用が著しく，言い換えれば生物にとっていかにしてこの紫外線を克服し，自らにとっていかに有益なものとして利用できるかということが大きな課題であったとも考えられる．その進化の過程のなかで，我々人類を含めた生物が獲得した，多機能装備の外界隔離装置が「皮膚」である．紫外線に対する皮膚の反応は非常に合目的性があり，代表的なものとして紫外線照射皮膚ではメラニン合成が高まり，それ以後の紫外線吸収物質となることで体を過度の紫外線曝露から守るという現象，さらには活性型ビタミン$D_3$の合成による絶妙な骨代謝にも関与している．一方で，紫外線，特にUVBが与える皮膚免疫の変調に関しては，現在「UVB誘導性免疫抑制」として知られる．つまり，紫外線は皮膚における免疫反応を抑制するのである．このセクションにおいて，まずはこれまでわかってきた紫外線が皮膚に与える免疫学的変調に関する知見を歴史的に紐解いてゆき，さらには最新の知見と併せて皮膚の紫外線に対する免疫反応の必然性についても考えてみたい．

## 2 紫外線と皮膚免疫研究の変遷

UVBが免疫抑制を起こすことは，発癌に関する分野において発見された．FisherとKripkeはマウスに紫外線を照射し，癌を発生させた[1]．この癌を同系マウスに移植しても癌は生着しないが，予めレシピエントのマウスに紫外線を照射させると癌は生着する．つまり，この実験で，1）紫外線は発癌因子であること，2）癌細胞が生着するための環境を作り出す，すなわち局所における免疫抑制を起こすことが発見された（図1）．

その後，この紫外線による免疫抑制現象は，ハプテンを用いた接触皮膚炎反応を用いてさらに詳細な解析がなされることになる．自然界には存在しない，接触皮膚炎反応を起こす化学物質をマウスに塗布すると，そのマウスはそのハプテンに「感作」され，以後同様のハプテンに曝露されると接触皮膚炎反応としてハプテン塗布部位に激しい炎症反応を起こす．しかし，予

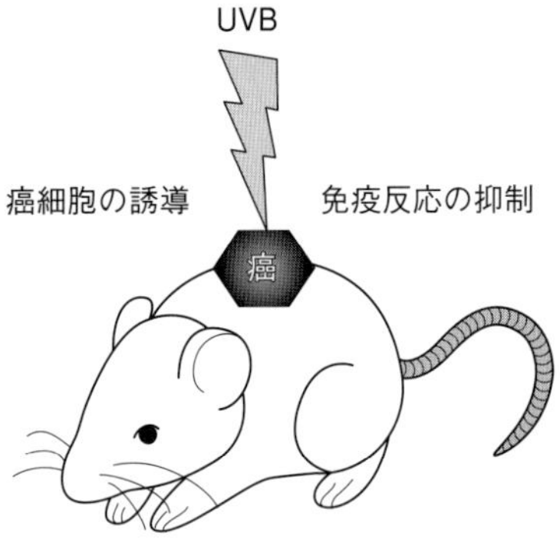


**図1** 紫外線発癌における UVB の役割

UVB は，癌細胞を発生させ，かつ免疫的環境を癌の発育に適するようにセッティングする．

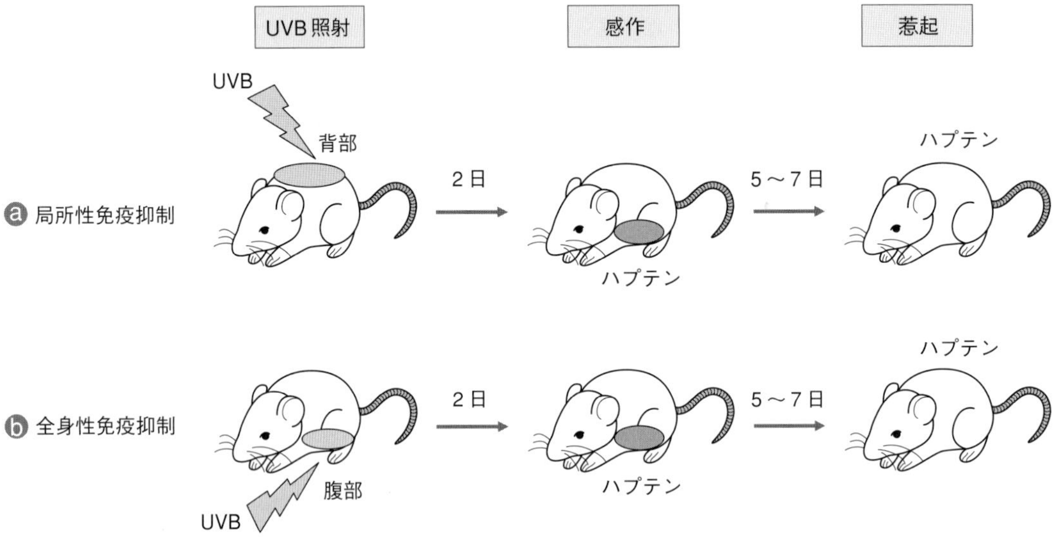


**図2** UVB による接触過敏症の抑制

a. 局所免疫抑制：UVB 照射皮膚におけるハプテン塗布による感作は惹起反応を抑制する．
b. 全身性免疫抑制：UVB 照射をハプテン感作以外のところで行っても，感作成立が抑制される．

め低用量の UVB を感作部位に照射すると，以後の接触皮膚炎反応は抑制される．つまり，紫外線照射部位では感作が生じにくくなる．これは局所性低照射量 UVB 誘導性免疫抑制とよばれる．一方，感作前に比較的大量の UVB を照射することで接触過敏反応の成立が紫外線照射部位以外でも阻止されることが判明し，これは全身性高照射量 UVB 誘導性免疫抑制とよばれている（図 2）．つまり，紫外線はその照射量に応じて，低用量では皮膚局所のみの免疫変調をきたすが，高用量では全身の免疫をも変調させる．高用量 UVB 照射時には抑制性のサイトカインが皮膚ケラチノサイトから大量に発生することと，抑制性のリンパ球が出現することで全身の免疫抑制をきたすことである程度の説明がついたが，低用量照射時における局所免疫抑制に関しては詳細な機序は不明であった．

## 3 制御性 T 細胞（regulatory T cell：Treg）の発見と局所性低照射量 UVB 免疫抑制

ここで接触過敏症を起こす免疫担当細胞について考えてみよう．リンパ球は大きく分けて，T 細胞，B 細胞とあり，さらに T 細胞には，エフェクター T 細胞とヘルパー T 細胞がある．近年，エフェクター T 細胞は CD8 陽性，ヘルパー T 細胞は CD4 陽性であることが一般的となっているが，接触過敏症にとって両者が必要なのか，前者のみで起こりうるのかは異論がある[2,3]．いずれにしても，これらの T 細胞に対して抑制作用をもつ T 細胞が，局所性および全身性の UVB 誘導性免疫抑制を媒介することが判明し，当初はサプレッサー T 細胞（suppressor T cell）とよばれた．1980 年代前半は，一般にサプレッサー T 細胞は CD8 陽性と考えられていたが，UVB により誘導される T 細胞の表面マーカーは CD4 陽性であった[4]．その後もヘルパー T 細胞の機能解析が進み，表面マーカーや産生するサイトカインの違いにより Th1 細胞，Th2 細胞の概念が確立することになる．そんななか，この CD4 陽性サプレッサー T 細胞は Th2 細胞であろうと考えられるようになった．

ついに 1990 年後半に入って，紫外線と皮膚局所免疫抑制に関する大きな転機が訪れた．制御性 T 細胞（Treg）の発見である[5]．この制御性 T 細胞は $CD4^+CD25^+Foxp3^+$ で標識されるリンパ球であり，当初は胎生期における自己と非自己の認識において重要な役割をはたすことがクローズアップされていたが，その後，腫瘍免疫においては腫瘍を排除するキラー T 細胞の活動を抑制し，接触過敏反応においては抗原特異的エフェクター T 細胞の増殖・活性を抑制することも明らかとなった．つまり，これまでの概念であったサプレッサー T 細胞に取って代わり，制御性 T 細胞が抑制性 T 細胞の本態であるということが判明した（図 3）．Treg の役割は紫外線皮膚免疫の領域においても詳細な検討がなされ，低用量紫外線照射後の皮膚にハプテンを塗布すると，塗布したハプテンに特異的な Treg が誘導されることで，エフェク

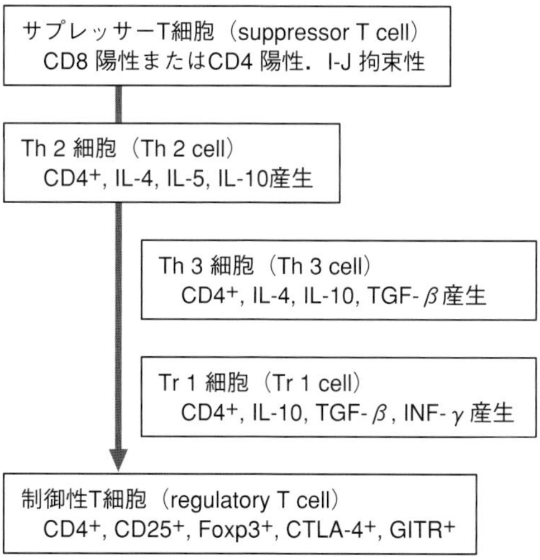


図 3 制御性 T 細胞の歴史

ター T 細胞の増殖や活性が抑制されることが判明した[6]．この紫外線誘導性抗原特異的 Treg 誘導をもって紫外線による免疫抑制の機序はすべて説明がつくのであろうか？

紫外線と免疫抑制に関する検討は，次にこの Treg を誘導する抗原提示細胞を含めた周囲の環境に焦点を当ててみる．

## 4 紫外線皮膚免疫抑制に関わる因子

Treg による紫外線による皮膚免疫抑制発見から，その後に至るまで接触皮膚炎反応を通して免疫抑制が検討されてきたが，そもそも接触皮膚炎反応とはどのような機序で生じるのであろうか？　抗原は皮膚表面に接触すると，表皮の Langerhans 細胞または真皮の樹状細胞が抗原を捕捉し，これら樹状細胞は成熟して，リンパ管に入り所属リンパ節まで遊走する．所属リンパ節内で抗原を担った樹状細胞は T 細胞を感作する（感作相）．同じ抗原が皮膚に接触したとき，抗原特異的エフェクター T 細胞が活性化され，増殖および皮膚に遊走する．このエフェクター T 細胞がハプテン塗布部位においてサイトカインを産生し，皮膚炎を起こす（惹起相）．接触皮膚炎のメカニズムに関しては各論「4．接触皮膚炎の免疫学的メカニズム」にて詳細な説明がなされているため，この章では割愛する．

この接触過敏症において，予め感作部位を UVB 照射しておくことは，Treg が誘導されるうえで，どのような変調を各細胞や分子に与えているのであろうか．過去報告されてきた変化をまとめてみる（図 4）．

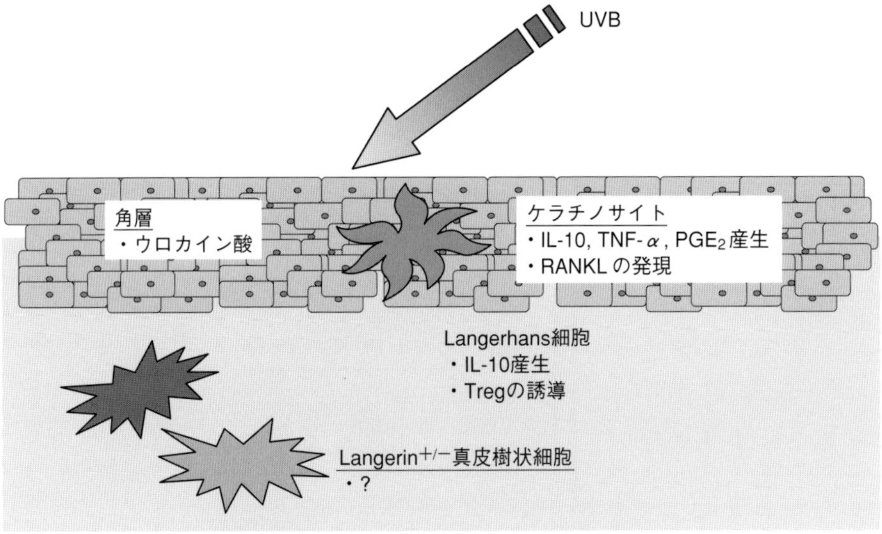


図 4　紫外線皮膚免疫抑制に関わる因子

### a. クロモフォア（光受容体）としてのウロカイン酸とDNA

UVBを吸収する物質としては，ウロカイン酸とDNAがある．trans-ウロカイン酸は角層中に存在し，UVBによりcis-ウロカイン酸に変化するが，これが免疫抑制を導くことが知られている[7]．またDNAはUVBによりピリミジンダイマー（cyclobutane pyrimidine dimmer：CPD）を形成するが，これがIL-10産生を導くことも報告されている[8]．

### b. ケラチノサイトの変化：サイトカイン産生とプロスタグランジン（PG）$E_2$産生

UVB照射されたケラチノサイトは種々のサイトカインを産生する．これらのうちで，IL-10，TNF-α，IL-1αは接触過敏症の抑制に繋がることが考えられる．とくにIL-10は抑制性サイトカインとして最も認知されており[9]，さらにTreg誘導にも重要なサイトカインとされている．しかしヒトのケラチノサイトはIL-10産生能力が欠如するため，これをヒトにおけるUVB誘導性免疫抑制に当てはめることは困難である．TNF-αに関しては賛否両論がある．$PGE_2$はUVB照射ケラチノサイトが産生することは広く認められており，T細胞増殖を抑制する．しかし一方ではLangerhans細胞の成熟とリンパ節への遊走を促進することが明らかになっており[10]，両面性がある．最近の話題としてはケラチノサイトがUVB照射によりRANK（receptor activator of NF-kappa B）のリガンドであるRANKLを発現し，Tregを誘導するという知見である[11]．このRANK-RANKLの相互作用に関しては次に詳述する．

### c. 皮膚樹状細胞の変化：Langerhans細胞からのIL-10産生

皮膚に存在する抗原提示細胞として最も有名なものはLangerhans細胞であろう．かつてPaul Langerhansがその形態から皮膚に存在する神経細胞の1種として報告したが，その後抗原を認識して取り込み，所属リンパ節へ遊走する免疫担当細胞の1種であることがわかった．現在では皮膚には大きく分けて表皮にLangerhans細胞，真皮にランゲリン(+)真皮樹状細胞，ランゲリン(−)真皮樹状細胞の3つが存在することがわかっている[12]．また近年，ランゲリンを有する細胞のみを特異的に除去可能なマウスの開発もなされ[13]，皮膚におけるこれら抗原提示細胞の機能解析が飛躍的に進むことになった．現在のところ，エフェクターT細胞の誘導には真皮樹状細胞が非常に関与するところが大きく，Langerhans細胞に関しては補助的もしくは抑制的に働きかけるという考えが主流を占めるようになった．

ここで紫外線がこれら皮膚における抗原提示細胞に与える影響に関してみてみると，前述のごとく，RANK（receptor activator of NF-kappa B）のリガンドであるRANKLがケラチノサイトから発現するが，これがLangerhans細胞上に発現するRANKに結合することで，Langerhans細胞が制御性T細胞を誘導するようになるとの知見が得られている[14]．また筆者らは最近，UVBによってケラチノサイトのRANKLの産生が高まり，これがLangerhans細胞上のRANKを介してLangerhans細胞のIL-10産生を高め，制御性T細胞を誘導することを見出している[15]．

## 5 紫外線免疫抑制の必然性と今後の動向

結局，紫外線が皮膚において免疫抑制をきたすことは，生物学的にどのような必然性をもつのであろうか？ 太陽光線に曝される皮膚は普段露出されている部分である．常日頃から露出されている皮膚がどうして免疫抑制されなければならないのであろうか？ 露出程度に応じて免疫抑制されることを考慮すると，過度に接触皮膚炎反応を起こさないようにしているかのように思える．つまり，露出部をかぶれにくくすることによって外的刺激に対する反応を調整し，外部から接触するあらゆるものに過度の反応を抑え，外部との防壁となっている皮膚の炎症による自己崩壊を阻止していると考えるのである．紫外線による免疫抑制反応過程においては，皮膚は角化が高まり色素が増すことになるが，それでも免疫を抑制することで，皮膚のテクスチャを犠牲にしてまでも形態的にも機能的にも鎧に近い皮膚になり外的刺激に鈍感にしようとする，非常に興味深い現象である．

前述のごとく，真皮中にはLangerhans細胞以外の樹状細胞が存在するが，これもUVB誘導免疫抑制に関与する可能性がある．最近，接触過敏症におけるLangerhans細胞の意義が根本的に見直されつつあり，それと併行するように真皮の樹状細胞の役割が注目されている．こうした基礎免疫学の進歩をもとにして，UVB誘導性免疫抑制をもう一度考え直す必要が出てきている．我々は最近，UVB照射によりLangerhans細胞はIL-10産生性に変調するが，真皮樹状細胞はそれほどにはIL-10を産生しない知見を得ている．樹状細胞とUVB誘導性免疫抑制の研究は，真皮樹状細胞のサブセットの広がりとともに，単なる現象としての紫外線免疫抑制から，その生物学的な意義に関しても新たな局面を迎えている．

■文献

1) Fisher MS, Kripke ML. Suppressor T lymphocytes control the development of primary skin cancers in ultraviolet-irradiated mice. Science. 1982; 216: 1133-4.
2) 戸倉新樹. 皮膚免疫学を理解する (I) 皮膚免疫とリンパ球の基礎知識. 西日本皮膚科. 2007; 69: 57-61.
3) 戸倉新樹. 皮膚免疫学を理解する (II) アレルギー性接触皮膚炎. 西日本皮膚科. 2007; 69: 165-71.
4) Tokura Y, Miyachi Y, Takigawa M, et al. Ultraviolet-induced suppressor T cells and factor(s) in murine contact photosensitivity. I. Biological and immunochemical characterization of factor(s) extracted from suppressor T cells. Cell Immunol. 1987; 110: 305-20.
5) Itoh M, Takahashi T, Sakaguchi N, et al. Thymus and autoimmunity: production of $CD25^+CD4^+$ naturally anergic and suppressive T cells as a key function of the thymus in maintaining immunologic self-tolerance. J Immunol. 1999; 162: 5317-26.
6) Elmets CA, Bergstresser PR, Tigelaar RE, et al. Analysis of the mechanism of unresponsiveness produced by haptens painted on skin exposed to low dose ultraviolet radiation. J Exp Med. 1983; 158: 781-94.
7) Noonan FP, De Fabo EC. Immunosuppression by ultraviolet B radiation: initiation by urocanic acid. Immunol Today. 1992; 13: 250-4.
8) Nishigori C, Yarosh DB, Ullrich SE, et al. Evidence that DNA damage triggers interleukin 10 cytokine production in UV-irradiated murine keratinocytes. Proc Natl Acad Sci USA. 1996;

93: 10354-9.
9) Annacker O, Pimenta-Araujo R, Burlen-Defranoux O, et al. $CD25^{+}CD4^{+}$ T cells regulate the expansion of peripheral CD4 T cells through the production of IL-10. J Immunol. 2001; 166: 3008-18.
10) Kabashima K, Sakata D, Nagamachi M, et al. Prostaglandin E2-EP4 signaling initiates skin immune responses by promoting migration and maturation of Langerhans cells. Nat Med. 2003; 9: 744-9.
11) Loser K, Mehling A, Loeser S, et al. Epidermal RANKL controls regulatory T-cell numbers via activation of dendritic cells. Nat Med. 2006; 12: 1372-9.
12) Ginhoux F, Collin MP, Bogunovic M, et al. Blood-derived dermal $langerin^{+}$dendritic cells survey the skin in the steady state. J Exp Med. 2007; 204: 3133-46.
13) Kaplan, DH, Kissenpfennig A, Clausen BE. Insights into Langerhans cell function from Langerhans cell ablation models. Eur J Immunol. 2008; 38: 2369-76.
14) Yoshiki R, Kabashima K, Sugita K, et al. IL-10-producing Langerhans cells and regulatory T cells are responsible for depressed contact hypersensitivity in grafted skin. J Invest Dermatol. 2009; 129: 705-13.
15) Yoshiki R, Kabashima K, Sakabe J, et al. The mandatory role of IL-10-producing and OX40L-expresssing mature Langerhans cells in local UVB-induced immunosuppression. J Immunol. 2010; 184: 5670-7.

〈吉木竜太郎〉

# 14 自己免疫性水疱症の免疫学的メカニズム

## 1 はじめに

自己免疫性水疱症は，自己抗体による疾患の総称であり，自己反応性T細胞が免疫寛容の破綻によって現れ，自己抗体の出現を誘導すると考えられている．表皮の細胞接着分子に対する病因抗体が異常産生され，その病因抗体が水疱形成する機序は多彩である．代表的な機序として，自己抗体が細胞接着分子の機能を障害する系，細胞内の接着構造調節機構に変化を誘導する系，補体系を介して炎症を誘導し特異的な水疱形成を誘導する系がある．

表皮内水疱を形成する天疱瘡群と表皮下水疱を形成する疾患群があり，それぞれの疾患の病因抗体が認識する抗原の局在と水疱形成部位が対応しているのが特徴である．自己免疫性水疱症は臨床症状と病理学的な分類，すなわち水疱形成部位により分類されてきた．その後，自己抗体が結合する標的分子が明らかになり，その結果病型の分類と臨床診断がより明確，簡便になった．現在，発症機序と病態解明に関する研究が飛躍的に進歩している．

## 2 特定抗原に対する抗体が産生される機構

なぜ免疫自己寛容が破綻し，特定の自己抗原に対するIgGやIgA抗体が産生されるのだろうか．自己免疫性水疱症のなかでも特に天疱瘡に関する自己抗体産生機構が急速に解明されてきている．天疱瘡患者では，特定のMHCクラスII分子に関連してデスモグレイン（Dsg）3に反応するヘルパーT細胞が発症の要因となっている．抗原提示細胞のMHCクラスII抗原ポケットに，Dsg3のペプチド断片が結合すると，自己のDsg3反応性T細胞クローンが誘導され活性化される．Dsg3反応性T細胞クローンは，抗原提示機構とサイトカインを介してB細胞を増殖させ，B細胞は形質細胞に分化し，抗Dsg3抗体を産生する（図1）．MHCクラスII抗原はDR・DP・DQ遺伝子の組み合わせで構成されているが，日本人天疱瘡患者195例のHLA-DNAタイピングを施行した報告では，DRB1*0406, *0802,*1401, *1405, *1408, DQA1 *0104, DQB1 *0503, *0302が検出頻度の高いアレルとしてあげられており，さらにPVからPFへの移行例でもDRB1*1405が71%という高頻度で検出されている[1]．DQB1*0503を例にあげると，MHCクラスII抗原のペプチド断片を載せるくぼみには抗原ペプチドとの結合性を規定するアミノ酸が3カ所（P1, P4, P6）あり，それぞれ疎水性，陽性荷電，親水性アミノ酸を結合する性質がある．この3つの部位に結合するアミノ酸配列に挟まれた他の部位のアミノ酸はゆるく結合し，相同性が低くてもペプチドは結合すると考えられる．この部位にDsg3の（EC1ドメイン：96から112番目のアミノ酸）短いペプチド断片が結合しDQB1*0503をもつ天疱瘡患者および健常人のT細胞を増殖させることがわかっている[2]．興味深いことに，Dsg1

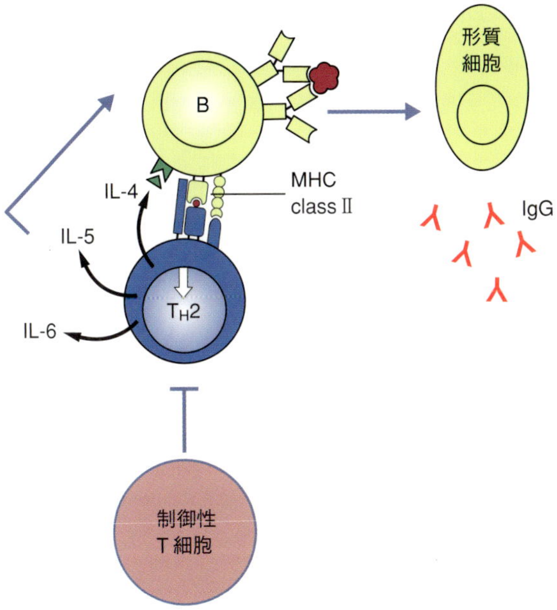


**図 1** B細胞が抗体を産生する仕組み

ヘルパーT細胞はMHC class Ⅱに呈示された抗原ペプチド複合体を認識しB細胞を活性化し，B細胞は分裂増殖し，形質細胞に分解して特異的IgGを産生するようになる．末梢で制御性T細胞はヘルパーT細胞に抑制的に働いている．

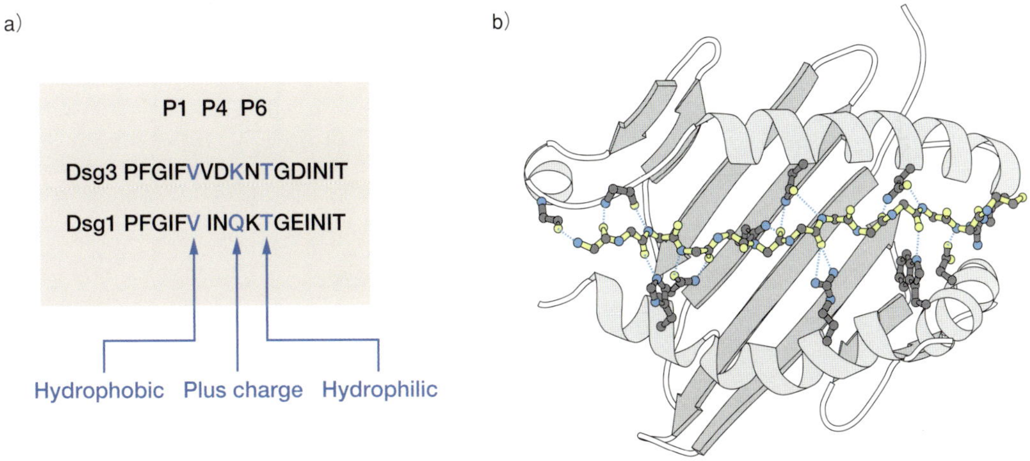


**図 2** （a）DQB1*0503の4次構造に結合するDsg1とDsg3の配列の比較
（b）MHC class Ⅱの模式図

a）Dsg3のペプチドと相同性高く結合に重要といわれるポケットにはまり込むペプチドの性質が一致しているので，ともにこのMHC class Ⅱ分子に結合できる．

にもこれに類似したポケットの3つのアミノ酸に結合しうる配列があることから（図2），どちらのペプチド断片もDQB1*0503に結合する．このように特定のアミノ酸配列について抗原提示しやすい遺伝的背景をもっている集団に天疱瘡を発症するリスクが高いことが明らかにされ，天疱瘡発症における抗体産生メカニズムの要因の1つが明らかになった．同じMHCクラスII遺伝子をもっている集団から，ごくわずかな人しか天疱瘡を発症しないので，特定のHLAは，病気のスクリーニング検査や診断に役立つが，それだけで病気を起こすものではなく，複数の要因が必要であることが推定される．

## 3 免疫自己寛容破綻のメカニズム

リンパ球は発生・分化段階で自己抗原と反応すると，物理的に除去されるか不活化される．この中枢性免疫自己寛容の過程は，T細胞は胸腺で，B細胞は骨髄で起きる．中枢免疫自己寛容は完璧なものではなく，末梢リンパ組織には，それをすり抜けて機能的に成熟した自己反応性リンパ球が存在する．制御性T細胞が末梢でこれらの自己反応性T細胞の活性化を抑制している．内在性制御性T細胞による免疫抑制は，末梢性免疫寛容の主なメカニズムであり，健常人で自己のDsg3反応性T細胞クローンが出現しても，制御性T細胞が自己反応性T細胞の活性化を抑制し天疱瘡の発症を抑制している．制御性T細胞が充分に機能を発揮できないと結果的にDsg3反応性T細胞クローンがDsg3特異的B細胞を誘導し，自己抗体を産生するため，天疱瘡が発症する可能性が高い[3,4]．

## 4 水疱形成機序──どのように細胞接着機能が分子特異的に阻害されるのか

### a. Dsg3のhomophilic transinteractionが阻害される[5]．

デスモグレイン3同士の接着部位に結合する抗体が存在すると，抗体がデスモグレイン3の分子同士の結合を直接阻害（steric hindranse）する現象が観察される（図3b）．デスモソームはデスモグレインとデスモコリンが同種異種の組み合わせにより細胞外で結合し，デスモソームを構成するので，デスモグレイン3同士の結合のみが阻害されても，即時にデスモソームが解離するわけではない．デスモソームを構成するデスモグレイン3が離解し，デスモソームを形成しないデスモグレイン3になる割合が増えることに関与していると筆者は考えている（図3a）．

これに対して，抗体が直接デスモソームの隙間に入り込みデスモグレイン3同士の結合を阻害しているという報告もある．病因性天疱瘡抗体が細胞接着を低下させるメカニズムは単一ではなく，おそらく抗体のエピトープによりどちらの作用もあると考えられる．

抗体による細胞接着分子同士の直接的な結合阻害は，他の自己免疫性水疱症でもみられる．後天性表皮水疱症のclassical type（非炎症型）では，VII型コラーゲン同士の結合を自己抗体が阻害することによって生じる．

### b. シグナル伝達説

我々は天疱瘡抗体は細胞膜上に発現するDsg3を分解消失させDsg3欠損デスモソーム，す

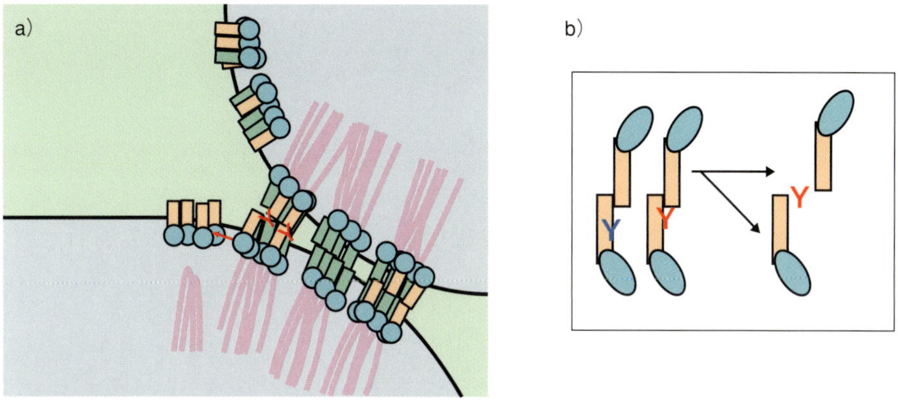


**図 3** 自己抗体のデスモグレイン 3 に対する影響

(a) 抗体処理をすると Dsg3 はデスモソームから抜けて，デスモソームを形成しなくなり，エンドサイトーシスにより消失する．しかし Dsc3 は抗体の影響を受けないので，デスモソームは結合していると考える．
(b) デスモソームに入り込んだ抗体が次々と Dsg3 間の結合を離解させていく．

なわち接着力の低いデスモソーム形成を誘導することを報告した[6]．デスモグレイン 3 ノックアウトマウスが，眼や鼻周囲，口腔内にびらんを形成することから，デスモソーム構成分子の比率の変化が接着力に影響するのは明らかである．

天疱瘡で，自己抗体が Dsg3 の細胞外ドメインに自己抗体が結合すると，細胞内にデスモグレイン 3 分子特異的に細胞生物学的な反応が生じる（図 4）．

①デスモグレイン 3 のエンドサイトーシスとデスモグレイン 3 欠損デスモソームの形成

我々は抗デスモグレイン 3 抗体を培養表皮細胞に添加すると 20～30 分後に非デスモソーム型デスモグレイン 3 が分解消失し，24 時間経過するとデスモソーム型デスモグレイン 3 が消失する．そのメカニズムとして抗体結合後デスモグレイン 3 がエンドサイトーシスされ分解消失すると確認されている[7]．エンドサイトーシスの機序は，クラスリンやカベオリン非依存性で，リピッドラフトを介して誘導されるという知見が報告され，エンドサイトーシスのメカニズムが明らかにされつつある．

②細胞骨格蛋白質のリトラクション

天疱瘡患者の自己抗体がデスモグレイン 3 に結合することが解明される以前から，隣り合う細胞同士の細胞間に接着点をもってケラチン中間径線維の微細なネットワークが，自己抗体を作用させると接着点が解離する，すなわちリトラクションが観察されることが見出されていた．興味深いことにアクチン線維もリトラクションし，自己抗体がケラチン細胞骨格系の接着構造構成蛋白質であるデスモグレイン 3 に結合する刺激が，結果的にアクチン系線維の形態にも影響を与えていることがわかってきた．この現象に関与すると考えられるのが p38 と HSP27 のリン酸化，RhoA の非活性化（GDP 型の増加）である[7]．

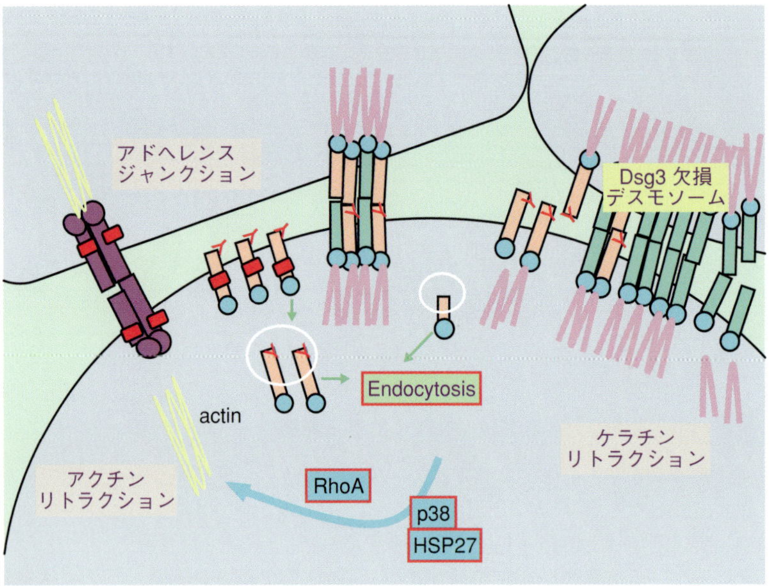


**図 4** シグナル伝達系を介した Dsg3 欠損デスモソーム形成機序説

抗体がデスモグレイン 3 の細胞外ドメインに結合すると，デスモソームを構成できなくなった分子が細胞膜上に移動し，エンドサイトーシスにより消失する．24 時間後にアクチン線維のリトラクションが生じるが，その過程に様々なキナーゼが関与している．

## c. 補体による炎症反応と特異的な水疱形成の関連性

類天疱瘡は 17 型コラーゲン（2 型類天疱瘡抗原，BP180 と同義）の non-collagenous domain a（NC16a ドメイン）に対する自己抗体が原因抗体で発症するまれな自己免疫性水疱症である．血中の抗 BP180 抗体が患者皮膚基底膜の BP180 に結合し補体を活性化する．近年 BP180 抗体を補体欠損マウスに作用させても水疱ができず，抗 BP180 抗体を用いたマウスモデルにおける水疱形成は補体依存性であることが報告されている[8]．基底膜に補体が沈着し活性化すると血中から好酸球や好中球が表皮真皮境界に誘導される．好酸球や好中球は蛋白分解酵素を放出する．蛋白分解酵素による蛋白分解が誘導されその結果，表皮下水疱が形成される（図 5）．

補体活性化による蛋白分解は，非特異的に生じるのに，なぜ類天疱瘡や妊娠性疱疹では基底膜できれいに水疱が形成されるのであろうか？

類天疱瘡では自己抗体が BP180 が結合すると細胞内に BP180 が取り込まれて膜表面から減少し，結果的にヘミデスモソームの重要な構成分子である BP180 は基底膜で減少し，そのため表皮真皮境界結合が構造的に BP180 の減少量に依存して脆弱になる[9]．これはあたかも，小さな穴が線状に配列しているミシン目状の切り取り線のようなものである．自己抗体の Fc 部分で補体が活性化され炎症が生じ，プロテアーゼによる酵素学的な蛋白分解と機械的刺激が加わりと，ちょうどミシン目の部分できれいにノートが破れるように，表皮真皮境界できれいに水疱が生じるのであろうとわれわれは考えている．

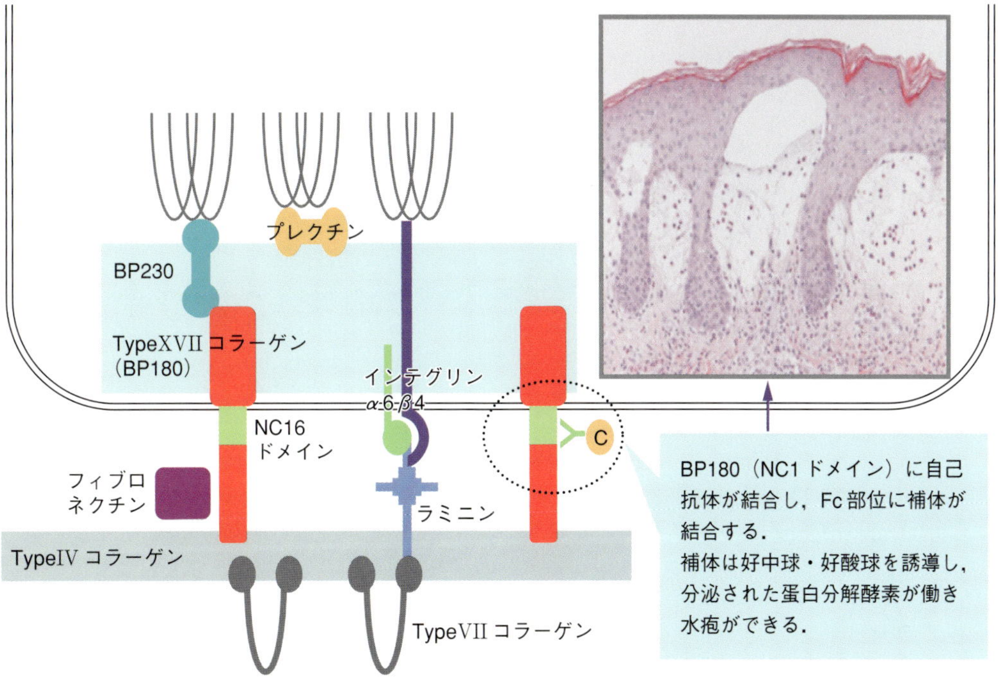


**図 5　補体系を介した炎症による水疱形成機序**

IgG の Fc 部分に補体が結合し，活性化すると炎症細胞浸潤が誘導され水疱形成が生じる．

## 5 新しい治療のターゲット

自己免疫性水疱症の治療法は，自己抗体の量を減少させる方法が主なものである．抗体産生を抑制するステロイドと免疫抑制剤が主であるが，抗体を除去する二重膜濾過血漿交換療法，抗体の分解を促進し産生を抑制する大量γグロブリン療法が適宜使用される．B 細胞を標的とした分子生物学製剤（rituximab，リツキサン®）は，欧米で天疱瘡に使用され，長期寛解を誘導することがわかっている．

Rituximab は B 細胞に特異的に発現しているヒト Fc とマウス Fab のキメラ CD20 抗体（IgG1）製剤である．本邦では自己免疫性水疱症には保険適用がないが，非ホジキンリンパ腫を合併する腫瘍随伴性天疱瘡に使用される．CD20 は B 細胞のみに発現し，preB，形質細胞には発現していない．天疱瘡治療例では B 細胞の消失が 6〜12 カ月続き，IgM 量の減少は 2 年間続く．CD20 を発現していない形質細胞のうち長期生存形質細胞が IgG を産生できるので，患者の血中 IgG レベルは変わらない．また，すでに長期にわたって獲得された抗体は産生される[10]．

また，補体活性化，それに続いて誘導される好中球や好酸球が水疱形成に重要な病因となる疾患に対して，免疫抑制作用がなく抗体産生を抑制しないコルヒチンや DDS といった抗炎症剤が奏効することもあるが，炎症型の自己免疫性疾患に対象が限られている．これらの薬剤のような，抗体が血液中に存在しても，水疱形成を抑制する新しい治療の標的を見出すために今後さらに詳細に病態を解明し，中心的な役割をする病態経路を見出す必要がある．

## ■文献


1）新関寛徳．天疱瘡患者の遺伝的背景　第5報　日本人天疱瘡患者195名のHLA-DRB1遺伝子タイピング．厚生労働科学研究費補助金難治性皮膚疾患克服研究事業　稀少難治性皮膚疾患に関する調査研究　平成19年度総括・分担研究報告書．2007. p.61-9.

2）Veldman CM, Gebhard KL, Uter W, et al. T cell recognition of desmoglein 3 peptides in patients with pemphigus vulgaris and healthy individuals. J Immunol. 2004；172：3883-92.

3）Veldman C, Pahl A, Hertl M. Desmoglein 3-specific T regulatory 1 cells consist of two subpopulations with differential expression of the transcription factor Foxp3. Immunology. 2009；127：40-9.

4）Sugiyama H, Matsue H, Nagasaka A, et al. $CD4^{+}CD25^{high}$ regulatory T cells are markedly decreased in blood of patients with pemphigus vulgaris. Dermatology. 2007；214：210-20.

5）Heupel WM, Zillikens D, Drenckhahn D, et al. Pemphigus vulgaris IgG directly inhibit desmoglein 3-mediated transinteraction. J Immunol. 2008；181：1825-34.

6）Yamamoto Y, Aoyama Y, Shu E, et al. Anti-desmoglein 3（Dsg3）monoclonal antibodies deplete desmosomes of Dsg3 and differ in their Dsg3-depleting activities related to pathogenicity. J Biol Chem. 2007；282：17866-76.

7）Jolly PS, Berkowitz P, Bektas M, et al. p38MAPK signaling and desmoglein-3 internalization are linked events in pemphigus acantholysis. J Biol Chem. 2010；285：8936-41.

8）Nelson KC, Zhao M, Schroeder PR, et al. Role of different pathways of the complement cascade in experimental bullous pemphigoid. J Clin Invest. 2006；116：2892-900.

9）Iwata H, Hiramitsu Y, Aoyama Y, et al. A case of anti-p200 pemphigoid：evidence for a different pathway in neutrophil recruitment compared with bullous pemphigoid. Br J Dermatol. 2009；160：462-4.

10）Eming R, Nagel A, Wolff-Franke S, et al. Rituximab exerts a dual effect in pemphigus vulgaris. J Invest Dermatol. 2008；128(12)：2850-8.


〈青山裕美〉

# 索　引

## あ行



## か行



## さ行



## た行



## な行

ファーストステップ 皮膚免疫学 ©

発 行 2010年8月25日 1版1刷

編著者 戸倉新樹

発行者 株式会社 中外医学社
代表取締役 青木 滋

〒162-0805 東京都新宿区矢来町62
電 話 03-3268-2701(代)
振替口座 00190-1-98814番

印刷・製本/横山印刷(株) 〈HI・YI〉
ISBN 978-4-498-06352-5 Printed in Japan